# A MENTE VENCENDO O HUMOR

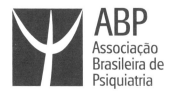

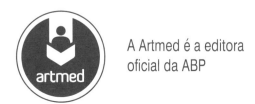

A Artmed é a editora oficial da ABP

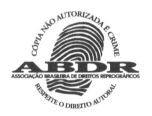

G795m     Greenberger, Dennis.
          A mente vencendo o humor : mude como você se sente, mudando o modo como você pensa / Dennis Greenberger, Christine A. Padesky ; prefácio: Aaron T. Beck ; tradução: Sandra Maria Mallmann da Rosa ; revisão técnica: Bernard Rangé. – 2. ed. – Porto Alegre : Artmed, 2017.
          xxii, 328 p. : il. ; 28 cm.

          ISBN 978-85-8271-336-5

          1. Psiquiatria. 2. Psicoterapia – Transtornos de humor. I. Padesky, Christine A. II. Título.

                                                                              CDU 616.89

Catalogação na publicação: Poliana Sanchez de Araujo – CRB 10/2094

Dennis Greenberger    Christine A. Padesky

# A MENTE VENCENDO O HUMOR

## 2ª EDIÇÃO

Mude como Você se Sente, Mudando o Modo como Você Pensa

**Tradução:**
*Sandra Maria Mallmann da Rosa*

**Revisão técnica:**
*Bernard Rangé*

Doutor em Psicologia. Professor do Programa de Pós-graduação em Psicologia do Instituto de Psicologia da Universidade Federal do Rio de Janeiro (UFRJ).

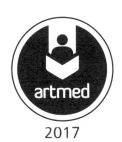

2017

Obra originalmente publicada sob o título
*Mind Over Mood: Change How You Feel by Changing the Way You Think, 2nd Edition.*
ISBN 9781462520428

Copyright © 2015 by Dennis Greenberger and Christine Padesky
Published by The Guildord Press, a Division of Guilford Publications, Inc.
All rights reserved.

Gerente editorial: *Letícia Bispo de Lima*

**Colaboraram nesta edição**

Coordenadora editorial: *Cláudia Bittencourt*

Capa sobre arte original: *Márcio Monticelli*

Preparação de original: *Lisandra Cássia Pedruzzi Picon*

Leitura final: *Juliane Gabriela Mergener*

Editoração eletrônica: *Formato Artes Gráficas*

Reservados todos os direitos de publicação à
ARTMED EDITORA LTDA., uma empresa do GRUPO A EDUCAÇÃO S.A.
Av. Jerônimo de Ornelas, 670 – Santana
90040-340 – Porto Alegre – RS
Fone: (51) 3027-7000  Fax: (51) 3027-7070

Unidade São Paulo
Rua Doutor Cesário Mota Jr., 63 – Vila Buarque
01221-020 – São Paulo – SP
Fone: (11) 3221-9033

SAC 0800 703-3444 – www.grupoa.com.br

É proibida a duplicação ou reprodução deste volume, no todo ou em parte,
sob quaisquer formas ou por quaisquer meios (eletrônico, mecânico, gravação,
fotocópia, distribuição na Web e outros), sem permissão expressa da Editora.

IMPRESSO NO BRASIL
PRINTED IN BRAZIL

# Autores

**Dennis Greenberger, Ph.D.**, psicólogo clínico, é fundador e diretor do Anxiety and Depression Center em Newport Beach, Califórnia. É ex-presidente e membro fundador da Academy of Cognitive Therapy, e pratica a terapia cognitivo-comportamental há mais de 30 anos. Seu *website* é www.anxietyanddepressioncenter.com.

**Christine A. Padesky, Ph.D.**, psicóloga clínica, é cofundadora do Center for Cognitive Therapy em Huntington Beach, Califórnia, coautora de cinco livros e palestrante internacionalmente renomada. É ganhadora do prêmio Aaron T. Beck por contribuições significativas e constantes ao campo da terapia cognitiva, conferido pela Academy of Cognitive Therapy, e do prêmio Distinguished Contribution to Psychology, concedido pela California Psychological Association. Seu *website* é www.mindovermood.com.

# Agradecimentos

Somos gratos a Aaron T. Beck por seu pioneirismo no desenvolvimento da terapia cognitiva (TC). Seu trabalho é a base e a inspiração de todas as ideias contidas em *A mente vencendo o humor*. Como mentor, colega e amigo, ele ajudou a definir nossas carreiras como psicólogos. Apoiou de forma ativa este projeto e generosamente proporcionou *feedback* crítico para melhorá-lo. Esperamos que esta segunda edição de *A mente vencendo o humor* esteja coerente com sua visão da terapia cognitivo-comportamental (TCC) e forneça orientações claras, de modo que as pessoas possam se ajudar – um compromisso que é essencial em seu trabalho e que transmitiu a todos nós.

Kathleen A. Mooney revisou as primeiras versões deste livro e forneceu *feedback* detalhado para cada capítulo. Sua franqueza, seu infindável entusiasmo e sua criatividade como terapeuta cognitiva habilidosa, bem como sua perícia em *design* editorial e editoração visual, realçaram de modo substancial o conteúdo e o formato deste livro. Ela, por exemplo, recomendou que incluíssemos dicas e lembretes úteis e, posteriormente, criou os ícones que os tornam mais fáceis de encontrar. Suas contribuições generosas com ideias em cada etapa melhoraram este livro.

Nossa editora na The Guilford Press, Kitty Moore, sempre foi uma forte defensora de *A mente vencendo o humor* e fonte de encorajamento para nós. De fato, todos com quem trabalhamos na Guilford espelham de forma consistente o profissionalismo, a inteligência e a integridade que a tornam líder em publicações sobre saúde mental. Manifestamos nossa profunda gratidão a Seymour Weingarten, editor-chefe, por compartilhar nossa visão.

O *feedback* de Rose Mooney, em um dos primeiros rascunhos da primeira edição, levou à reestruturação de diversos capítulos para facilitar a leitura. Ela foi uma leitora cuidadosa enquanto escrevíamos esta obra.

A comunidade da TC contribuiu de inúmeras formas. Somos gratos aos pesquisadores de todo o mundo que se empenharam em aprender o que as pessoas podem fazer para se libertar de estados de humor problemáticos. Temos uma dívida de gratidão com dezenas de milhares de terapeutas que adotaram com entusiasmo a primeira edição de nosso livro e o utilizaram com seus pacientes. Muitos desses terapeutas generosamente contribuíram com suas ideias sobre como poderíamos aprimorar *A mente vencendo o humor*. Somos privilegiados em desfrutar de amizades tão próximas com tantos profissionais de nossa área. A segunda edição procura refletir a arte e a ciência da terapia baseada em evidências, a qual a dedicada comunidade de terapeutas e pesquisadores ajuda a moldar.

Acima de tudo, agradecemos a mais de 1 milhão de leitores da primeira edição de *A mente vencendo o humor*. Alguns deles escreveram em cada página do livro até preenchê-las com pensamentos e profundas emoções. Outros copiaram as folhas de exercícios repetidamente até dominarem as habilidades. Os esforços, o comprometimento e o *feedback* criterioso de tais leitores nos inspiraram enquanto trabalhávamos por três anos nesta segunda edição. Além disso, cada um de nossos pacientes fez perguntas e compartilhou experiências que contribuíram para a compreensão de como as pessoas mudam. Embora não possamos agradecer a cada um pelo nome, este livro é produto da disponibilidade e do trabalho árduo deles. Vocês, leitores, ensinaram para nós como ser terapeutas e escritores melhores, e essas lições estão refletidas neste livro.

Somos gratos por nosso processo colaborativo na redação deste livro ter sido tão agradável; nosso trabalho foi acompanhado de risos e descobertas. Literalmente, escrevemos cada palavra juntos – um processo de intensa mão de obra, mas que resultou em um livro muito melhor do que qualquer um de nós poderia ter feito sozinho.

*Dennis Greenberger* e *Christine A. Padesky*

*Nossos agradecimentos individuais*

Obrigado a Deidre Greenberger por seu entusiasmo e amor. Sua fé inabalável em mim e neste projeto é fonte de estímulo contínuo e inspiração. Sua inteligência, seu humor, sua espontaneidade, sua curiosidade e sua sabedoria acrescentaram muito a esta obra e a minha vida. Agradeço também a Elysa e Alanna Greenberger, as duas mais doces bênçãos em minha vida.

Conversas semanais e consultas informais no Anxiety and Depression Center com Perry Passaro, Shanna Farmer, David Lindquist, Janine Schroth, Robert Yeilding, Bryan Guthrie e Jamie Flack Lesser contribuíram significativamente para este livro. Nossas discussões instigantes abrangem os princípios e expandem as fronteiras da TCC, e influenciaram muito esta segunda edição. Estou sempre aprendendo e fico impressionado com o talento com o qual terapeutas experientes usam os princípios e estratégias contidos em *A mente vencendo o humor* para criar resultados positivos para os pacientes. Um agradecimento especial ao meu bom e fiel colega Perry Passaro. Ele ajudou a aguçar meu pensamento e acrescentou dimensão e novo significado ao que a TC pode ser.

*Dennis Greenberger*

Toda a minha carreira se deve a Aaron T. Beck. Seus primeiros livros definiram meu rumo profissional, e nossos quase 40 anos de amizade enriqueceram imensamente cada ano de minha vida. A curiosidade, a criatividade, o humor, o espírito colaborativo e a gentileza dele me inspiram a cada dia.

Kathleen Mooney, minha parceira nos últimos 35 anos, contribui para todos os meus projetos em TCC. Ela tem a capacidade de reconhecer boas ideias e torná-las ainda melhores, inspirando com sua visão criativa, e este livro exemplifica suas contribuições. Kathleen me apoia e me inspira com seu espírito enérgico, sua crítica honesta às ideias, seu apoio incansável e seu humor. Seja explorando novos territórios ou encontrando meu caminho de volta para casa, baseio-me em sua sabedoria e orientação. Cada dia é melhor por sua causa.

*Christine A. Padesky*

# Prefácio

Raramente surge um livro que pode de fato mudar sua vida. *A mente vencendo o humor* é um deles. Dennis Greenberger e Christine A. Padesky desenvolveram a sabedoria e a ciência da psicoterapia e escreveram um guia de fácil compreensão para auxiliá-lo nessa mudança. A primeira edição deste livro foi lida, relida e recomendada por terapeutas, pacientes e pessoas que buscam melhorar suas vidas.

Quando comecei a desenvolver a terapia cognitiva (TC), no final da década de 1950, não fazia ideia de que ela se tornaria uma das terapias mais bem-sucedidas e mais amplamente praticadas no mundo. A princípio, essa terapia foi criada para ajudar as pessoas a superar a depressão. Nossos resultados positivos no tratamento da depressão foram seguidos por um interesse generalizado pela TC. Atualmente, ela é a forma de psicoterapia mais praticada no mundo, em grande parte porque o tratamento tem demonstrado produzir resultados positivos e frequentemente rápidos e com efeitos duradouros.

A TC tem sido usada com sucesso para ajudar pacientes com depressão, transtorno de pânico, fobias, ansiedade, raiva, transtornos relacionados ao estresse, abuso de álcool e drogas, transtornos alimentares, psicoses e muitas outras condições que levam as pessoas à terapia. Este livro ensina aos leitores os princípios básicos que fizeram da TC uma terapia de sucesso para todos esses problemas.

*A mente vencendo o humor* provou ser um marco importante na evolução da TC. Nunca antes as engrenagens da TC foram tão explicitamente reveladas "passo a passo" ao público leigo. Os doutores Greenberger e Padesky generosamente fornecem as perguntas orientadoras, as dicas e os lembretes, e os exercícios por eles desenvolvidos em sua prática clínica; esse material pode servir tanto como um meio quanto como um guia para as pessoas que buscam mudanças fundamentais em suas vidas. Este é um livro raro e especial que pode ser facilmente utilizado para autoajuda ou como complemento à terapia. Ele também tem sido empregado para ensinar estudantes de pós-graduação no campo da saúde mental e residentes em psiquiatria para a prática eficiente da TC. É muito incomum que um livro seja escrito de maneira tão simples que possa ser usado para autoajuda e, ao mesmo tempo, ensine princípios tão importantes para os níveis mais altos de formação acadêmica. *A mente vencendo o humor* é uma das obras mais vendidas sobre TC, sendo traduzida para mais de 22 idiomas.

Sinto-me satisfeito por esta segunda edição apresentar seções ampliadas sobre como usar a TC para ansiedade, o que reflete os progressos no campo desde que a primeira edição foi publicada. Esta nova edição também inclui seções sobre atenção plena, aceitação, perdão, gratidão e psicologia positiva. Os leitores aprendem como incorporar tais princípios ao modelo da TC a fim de aliviar o sofrimento e construir a felicidade.

Os doutores Greenberger e Padesky têm sido meus alunos, colegas e amigos há muitos anos. Juntos, são uma combinação única de talento, experiência e educação que ajudou a tornar este livro uma realidade. Dennis Greenberger mostrou-se inovador na aplicação da TC em ambientes hospitalares e ambulatoriais. Seu trabalho foca o desenvolvimento de programas de tratamento altamente eficazes com base na pesquisa em psicoterapia. Ele fundou e dirige o Anxiety and Depression Center, uma clínica especializada em TC em Newport Beach, Califórnia. O Anxiety and Depression Center serve como modelo para a TC acolhedora, compassiva e empiricamente orientada para crianças, adolescentes e adultos. Além de dirigir esse centro, o doutor Greenberger ensina e dá supervisão a residentes em psiquiatria, estudantes de pós-graduação em psicologia e clínicos que buscam desenvolver e aprimorar suas habilidades em TC. Foi presidente da Academy of Cognitive Therapy, uma organização fundada por mim, que certifica a competência dos terapeutas cognitivos.

Christine Padesky e eu trabalhamos juntos desde 1982, ensinando TC a milhares de terapeutas no mundo inteiro. Depois de centenas de horas de discussões, ela entende a TC melhor do que qualquer outro terapeuta. Tenho observado e admirado o entusiasmo, a clareza e a capacidade de concentração trazidos por ela às suas relações com os pacientes. A doutora Padesky fundou o Center for Cognitive Therapy em Newport, Califórnia, em 1983, o qual se tornou o mais importante centro de treinamento de TC para terapeutas. Ela, pessoalmente, já ensinou TC a mais de 45 mil terapeutas em 22 países. É muito respeitada por seus colegas e já recebeu prêmios estaduais, nacionais e internacionais por suas inúmeras contribuições originais ao campo. Duas de suas contribuições iniciais foram o desenvolvimento do modelo de cinco partes para a compreensão do sofrimento e o registro de pensamentos composto por sete colunas. Os leitores deste livro já se beneficiaram e se beneficiarão ainda mais aprendendo a aplicar esses métodos aos próprios problemas. Ela é Distinguished Founding Fellow da Academy of Cognitive Therapy e consultora internacional de terapeutas, clínicos, hospitais forenses e programas educacionais.

As qualidades excepcionais e a ampla experiência dos doutores Greenberger e Padesky como terapeutas, inovadores e educadores estão combinadas nesta obra exemplar. Assim como *Terapia cognitiva da depressão*, que escrevi em coautoria com John Rush, Brian Shaw e Gary Emery (Nova York: Guilford Press, 1979), revolucionou o modo como a terapia era conduzida, *A mente vencendo o humor* estabelece um padrão de como a TC deve ser utilizada. Suas instruções claras ajudam terapeutas e leitores a aderir ainda mais aos princípios estabelecidos da TC e, consequentemente, a melhorar a qualidade da terapia e de suas vidas. *A mente vencendo o humor* é um instrumento eficaz que coloca a TC nas mãos do leitor.

*Aaron T. Beck, M.D.*
Professor Emeritus of Psychiatry
University of Pennsylvania
Emeritus President
Beck Institute for Cognitive Behavior Therapy

# Uma Breve Mensagem para os Clínicos e Leitores Interessados

Resultados de pesquisas demonstram a eficácia da terapia cognitivo-comportamental (TCC) para um amplo leque de condições psicológicas, incluindo depressão, ansiedade, raiva, transtornos alimentares, abuso de substância e problemas de relacionamento. *A mente vencendo o humor* é um manual prático que ensina, passo a passo, e de forma clara, habilidades de TCC. Ele é planejado de modo a auxiliar os leitores a compreender melhor seus problemas e a fazer mudanças fundamentais em suas vidas, seja com a ajuda de um terapeuta ou por conta própria.

Os clínicos podem usar *A mente vencendo o humor* para estruturar a terapia, reforçar as habilidades ensinadas aos pacientes e ajudá-los a continuar o processo de aprendizagem terapêutica depois de encerrada a terapia formal. Com folhas de exercícios e questionários, este livro estimula a participação do paciente na aplicação do que é aprendido na terapia às experiências da vida cotidiana. As habilidades em TCC são ensinadas de forma sequencial e, conforme os leitores progridem na leitura do livro, novas habilidades são desenvolvidas baseadas nas habilidades previamente aprendidas. A estrutura do livro, com dicas úteis e guias sobre como vencer "pontos de dificuldade" comuns, ajuda os leitores a aplicar com sucesso os princípios da TCC de modo que possam solucionar seus problemas e vivenciar maior felicidade e satisfação em sua vida.

Expressamos humildemente nossa satisfação com a grande popularidade da primeira edição de *A mente vencendo o humor*. Na época em que a elaboramos, nossa intenção era usar achados empíricos sobre o que tornava a terapia eficaz para escrever um livro que os terapeutas pudessem usar a fim de melhorar os resultados do próprio trabalho terapêutico. Uma das características mais empolgantes da TCC é que ela ensina habilidades aos pacientes para se tornarem os próprios terapeutas. Nossa expectativa era que um manual claro que ensinasse essas habilidades tivesse repercussão entre os leitores e os terapeutas como um guia para a terapia.

*A mente vencendo o humor* foi reconhecido com o Selo de Mérito da Association for Behavioral and Cognitive Therapies para livros de autoajuda. Esse selo é conferido somente aos livros que:

- Empregam os princípios cognitivos e/ou comportamentais.

- Têm apoio empírico documentado para os métodos apresentados.
- Não incluem sugestões ou métodos que são contraindicados por evidências científicas.
- Apresentam métodos de tratamento que possuem evidências consistentes de sua eficácia.
- São compatíveis com as práticas de psicoterapia mais eficazes.

Os terapeutas podem estar seguros de que as habilidades que seus pacientes irão aprender por meio do uso de *A mente vencendo o humor* são habilidades que após décadas de pesquisas comprovadamente produzem os melhores resultados de tratamento para depressão, ansiedade e outros problemas do humor. Pesquisas demonstram que os pacientes não só se sentem melhor, mas que essa melhora é duradoura (com taxas mais baixas de recaída) quando aprendem as habilidades ensinadas em *A mente vencendo o humor* e são capazes de aplicá-las por conta própria, independentemente da presença de um terapeuta.

Esta nova edição de *A mente vencendo o humor* está consideravelmente aprimorada em relação à primeira edição, refletindo mais de duas décadas de inovações em pesquisa e terapia. Esta edição incorpora e integra métodos adicionais apoiados empiricamente: exercícios de imaginação, aceitação e atenção plena; e psicologia positiva. Também inclui uma apresentação totalmente atualizada das abordagens de ativação comportamental, relaxamento e reestruturação cognitiva para o manejo do humor. Ao mesmo tempo, mantém as características essenciais que tornaram sua primeira edição tão popular e útil para leitores e terapeutas.

Ao longo dos anos, ficamos surpresos e impressionados com as formas criativas como *A mente vencendo o humor* tem sido usado pelos clínicos e pelos leitores. Cursos de pós-graduação em psicologia e programas de residência psiquiátrica em todo o mundo utilizam este livro como texto básico para o ensino da TCC. *A mente vencendo o humor* já foi traduzido para mais de 22 idiomas, e as habilidades ensinadas provaram ser relevantes para pessoas de diversas culturas e níveis socioeconômicos.

Uma colega contou que, quando estava entrando em uma clínica em Bangladesh, viu uma mulher rabiscando no chão com uma varinha. Quando se aproximou, percebeu que ela estava reproduzindo o Registro de Pensamentos da primeira edição de *A mente vencendo o humor*. Outro colega comentou que líderes aborígenes na Austrália consideravam o modelo de cinco partes do Capítulo 2 de *A mente vencendo o humor* um dos modelos culturalmente mais relevantes para ligar as ideias da TCC à sua antiga sabedoria cultural. O livro tem sido usado em renomados centros para tratamento da adição, clínicas de psicologia, hospitais e unidades forenses e também com populações de desabrigados. E, é claro, a maior parte das cópias deste livro tem sido comprada por indivíduos que o descobrem para autoajuda ou porque foi recomendado por profissionais da saúde mental. Esses muitos usos de *A mente vencendo o humor* atendem ao desejo de clínicos e do público leigo de aprender a usar estratégias práticas e comprovadas para o manejo do humor.

Esperamos que, com esta nova edição, *A mente vencendo o humor* continue a ser um guia útil para pessoas que desejam transformar positivamente seus estados de humor e suas vidas. Independentemente de ser usado como um rabisco feito no chão ou como um arquivo digital, o objetivo é o mesmo: que as pessoas aprendam habilidades que proporcionem maior felicidade e satisfação na vida.

Alertamos os clínicos para que sejam curiosos e assumam uma perspectiva de aprendizagem quando usarem *A mente vencendo o humor* com seus pacientes. A experiência que cada pessoa tem do mundo é diferente, no entanto podem ser usados princípios comuns para compreender como essas experiências se formam e podem ser transformadas. O conhecimento psicológico e os princípios da psicoterapia avançaram muito desde a primeira edição deste livro. Fizemos tudo o que estava ao nosso alcance para incorporar essas novas ideias e achados a esta segunda edição para que ela continue a refletir a prática mais eficaz da terapia baseada em evidência.

*Dennis Greenberger*
*Christine A. Padesky*

# Lista das Folhas de Exercícios

| | | |
|---|---|---|
| **Folha de Exercícios 2.1** | Compreendendo meus problemas | 13 |
| **Folha de Exercícios 3.1** | As relações com o pensamento | 23 |
| **Folha de Exercícios 4.1** | Identificando estados de humor | 30 |
| **Folha de Exercícios 4.2** | Identificando e avaliando estados de humor | 32 |
| **Folha de Exercícios 5.1** | Definindo objetivos | 36 |
| **Folha de Exercícios 5.2** | Vantagens e desvantagens de atingir ou não meus objetivos | 37 |
| **Folha de Exercícios 5.3** | O que pode me ajudar a atingir meus objetivos? | 38 |
| **Folha de Exercícios 5.4** | Sinais de melhora | 39 |
| **Folha de Exercícios 6.1** | Distinguindo situações, estados de humor e pensamentos | 48 |
| **Folha de Exercícios 7.1** | Associando pensamentos e estados de humor | 58 |
| **Folha de Exercícios 7.2** | Separando situações, estados de humor e pensamentos | 59 |
| **Folha de Exercícios 7.3** | Identificando pensamentos automáticos | 61 |
| **Folha de Exercícios 7.4** | Identificando pensamentos "quentes" | 64 |
| **Folha de Exercícios 8.1** | Fatos *versus* interpretações | 74 |
| **Folha de Exercícios 8.2** | Onde estão as evidências? | 88 |
| **Folha de Exercícios 9.1** | Completando o Registro de Pensamentos de Márcia | 106 |
| **Folha de Exercícios 9.2** | Registro de Pensamentos | 110 |

| | | |
|---|---|---|
| **Folha de Exercícios 10.1** | Fortalecendo novos pensamentos | 115 |
| **Folha de Exercícios 10.2** | Plano de ação | 121 |
| **Folha de Exercícios 10.3** | Aceitação | 125 |
| **Folha de Exercícios 11.1** | Identificando pressupostos subjacentes | 137 |
| **Folha de Exercícios 11.2** | Experimentos para testar um pressuposto subjacente | 144 |
| **Folha de Exercícios 12.1** | Identificando crenças nucleares | 154 |
| **Folha de Exercícios 12.2** | Técnica da seta descendente: identificando crenças nucleares sobre si mesmo | 155 |
| **Folha de Exercícios 12.3** | Técnica da seta descendente: identificando crenças nucleares sobre outras pessoas | 156 |
| **Folha de Exercícios 12.4** | Técnica da seta descendente: identificando crenças nucleares sobre o mundo (ou minha vida) | 157 |
| **Folha de Exercícios 12.5** | Identificando uma nova crença nuclear | 160 |
| **Folha de Exercícios 12.6** | Registro de crença nuclear: registrando evidências que apoiam uma nova crença nuclear | 161 |
| **Folha de Exercícios 12.7** | Avaliando a confiança em minha nova crença nuclear | 163 |
| **Folha de Exercícios 12.8** | Classificando comportamentos em uma escala | 166 |
| **Folha de Exercícios 12.9** | Experimentos comportamentais para fortalecer novas crenças nucleares | 169 |
| **Folha de Exercícios 12.10** | Gratidão sobre o mundo e minha vida | 172 |
| **Folha de Exercícios 12.11** | Gratidão sobre os outros | 173 |
| **Folha de Exercícios 12.12** | Gratidão sobre mim mesmo | 174 |
| **Folha de Exercícios 12.13** | Aprendendo com meu diário de gratidão | 175 |
| **Folha de Exercícios 12.14** | Expressando gratidão | 178 |
| **Folha de Exercícios 12.15** | Atos de gentileza | 180 |
| **Folha de Exercícios 13.1** | Inventário de Depressão de *A mente vencendo o humor* | 186 |
| **Folha de Exercícios 13.2** | Escores do Inventário de Depressão de *A mente vencendo o humor* | 187 |
| **Folha de Exercícios 13.3** | Identificando aspectos cognitivos da depressão | 191 |
| **Folha de Exercícios 13.4** | Registro de Atividades | 199 |
| **Folha de Exercícios 13.5** | Aprendendo com meu Registro de Atividades | 200 |
| **Folha de Exercícios 13.6** | Cronograma de Atividades | 206 |
| **Folha de Exercícios 14.1** | Inventário de Ansiedade de *A mente vencendo o humor* | 213 |
| **Folha de Exercícios 14.2** | Escores do Inventário de Ansiedade de *A mente vencendo o humor* | 214 |
| **Folha de Exercícios 14.3** | Identificando pensamentos associados à ansiedade | 224 |
| **Folha de Exercícios 14.4** | Fazendo uma escada de medos | 230 |
| **Folha de Exercícios 14.5** | Minha escada de medos | 231 |

| | | |
|---|---|---|
| **Folha de Exercícios 14.6** | Avaliação de meus métodos de relaxamento | 238 |
| **Folha de Exercícios 15.1** | Avaliando e acompanhando meus estados de humor | 246 |
| **Folha de Exercícios 15.2** | Quadro de escores do humor | 247 |
| **Folha de Exercícios 15.3** | Compreendendo a raiva, a culpa e a vergonha | 250 |
| **Folha de Exercícios 15.4** | Escrevendo uma carta de perdão | 257 |
| **Folha de Exercícios 15.5** | Avaliação de minhas estratégias de manejo da raiva | 258 |
| **Folha de Exercícios 15.6** | Avaliando a gravidade de minhas ações | 262 |
| **Folha de Exercícios 15.7** | Usando uma torta de responsabilidades para culpa ou vergonha | 265 |
| **Folha de Exercícios 15.8** | Fazendo reparações por ter prejudicado alguém | 266 |
| **Folha de Exercícios 15.9** | Perdoando a mim mesmo | 269 |
| **Folha de Exercícios 16.1** | *Checklist* de habilidades de *A mente vencendo o humor* | 273 |
| **Folha de Exercícios 16.2** | Meu plano para reduzir o risco de recaída | 278 |

# Sumário

1 Como *A mente vencendo o humor* pode ajudá-lo ........................ 1

2 Compreendendo seus problemas ........................ 5

3 É o pensamento que conta ........................ 17

4 Identificando e avaliando estados de humor ........................ 27

5 Definindo objetivos pessoais e observando as melhoras ........................ 35

6 Situações, estados de humor e pensamentos ........................ 41

7 Pensamentos automáticos ........................ 51

8 Onde estão as evidências? ........................ 71

9 Pensamento alternativo ou compensatório ........................ 95

10 Novos pensamentos, planos de ação e aceitação ........................ 113

11 Pressupostos subjacentes e experimentos comportamentais ........................ 129

12 Crenças nucleares ........................ 147

13 Compreendendo sua depressão ........................ 183

14 Compreendendo sua ansiedade ........................ 211

| | | |
|---|---|---|
| **15** | Compreendendo a raiva, a culpa e a vergonha | 245 |
| **16** | Mantendo seus ganhos e experimentando mais felicidade | 271 |
| | Epílogo | 283 |
| | Apêndice: Cópias de Folhas de Exercícios selecionados | 289 |
| | Índice | 323 |

> Os leitores deste livro podem fazer *download* e imprimir cópias adicionais das folhas de exercícios acessando a área de Conteúdo *online* no *link* desta obra em loja.grupoa.com.br para uso pessoal ou em pacientes individuais.

# 1

# Como *A Mente Vencendo o Humor* Pode Ajudá-lo

Uma ostra produz uma pérola a partir de um grão de areia. O grão de areia irrita a ostra. Em resposta, ela cria uma camada protetora que recobre o grão de areia, o que proporciona alívio. Essa cobertura protetora é uma linda pérola. Para uma ostra, um fator irritante se transforma em uma semente para algo novo e bonito. Igualmente, *A mente vencendo o humor* irá ajudá-lo a desenvolver algo novo: habilidades benéficas para guiá-lo de forma a sair do desconforto atual. As habilidades que você irá aprender com o uso deste livro irão ajudá-lo a se sentir melhor e continuarão tendo valor em sua vida muito depois que seus problemas originais tiverem acabado.

Esperamos que, como muitas pessoas que aprenderam os métodos ensinados neste livro, você considere retrospectivamente o desconforto inicial que o conduziu até *A mente vencendo o humor* como "uma bênção disfarçada", porque proporcionou a oportunidade e a motivação para você desenvolver "pérolas" de sabedoria e novas e valiosas perspectivas para desfrutar o resto de sua vida mais plenamente.

## COMO ESTE LIVRO IRÁ AJUDÁ-LO?

*A mente vencendo o humor* ensina estratégias, métodos e habilidades que se mostraram úteis na abordagem de perturbações do humor como depressão, ansiedade, raiva, pânico, ciúme, culpa e vergonha. As habilidades ensinadas neste livro também podem ajudá-lo a resolver problemas de relacionamento, lidar de modo mais adequado com o estresse, melhorar a autoestima, ser menos receoso e mais seguro. Essas estratégias também são úteis se você está enfrentando dificuldades com o uso de álcool e drogas. *A mente vencendo o humor* foi desenvolvido para ensinar habilidades de forma gradual para que você possa rapidamente fazer as mudanças que considera importantes.

As ideias contidas neste livro têm origem na terapia cognitivo-comportamental (TCC), uma das formas de terapia mais eficazes atualmente. "Cognitivo" refere-se ao que pensamos e como pensamos. Os terapeutas cognitivo-comportamentais enfatizam a compreensão dos pensamentos, das crenças e dos comportamentos que estão associados a humor, experiências físicas e eventos em nossas vidas. Uma ideia central na TCC é que nossos *pensamentos* sobre um evento ou experiência influenciam fortemente nossas respostas emocionais, comportamentais e físicas a tal evento ou experiência.

Por exemplo, se estamos em uma fila no supermercado e pensamos "Isto vai demorar um pouco. É melhor eu relaxar", provavelmente nos sentiremos calmos. Nossos corpos ficam relaxados e podemos puxar conversa com alguém que está por perto ou então folhear uma revista. Entretanto, se pensamos "Eles não deviam ter uma fila tão grande. Deveriam ter mais funcionários", podemos nos sentir perturbados e irritados. Nossos corpos ficam tensos e inquietos, e podemos passar aquele tempo nos queixando para outros clientes e para o atendente.

*A mente vencendo o humor* ensina você a identificar e compreender as conexões entre seus pensamentos, humor, comportamentos e reações físicas em situações cotidianas como a recém-apresentada e também durante eventos importantes em sua vida. Você irá aprender a pensar a respeito de si mesmo e das situações que vivencia de maneira mais proveitosa e a mudar os padrões de pensamento e os comportamentos que o deixam atrelado a estados de humor e relacionamentos angustiantes. Você descobrirá como fazer mudanças em sua vida quando seus pensamentos o alertarem para problemas que precisam ser resolvidos. Por fim, essas mudanças o ajudarão a se sentir mais feliz, mais calmo e mais confiante. Além disso, as habilidades que aprender usando *A mente vencendo o humor* irão habilitá-lo a desenvolver e desfrutar de relacionamentos mais positivos.

## COMO VOCÊ IRÁ SABER SE ESTE LIVRO ESTÁ AJUDANDO?

Para qualquer um de nós, é muito mais fácil tentar executar algo quando sabemos que estamos fazendo progresso. Por exemplo, quando aprendemos a ler, frequentemente começamos conhecendo o alfabeto e identificando letras individuais. Inicialmente, precisamos de muito esforço e prática para reconhecer as letras. Conforme nossas habilidades se desenvolvem, o reconhecimento das letras vai ficando mais fácil e mais automático. Com o tempo, paramos de prestar atenção às letras individuais, porque já sabemos unir essas letras, e passamos a aprender palavras simples. Como novos leitores, podemos percorrer uma página procurando palavras que conhecemos. Com o tempo, desenvolvemos a habilidade de ler frases simples e sabemos que estamos fazendo progresso quando conseguimos ler frases mais complicadas, parágrafos e livros elementares. Em pouco tempo, já não estamos atentos a palavras individuais, mas ao significado do que estamos lendo. Na escola, as crianças se tornam leitoras mais hábeis a cada ano, e o progresso de seu nível de leitura pode ser medido por meio de testes.

Você igualmente conseguirá notar e medir seu progresso na utilização de *A mente vencendo o humor*. Nas primeiras semanas, irá aprender habilidades individuais. Com o tempo, aprenderá a combinar essas habilidades de forma a melhorar seu humor e sua vida. Uma forma de avaliar seu progresso é medindo seu estado de humor a intervalos regulares enquanto desenvolve e pratica *A mente vencendo o humor*. O Capítulo 4 ajuda você a fazer isso e mostra como colocar seus escores em um gráfico para avaliar seu progresso.

## COMO USAR ESTE LIVRO

*A mente vencendo o humor* é diferente de outros livros que você já leu. Ele é projetado para ajudá-lo a desenvolver novas formas de pensar e agir que irão fazê-lo se sentir melhor. As habilidades contidas em *A mente vencendo o humor* requerem prática, paciência e perseverança. Portanto, é importante que você faça os exercícios de cada capítulo. Mesmo algumas habilidades que parecem fáceis podem ser mais complicadas quando você realmente tenta executá-las. A maioria das pessoas descobre que, quanto mais tempo dedica à prática de cada habilidade, mais benefícios obtém.

No início, é útil dedicar algum tempo a essas habilidades todos os dias. Você pode achar proveitoso reservar um horário determinado todos os dias para ler a respeito ou praticar as habilidades contidas em *A mente vencendo o humor*. Se avançar muito rapidamente na leitura do livro sem se permitir um tempo adequado para a prática, não irá aprender a aplicar as habilidades aos seus próprios problemas. Logo, a velocidade da aprendizagem não é o mais importante. O mais importante é dedicar um tempo suficiente a cada capítulo até que você compreenda as ideias e consiga usá-las em sua vida de modo significativo para se sentir melhor. Você descobrirá que é preciso apenas pouco mais de uma hora para fazer isso com alguns capítulos do livro. Para outros capítulos, serão necessárias semanas ou mesmo meses de prática antes que as habilidades que aprendeu se tornem automáticas e você comece a perceber o benefício em sua plenitude.

*A mente vencendo o humor* pode ser adaptado de modo que você leia os capítulos na ordem que provavelmente seja mais útil. Por exemplo, se escolheu este livro para trabalhar determinados estados de humor, no fim do Capítulo 4 existe a recomendação da leitura dos capítulos sobre estados de humor (Caps. 13, 14 e/ou 15) que se aplicam a você. Também é possível saltar algum capítulo sobre um estado de humor que não se aplique a você. Depois de ler esses capítulos, você pode seguir a sequência recomendada para cada estado de humor específico. Ou então optar por ler o livro em sua totalidade e fazer os exercícios que iniciam no Capítulo 2 e terminam no Capítulo 16.

Se estiver usando *A mente vencendo o humor* como parte da terapia, seu terapeuta poderá recomendar uma ordem diferente para a leitura dos capítulos. Existem muitas maneiras de personalizar o desenvolvimento das habilidades apresentadas neste livro, e seu terapeuta pode ter ideias próprias sobre a sequência que funciona de modo mais eficaz para você. Se você estiver apresentando este livro ao seu terapeuta, poderá sugerir que ele leia "Uma breve mensagem para os clínicos e leitores interessados" nas páginas xiii a xv.

## Você pode usar *A mente vencendo o humor* para outras questões além do humor?

Sim. As mesmas habilidades contidas em *A mente vencendo o humor* que ajudam a manejar os estados de humor também podem auxiliá-lo a lidar com estresse; transtornos alimentares, como compulsão, purgação ou comer em excesso; dificuldades de relacionamento; baixa autoestima; e outras questões. Este livro também pode ser usado para desenvolver estados de humor positivos, como alegria e um sentimento de significado e propósito na vida.

## E se você quiser usar as folhas de exercícios mais de uma vez?

Ao longo do livro, existem exercícios planejados para ajudá-lo a aprender e a aplicar as habilidades importantes apresentadas em cada capítulo específico. As folhas de exercícios devem ser preenchidas ao longo do tempo. Cópias adicionais de muitas das folhas de exercícios podem ser encontradas no Apêndice no final do livro (e todas elas estão disponíveis para *download* para uso pessoal no *link* deste livro em loja.grupoa.com.br). Portanto, você pode fazer cópias e usá-las sempre que achar que podem ser úteis.

As habilidades e estratégias contidas em *A mente vencendo o humor* estão baseadas em décadas de pesquisas. São métodos comprovados, práticos e eficazes que, depois de aprendidos, proporcionam maior alegria e satisfação na vida. Ao investir seu tempo na leitura deste livro e praticar o que aprender, você está dando os passos necessários para transformar sua vida de maneira positiva.

## Resumo do Capítulo 1

▸ A terapia cognitivo-comportamental (TCC) é um método comprovadamente efetivo para depressão, ansiedade, raiva e outros estados de humor.

▸ A TCC também pode ser usada para auxiliar no tratamento de transtornos alimentares, uso de álcool e drogas, estresse, baixa autoestima e outras condições.

▸ *A mente vencendo o humor* objetiva ensinar habilidades de TCC de forma gradual.

▸ A maioria das pessoas descobre que, quanto mais tempo dedica à prática de cada habilidade, maior benefício obtém.

▸ Você encontrará orientações ao longo do livro que o ajudarão a personalizar a ordem de leitura dos capítulos para que possa se direcionar para os estados de humor que mais o preocupam.

# 2
# Compreendendo seus Problemas

PAULO: *Odeio envelhecer.*

Uma tarde, um terapeuta recebeu um telefonema de Sílvia, uma mulher de 73 anos, que estava preocupada com seu marido, Paulo. Ela havia lido um artigo sobre depressão que parecia descrevê-lo. Nos últimos seis meses, Paulo queixava-se constantemente de cansaço, embora Sílvia o ouvisse caminhar de um lado para outro às 3 horas da manhã, sem conseguir dormir. Além disso, contou que ele não era tão carinhoso com ela como de costume e estava frequentemente irritadiço e negativo. Ele havia parado de visitar seus amigos e não demonstrava interesse em fazer qualquer coisa. Depois que seu médico o examinou e disse que ele não tinha um problema médico que explicasse os sintomas, Paulo queixou-se à esposa: "Odeio estar ficando velho. Eu me sinto péssimo".

O terapeuta pediu para falar com Paulo ao telefone. Ele o atendeu com relutância. Falou ao terapeuta que não tomasse como algo pessoal, mas que não achava nada de mais em "médicos de cabeça" e que não queria vê-lo porque não estava louco, apenas velho. "Você também não estaria feliz se estivesse com 78 anos e com dores por todo o corpo!" Disse, então, que iria a uma consulta apenas para satisfazer Sílvia, mas tinha certeza de que de nada ajudaria.

A forma como compreendemos nossos problemas tem efeito sobre como lidamos com eles. Paulo pensava que seus problemas com o sono, o cansaço, a irritabilidade e a falta de interesse em fazer as coisas fossem parte do envelhecimento. Envelhecer era algo que Paulo não podia mudar, então presumia que nada poderia ajudá-lo a se sentir melhor.

Em seu primeiro encontro, o terapeuta ficou impressionado com a diferença entre a aparência de Sílvia e a de Paulo. Com uma saia cor-de-rosa e uma blusa floral, brincos e sapatos combinando, Sílvia tinha se vestido cuidadosamente para o encontro. Ela se sentou ereta na cadeira e cumprimentou o terapeuta com um sorriso de expectativa e olhos brilhantes e ansiosos. Em comparação, Paulo estava prostrado em sua cadeira e, embora estivesse vestido de forma asseada, tinha um pouco de barba por fazer no lado esquerdo do queixo. Seus olhos não mostravam brilho e tinha olheiras devido à fadiga. Ele levantou-se lentamente e, com resistência para cumprimentar o terapeuta, disse de forma sombria: "Bem, o senhor me tem por uma hora".

Conforme o terapeuta questionava gentilmente Paulo durante os 30 minutos seguintes, a história dele foi sendo revelada. A cada pergunta, Paulo suspirava profundamente e depois respondia de forma superficial. Paulo fora motorista de caminhão por 35 anos, fazendo entregas locais nos últimos 14 anos. Após a aposentadoria, ele encontrava-se regularmente com três amigos aposentados para conversar, comer alguma coisa ou assistir a esportes. Paulo também gostava de restaurar coisas, trabalhar em projetos para a casa e consertar bicicletas para seus oito netos pequenos e seus amigos. Ele regularmente se encontrava com seus três filhos e netos e sentia orgulho de ter um bom relacionamento com cada um deles.

Sílvia, 18 meses antes, havia sido diagnosticada com câncer. A doença tinha sido detectada precocemente, e ela recuperou-se bem após cirurgia e radioterapia, não apresentando mais sinais da doença. Paulo ficou com os olhos marejados enquanto falava da doença da esposa: "Achei que ia perdê-la e não sabia o que fazer". Quando ele disse isso, Sílvia interrompeu rapidamente, batendo de leve no braço dele: "Mas estou bem, querido. Tudo acabou bem". Paulo engoliu em seco e acenou com a cabeça.

Enquanto Sílvia fazia o tratamento para o câncer, um dos melhores amigos de Paulo, Luiz, ficou doente repentinamente e morreu. Luiz era amigo de Paulo há 18 anos, e Paulo sentiu sua perda profundamente. Sentiu raiva por Luiz não ter ido antes para o hospital, porque um tratamento logo no início poderia ter salvado sua vida. Sílvia contou que Paulo focou toda sua atenção no acompanhamento do tratamento dela após a morte de Luiz. "Acho que o Paulo pensou que ele seria responsável por minha morte se faltássemos a uma sessão", disse ela. Paulo parou de se encontrar com os amigos e passou a se dedicar inteiramente aos cuidados de Sílvia.

"Depois que o tratamento de Sílvia terminou, eu sabia que o alívio era apenas temporário. O resto da minha vida será cheio de doença e morte. Já me sinto meio morto. Uma pessoa jovem como você não consegue entender isso." Paulo suspirou. "As coisas são assim. De qualquer modo, para que sirvo? Meus netos já consertam as próprias bicicletas agora. Meus filhos têm os próprios amigos, e Sílvia provavelmente ficaria melhor se eu não estivesse aqui. Não sei o que é pior – morrer ou viver e ficar sozinho porque todos os seus amigos morreram."

Depois de ouvir a história de Paulo e examinar o relatório de seu clínico descartando uma causa física para o que ele estava sentindo, ficou claro para o terapeuta que Paulo estava, de fato, deprimido. Ele estava experimentando sintomas físicos (insônia, perda de apetite, fadiga), mudanças de comportamento (havia interrompido as atividades usuais, evitava os amigos), alterações de humor (tristeza, irritabilidade, culpa) e um padrão de pensamento (negativo, autocrítico e pessimista) compatível com depressão. Como é frequente na depressão, Paulo havia experimentado inúmeras perdas e estresses nos últimos dois anos (o câncer de Sílvia, a morte de Luiz e a percepção de que seus filhos e netos não precisavam mais dele).

Embora não acreditasse que a terapia pudesse ajudá-lo, com o incentivo de Sílvia, Paulo concordou em ir a mais três sessões antes de decidir se continuaria ou não o tratamento.

## COMPREENDENDO OS PROBLEMAS DE PAULO

Durante o segundo encontro, o terapeuta ajudou Paulo a compreender as mudanças que ele havia experimentado nos dois últimos anos. Usando o modelo de cinco partes descrito na Figura 2.1, Paulo notou que inúmeras mudanças e eventos *ambientais* importantes em sua vida (o câncer de Sílvia, a morte de Luiz) haviam levado a mudanças *comportamentais* (o fim dos encontros regulares com os amigos, idas extras ao hospital para o tratamento de Sílvia). Além disso, ele começou a *pensar* de forma diferente sobre si mesmo e sua vida ("Todas as pessoas de quem eu gosto estão morrendo", "Meus filhos e netos não precisam mais de mim") e a se sentir pior *emocional* (irritadiço, triste) e *fisicamente* (cansado, com problemas para dormir).

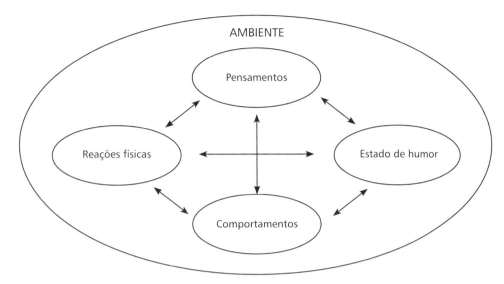

**FIGURA 2.1** Modelo de cinco partes para compreender as experiências da vida.
© 1986, por Christine A. Padesky.

Observe que as cinco áreas da Figura 2.1 estão interligadas. As setas interconectadas mostram que cada aspecto diferente da vida influencia todos os demais. Por exemplo, mudanças em nosso comportamento influenciam como pensamos e como nos sentimos (tanto física quanto emocionalmente). O comportamento também pode mudar o ambiente e os eventos na vida. Da mesma maneira, mudanças em nosso pensamento afetam nosso comportamento, nosso estado de humor e nossas reações físicas e podem provocar alterações em nosso ambiente. A compreensão de como interagem esses cinco aspectos ajuda a compreender nossos problemas.

Paulo pode ver como cada um desses cinco aspectos de sua experiência influenciou os outros quatro, arrastando-o cada vez mais para o fundo de seu humor triste. Por exemplo, ao pensar "Todos os meus amigos vão morrer logo, porque estamos ficando velhos" (pensamento), Paulo parou de telefonar para eles (comportamento). Ao se isolar dos amigos, começou a se sentir sozinho e triste (humor) e sua inatividade contribuiu para a falta de sono e o cansaço (reações físicas). Como não telefonava mais para os amigos nem fazia coisas com eles, muitos também pararam de telefonar para ele (ambiente). Com o tempo, essas forças interativas arrastaram Paulo para o interior de uma espiral descendente de depressão.

Inicialmente, quando ele e o terapeuta reconheceram esse padrão, Paulo se mostrou desencorajado: "Não há saída, então cada uma dessas coisas vai piorar cada vez mais até que eu morra!". O terapeuta sugeriu que, já que cada uma dessas cinco áreas estava ligada às outras quatro, pequenas melhoras em qualquer uma delas contribuiriam para mudanças positivas nas demais. Paulo concordou em tentar descobrir que pequenas mudanças fariam com que se sentisse melhor.

Paulo é uma das quatro pessoas descritas neste capítulo a quem acompanharemos ao longo do livro. Essas quatro pessoas estão experimentando dificuldades que com frequência podem ser ajudadas pelas estratégias e pelos métodos descritos em *A mente vencendo o humor*. Para manter a confidencialidade, foram alterados os dados de identificação, e as informações descritivas são uma composição de vários pacientes. No entanto, as situações e o progresso são compatíveis com nossas experiências como terapeutas que ajudam pessoas com esses tipos de problemas.

MÁRCIA: *Minha vida seria ótima se eu não tivesse ataques de pânico!*

"Um amigo meu disse que a terapia cognitivo-comportamental pode acabar com meus ataques de pânico. Você acha que me ajudaria?" A pessoa ao telefone foi muito direta em seu questionamento. Sua voz era firme e confiante enquanto interrogava o terapeuta a respeito da terapia cognitivo-comportamental (TCC). Ela foi igualmente direta ao descrever as experiências recentes que haviam motivado seu telefonema. "Meu nome é Márcia. Tenho 29 anos e, exceto pelo medo de voar de avião, nunca tive problemas que não fosse capaz de resolver sozinha. Sou supervisora de *marketing* de uma companhia e sempre amei meu trabalho – isto é, até dois meses atrás. Dois meses atrás, fui promovida a supervisora regional. Agora vou ter de voar muito e começo a suar frio sempre que penso em pegar um avião. Eu estava pensando em voltar para o meu antigo emprego, quando um amigo me disse para ligar para você primeiro. Você pode me ajudar?"

Márcia chegou cedo para seu primeiro encontro, trazendo uma pasta e um caderno, pronta para começar a aprender o que fazer. Por toda a vida, teve medo de voar – um medo que suspeitava ter aprendido com sua mãe, que sempre evitava aviões. Os ataques de pânico de Márcia haviam começado há oito meses, antes da promoção.

Ela recordou que seu primeiro ataque de pânico ocorrera em um supermercado, quando notou seu coração batendo forte durante as compras de sábado. Ela não conseguia entender por que isso estava acontecendo e ficou bastante assustada. Essa foi a primeira vez que começou a suar devido ao medo. Na hora, achou que estava tendo um ataque cardíaco, então foi até o pronto-socorro. Após uma série de exames, o médico assegurou que ela não tivera um ataque cardíaco e que gozava de boa saúde.

Márcia continuou a ter ataques de pânico 1 ou 2 vezes por mês até sua promoção recente no trabalho. Desde a promoção, era dominada pelo medo diversas vezes por semana. Seu coração disparava, começava a suar e tinha dificuldade para respirar. Além do que acontecia quando estava em um avião, o sentimento de pânico muitas vezes "surgia do nada – mesmo em casa". Seu pânico durava alguns minutos e, então, desaparecia quase tão rapidamente quanto aparecera. Ela ficava tensa e nervosa até algumas horas depois do ocorrido.

"Eu me sustento, tenho bons amigos e uma família que me apoia. Não bebo nem uso drogas, sempre vivi uma vida boa. O que está acontecendo comigo?" Ela, de fato, levava uma vida feliz, aplicada e equilibrada. Seu único trauma importante tinha sido a morte do pai um ano antes. Sentia muito a falta dele, mas encontrava consolo no relacionamento com a mãe e os dois irmãos que moravam perto. Ainda que seu trabalho exigisse bastante, Márcia parecia gostar da pressão, muito embora se preocupasse demais com seu desempenho e sobre o que os outros pensavam a seu respeito.

Por que Márcia estava tendo ataques de pânico? Ao longo deste livro, acompanharemos seu progresso enquanto ela começa a compreender seus ataques de pânico. Ao compreender mais sobre as conexões entre suas reações físicas, seus pensamentos e seus comportamentos, Márcia não só aprendeu a superar o pânico e a lidar com a preocupação, como também se tornou uma passageira frequente e relaxada em viagens de avião.

## COMPREENDENDO OS PROBLEMAS DE MÁRCIA

Márcia tinha ataques de pânico, preocupações e também medo de voar em aviões – todos esses problemas relacionados à ansiedade. O modelo da Figura 2.1 pode ser usado para compreender a ansiedade? Observe como as cinco áreas resumem as experiências de Márcia:

*Mudanças ambientais/situações de vida*: morte do pai; promoção no trabalho.

*Reações físicas*: suor frio; taquicardia; dificuldade de respirar; agitação.

*Humor*: medrosa; nervosa; em pânico.

*Comportamento*: evitação de voar; cogitando desistir da promoção.

*Pensamentos*: "Estou tendo um ataque cardíaco", "Vou morrer", "E se algo correr mal e eu não conseguir dar conta?", "Alguma coisa ruim vai acontecer se eu viajar de avião".

Como você pode notar, o modelo de cinco partes descreve ansiedade e também depressão. Observe algumas das diferenças entre ansiedade e depressão. No caso da depressão, as mudanças físicas frequentemente envolvem uma lentificação – problemas para dormir e cansaço. A ansiedade costuma ser marcada por uma aceleração das reações físicas – taquicardia, sudorese, agitação. Com a depressão, a principal mudança comportamental é que as pessoas encontram dificuldade em fazer as coisas e, portanto, executam menos tarefas e frequentemente se afastam das demais. Márcia diz gostar das pessoas e do trabalho, mas evita situações específicas que a deixam ansiosa. Quando estamos ansiosos, a evitação é a mudança mais comum em nosso comportamento.

Finalmente, o pensamento é bastante diferente nos estados de depressão e ansiedade. Os pensamentos de Paulo ilustram o pensamento deprimido, que tende a ser negativo, desesperançado e autocrítico. O pensamento de Márcia é típico da ansiedade. É mais catastrófico ("Estou tendo um ataque cardíaco") e envolve preocupação com eventos futuros específicos (um voo de avião) e também uma preocupação generalizada ("E se algo correr mal e eu não conseguir dar conta?"). Os pensamentos deprimidos frequentemente se concentram no passado e no presente, enquanto os pensamentos ansiosos focam o presente e o futuro.

Os Capítulos 13 a 15 resumem de modo mais detalhado as características distintivas dos diferentes estados de humor. O Capítulo 13 fornece uma medida dos sintomas comuns de depressão (p. 185) e o Capítulo 14 apresenta uma medida dos sintomas de ansiedade (p. 212).

MARISA: *Minha vida não vale a pena.*

Marisa estava muito deprimida. Durante seu primeiro encontro com o terapeuta, confidenciou que estava cada vez mais perturbada e que começava a se sentir fora de controle. Contou que sua depressão havia piorado nos últimos seis meses. Essa depressão a apavora, porque já havia ficado deprimida gravemente por duas vezes – uma vez quando tinha 18 anos e, depois, aos 25 anos – e havia tentado o suicídio nos dois episódios. Com lágrimas nos olhos, arregaçou a manga da blusa e mostrou as cicatrizes no pulso decorrentes da primeira tentativa de suicídio.

Marisa fora molestada sexualmente pelo pai entre os 6 e os 14 anos. Quando estava com 14 anos, seus pais se divorciaram. Naquela época, já pensava sobre si mesma negativamente: "Concluí que eu devia ser má para meu pai me fazer mal como fazia. Eu tinha medo de me aproximar de outras crianças, porque se elas soubessem o que havia acontecido comigo, pensariam que eu era um monstro. Eu também tinha medo dos adultos, porque achava que também iriam me fazer mal."

Marisa aproveitou a primeira oportunidade que teve para ir embora de casa. Aceitou se casar com seu primeiro namorado, Carlos. Eles se casaram aos 17 anos de idade, quando ela engravidou, e se divorciaram três anos mais tarde, logo após o nascimento do segundo filho. Seu segundo casamento, aos 23 anos, durou somente dois anos. Seus dois maridos faziam uso pesado de álcool e eram fisicamente abusivos.

Apesar de ter estado deprimida por 18 meses depois do segundo divórcio, Marisa saiu desse período de desespero sentindo-se mais forte. Ela decidiu que poderia cuidar melhor dos filhos sozinha, sem qualquer um dos ex-maridos. Começou a trabalhar e a sustentar os filhos. Era uma mãe carinhosa e tinha orgulho dos filhos. Seu filho mais velho, agora com 19 anos, trabalhava por meio período e frequentava uma faculdade local; seu filho mais moço estava indo bem na escola.

Hoje, aos 36 anos, Marisa era assistente administrativa em uma fábrica. Apesar de seu sucesso como mãe que trabalha, era muito autocrítica. Durante o encontro inicial com o terapeuta, ela fez contato visual mínimo, olhando fixamente para suas mãos pousadas sobre o colo. Falava em tom monótono e baixo e não sorria. Seus olhos se encheram de lágrimas em várias ocasiões enquanto falava do quão "inútil" ela era e do quanto seu futuro parecia sombrio. "Tenho pensado cada vez mais em me matar. As crianças já têm idade suficiente para cuidarem de si mesmas. Meu sofrimento nunca vai acabar. A morte é a única saída."

Em resposta às perguntas sobre sua vida e o que a tornava tão dolorosa, Marisa descreveu sentimentos de intensa tristeza durante o dia inteiro. Conforme sua depressão ia ficando pior nos últimos seis meses, começou a achar cada vez mais difícil trabalhar e se concentrar no trabalho. Já havia recebido duas advertências verbais e uma por escrito de seu supervisor em relação a pontualidade, qualidade e rendimento do trabalho. Ela se sentia cada vez mais cansada e cada vez menos motivada.

Em casa, só queria ser deixada em paz. Não atendia ao telefone nem falava com familiares ou amigos. Preparava refeições mínimas para os filhos e, depois, fechava-se no quarto, assistindo à televisão até cair no sono.

No primeiro encontro, Marisa não estava particularmente otimista de que a TCC pudesse ajudá-la, mas havia prometido ao médico de família que faria uma tentativa. Achava que a TCC era sua última esperança e que, se esse tratamento não funcionasse, o suicídio seria a única opção. É desnecessário dizer que o terapeuta estava muito preocupado com Marisa e queria ajudá-la a começar a se sentir melhor o mais breve possível. O terapeuta a encaminhou a um psiquiatra para avaliação da necessidade de uso de medicamentos, embora ela tivesse se beneficiado muito pouco com antidepressivos no passado. Marisa e seu terapeuta também combinaram que ela iria monitorar seus estados de humor e atividades na semana seguinte para que eles pudessem ver se havia alguma conexão entre o humor e o que ela estava fazendo durante cada um dos dias.

## COMPREENDENDO OS PROBLEMAS DE MARISA

Ao usarmos o modelo de cinco partes da Figura 2.1 para entender a depressão de Marisa, podemos encontrar algumas semelhanças entre ela e Paulo quanto aos padrões de pensamento, humor, comportamento e experiências físicas. No entanto, as situações de vida que contribuíram para a depressão de Marisa tiveram início em sua infância.

Vejamos a seguir como ela e seu terapeuta usaram o modelo de cinco partes para compreender sua depressão.

*Mudanças ambientais/situação de vida:* o pai molestou-a sexualmente; os dois maridos eram alcoolistas e abusivos; é mãe solteira de dois adolescentes; *feedback* negativo do supervisor no trabalho.

*Reações físicas:* cansada na maior parte do tempo.

*Humor:* deprimido.

*Comportamento:* dificuldade de trabalhar; evita familiares e amigos; chora com facilidade; corta-se; já tentou suicídio por duas vezes.

*Pensamentos:* "Não sirvo para nada", "Sou um fracasso", "Nunca vou melhorar", "Minha vida não tem solução", "O melhor mesmo é me matar".

Algumas pessoas podem achar que Marisa estava destinada a permanecer deprimida devido às suas dolorosas experiências de vida. Como você verá, isso não é verdade.

Vítor: *Ajude-me a ser mais perfeito.*

Vítor, um executivo de *marketing* de 49 anos de idade, iniciou terapia três anos depois de ingressar nos Alcoólicos Anônimos (AA) para conseguir parar de beber. Medindo mais de 1,80 metro e com corpo atlético, Vítor chegou para sua primeira sessão bem-vestido, com um terno preto risca de giz e uma gravata combinando. Cada detalhe de sua aparência era perfeito, desde seu cabelo bem-aparado até seus sapatos polidos cuidadosamente.

Apesar da frequente compulsão para beber, Vítor se mantinha sóbrio há três anos. Sua compulsão para beber era mais forte quando se sentia triste, nervoso ou irritado. Às vezes, pensava: "Não suporto estes sentimentos. Preciso de um drinque para me sentir melhor". Sua participação nas reuniões do AA era irregular, e resistir à bebida ainda era um grande esforço para ele.

Vítor estava sujeito a períodos de depressão, durante os quais via a si mesmo como "inútil", "sem valor" e "um fracasso". Com frequência, ficava nervoso e, nesses momentos, repetidamente se preocupava de que seria despedido do emprego por mau desempenho, apesar de receber boas avaliações. Sempre que seu telefone tocava, Vítor imaginava que a pessoa chamando era seu chefe para comunicar sua demissão. Ficava surpreso e aliviado cada vez que isso não acontecia.

Ele também lutava contra acessos de raiva periódicos. Embora essas explosões não ocorressem com frequência, eram muito destrutivas, especialmente em seu relacionamento com a esposa, Júlia. Ficava irritado rapidamente quando sentia que outras pessoas o estavam desrespeitando, agindo de forma injusta, maltratando-o ou quando parecia que as pessoas mais próximas a ele não estavam se importando com seus sentimentos. Conseguia conter a raiva no trabalho, mas, quando esse tipo de situação ocorria em casa, perdia a calma muito rapidamente e explodia com fúria. Essa fúria era seguida de sentimentos de intensa vergonha e arrependimento, desencadeando mais pensamentos de desvalia.

Vítor descreveu sua batalha de 25 anos contra o álcool como resultado de sentimentos permanentes de inadequação, baixa autoestima e uma sensação de que algo "terrível" iria acontecer com ele. Quando bebia, sentia-se melhor, mais forte e "no controle". Ficar sóbrio havia trazido à luz seus profundos sentimentos de desvalia, ansiedade e baixa autoestima, os quais eram encobertos pelo álcool.

Já no começo da terapia, ficou evidente que Vítor era um perfeccionista. Seus pais haviam dito: "Se você cometer um erro, isso é mau" e "Se você for fazer qualquer coisa, faça certo". Ele concluiu, então, que "Se não sou perfeito, então sou um fracasso".

Vítor cresceu com um irmão mais velho, Douglas, que era um astro do esporte e excelente aluno. Quando criança, Vítor acreditava que a aprovação, o amor e a afeição dos pais dependiam de seu desempenho. Embora os pais demonstrassem amor por ele de várias maneiras, Vítor nunca sentiu que tinham orgulho dele como tinham de Douglas. Ele se sentia pressionado a ser o melhor na escola e nos esportes. Certa vez, marcou um gol em um jogo de futebol importante, mas ficou desapontado porque um colega do time marcou dois gols na mesma partida. Um bom desempenho não era suficiente para Vítor se não fosse também o melhor.

Depois de adulto, achava cada vez mais difícil conseguir ser o melhor. Ele equilibrava os papéis de marido, pai e executivo de *marketing*, julgando seu valor pelo desempenho em cada uma dessas áreas. Raramente se achava perfeito em qualquer área e preocupava-se de modo constante sobre como as outras pessoas o avaliavam. Se trabalhava até tarde no escritório para agradar seu chefe, ele se preocupava durante o caminho de volta para casa se não estava desapontando a esposa e os filhos.

Vítor veio à terapia à procura de formas de se sentir melhor em relação a si mesmo e querendo se sentir mais seguro. Ele também queria ajuda para se manter sóbrio. Ao final da primeira sessão, disse ao terapeuta, rindo: "Olhe, tudo o que eu quero é que você me deixe perfeito, e, então, eu vou ser feliz". O terapeuta sugeriu a Vítor que talvez um dos objetivos da terapia devesse ser ajudá-lo a se sentir feliz consigo mesmo do jeito como era, com imperfeições e tudo o mais. Vítor engoliu em seco e, depois de um momento, concordou balançando a cabeça.

## COMPREENDENDO OS PROBLEMAS DE VÍTOR

Algumas vezes, temos mais do que um estado de humor intenso. Vítor era deprimido e ansioso e também tinha explosões de raiva periódicas. Quando ele e seu terapeuta preencheram o modelo de cinco partes dele, havia algumas semelhanças com Paulo e Marisa (depressão) e também com Márcia (ansiedade).

*Mudanças ambientais/situações de vida*: sóbrio há três anos; pressão desde criança (dos pais, dele próprio) para ser o melhor.

*Reações físicas*: dificuldade para dormir; problemas estomacais.

*Humor*: nervoso; deprimido; irritado; estressado.

*Comportamento*: lutando contra o desejo de beber; às vezes, evita as reuniões do AA; tenta fazer tudo com perfeição.

*Pensamentos*: "Não sirvo para nada", "Não valho nada", "Sou um fracasso", "Vou ser demitido", "Sou inadequado", "Algo terrível vai acontecer", "Se eu cometer algum erro, é porque não presto", "Se alguém me critica, está me humilhando".

O pensamento de Vítor era negativo e autocrítico (típico da depressão) e também envolvia preocupação, dúvidas quanto à própria pessoa e previsões catastróficas (típicas da ansiedade). Além disso, seus pensamentos incluíam temas ligados a justiça, desrespeito e ser maltratado por outras pessoas (típico da raiva). Dificuldade para dormir e problemas estomacais podem ser sinais de depressão, ansiedade ou mesmo reações à raiva e ao estresse. Dos três estados de humor, a ansiedade acometia Vítor com mais frequência. Assim como Márcia, ele evitava apenas as situações que estavam vinculadas à sua ansiedade. Como você recorda, Paulo e Marisa evitavam muitas situações porque estavam deprimidos.

Para compreender de modo mais preciso como essas cinco áreas interagem em sua vida, preencha a Folha de Exercícios 2.1 a seguir.

### EXERCÍCIO: Compreendendo os próprios problemas

Assim como Paulo, Marisa, Márcia e Vítor usaram o modelo de cinco partes para compreender seus problemas, você também pode começar a entender seus problemas, observando o que está vivenciando nessas cinco áreas de sua vida: mudanças ambientais/situações de vida, reações físicas, estados de humor, comportamentos e pensamentos. Na Folha de Exercícios 2.1, descreva quaisquer mudanças recentes ou problemas de longa data vivenciados em cada uma dessas áreas. Se você tiver dificuldade em preencher a Folha de Exercícios 2.1, responda às perguntas contidas em Dicas Úteis na página a seguir.

### FOLHA DE EXERCÍCIOS 2.1 Compreendendo meus problemas

Mudanças ambientais/situações de vida: _____

_____

Reações físicas: _____

_____

Humor: _____

_____

Comportamento: _____

_____

Pensamentos: _____

_____

*A mente vencendo o humor*, segunda edição. © 2016 Dennis Greenberger e Christine A. Padesky. Os compradores deste livro podem fazer cópias e/ou *download* de cópias adicionais desta folha de exercícios (ver quadro no final do Sumário).

Você consegue perceber algumas conexões entre as cinco partes da Folha de Exercícios 2.1? Por exemplo, seus pensamentos e estados de humor parecem conectados? As mudanças em seu ambiente ou suas situações de vida causaram alterações nas outras quatro partes? Seus comportamentos parecem conectados aos estados de humor ou comportamentos? Para muitas pessoas, essas cinco áreas estão interligadas. A boa notícia é que, por isso ser assim, pequenas mudanças positivas em uma área também podem levar a mudanças positivas em todas as demais áreas. Na terapia, procuramos as menores mudanças que podem levar a uma melhora global positiva. Enquanto estiver utilizando este livro, observe quais são as pequenas mudanças que o ajudam a se sentir melhor. Embora possam ser necessárias pequenas mudanças em várias áreas para que você se sinta melhor, alterações em seu pensamento ou comportamento são importantes se deseja criar melhoras positivas que sejam duradouras em sua vida. Os próximos capítulos ajudam a explicar por que isso se dá dessa maneira.

### DICAS ÚTEIS

Se você está com problemas para preencher a Folha de Exercícios 2.1, é útil examinar novamente o modelo de cinco partes preenchido por Márcia, Marisa e Vítor. Depois, responda às perguntas a seguir.

*Mudanças ambientais/situações de vida:* Que mudanças recentes ocorreram em minha vida (positivas e negativas)? Quais foram os eventos mais estressantes para mim no último ano? Nos últimos três anos? Cinco anos? Em minha infância? Estou passando por dificuldades duradouras ou atuais (p. ex., discriminação ou ser molestado por outros, problemas de saúde em mim ou em familiares, dificuldades financeiras atuais)?

*Reações físicas:* Que sintomas físicos estou tendo? (Considere mudanças gerais no nível de energia, apetite, dor e sono, além de sintomas ocasionais como tensão muscular, cansaço, taquicardia, dores de estômago, sudorese, tontura e dificuldades respiratórias.)

*Estados de humor:* Que palavras isoladas descrevem meus estados de humor mais frequentes ou perturbados (triste, nervoso, raivoso, culpado, envergonhado)?

*Comportamentos:* Que comportamentos estão conectados a meu humor? No trabalho? Em casa? Com amigos? Comigo mesmo? (Comportamentos são coisas que fazemos ou evitamos fazer, p. ex., Márcia evitava aviões, Vítor tentava ser perfeito e Paulo parou de fazer as coisas.)

*Pensamentos:* Quando apresento estados de humor intensos, que pensamentos tenho a meu respeito? Sobre outras pessoas? Meu futuro? Que pensamentos interferem na realização de coisas que eu gostaria de fazer ou acho que deveria fazer? Que imagens ou lembranças me vêm à mente?

## Resumo do Capítulo 2

▶ Há cinco partes em qualquer problema: ambiente/situações de vida, reações físicas, humor, comportamentos e pensamentos.

▶ Cada uma dessas cinco partes interage com as outras.

▶ Pequenas mudanças em qualquer área podem originar mudanças nas demais áreas.

▶ A identificação dessas cinco partes pode proporcionar uma nova maneira de compreender os próprios problemas e fornecer ideias de como fazer mudanças positivas na vida (ver Folha de Exercícios 2.1).

# 3
# É o Pensamento que Conta

No Capítulo 2, você aprendeu como o pensamento, o humor, o comportamento, as reações físicas e o ambiente/as situações de vida afetam uns aos outros. Neste capítulo, você irá aprender que, quando quer se sentir melhor, é pelos pensamentos que frequentemente deve começar. Este capítulo descreve como o fato de aprender mais sobre seus pensamentos pode ajudá-lo em muitas áreas da vida.

## QUAL É A RELAÇÃO ENTRE PENSAMENTO E HUMOR?

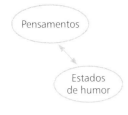

Sempre que você experimenta um estado de humor, existe um pensamento relacionado que ajuda a definir esse humor. Por exemplo, suponha que você está em uma festa e um amigo apresenta Alex para você. Enquanto conversam, Alex nunca olha para você; de fato, durante a breve conversa, ele olha acima do seu ombro para outros pontos da sala. A seguir, apresentamos três pensamentos diferentes que você poderia ter nesta situação. Quatro estados de humor estão listados abaixo de cada pensamento. Marque o humor que você acredita que teria em decorrência de cada pensamento:

*Pensamento:* Alex é mal-educado. Ele está me insultando ao me ignorar assim.

   *Possíveis estados de humor* (marque um):   Irritado   Triste   Nervoso   Afetuoso

*Pensamento:* Alex não me acha interessante. Todos me acham chato.

   *Possíveis estados de humor* (marque um):   Irritado   Triste   Nervoso   Afetuoso

*Pensamento:* Alex parece tímido. Ele provavelmente se sente constrangido em olhar para mim.

   *Possíveis estados de humor* (marque um):   Irritado   Triste   Nervoso   Afetuoso

Esse exemplo ilustra porque os estados de humor que experimentamos frequentemente dependem de nossos pensamentos. Diferentes interpretações de um evento podem levar a estados de humor distintos. Como os estados de humor são frequentemente causa de sofrimento ou podem levar a comportamentos com consequências (como dizer a Alex que ele é mal-educado), é importante que você identifique o que está pensando e verifique a veracidade de seus pensamentos antes de agir. Por exemplo, se Alex fosse tímido, seria inadequado pensar nele como mal-educado, e você poderia se arrepender mais tarde se respondesse com raiva ou irritação.

Até situações nas quais você ache que criariam o mesmo estado de humor para qualquer pessoa – como perder o emprego – podem, de fato, levar a diferentes estados de humor devido a crenças e significados pessoais distintos. Por exemplo, uma pessoa que está enfrentando a perda do emprego poderia pensar "Sou um fracasso" e sentir-se deprimida. Outra pessoa poderia pensar "Eles não têm o direito de me demitir; isso é discriminação" e sentir raiva. Uma terceira pessoa poderia pensar "Não gosto disso, mas agora é a minha chance de tentar um novo emprego" e sentir um misto de nervosismo e expectativa.

Os pensamentos ajudam a definir qual estado de humor experimentamos em determinada situação. Depois que um estado de humor está presente, frequentemente adicionamos outros pensamentos que o apoiam e fortalecem. Por exemplo, pessoas com raiva pensam sobre como foram prejudicadas, pessoas deprimidas pensam em todos os aspectos negativos de suas vidas e pessoas ansiosas pensam em situações de perigo. Isso não significa que nosso pensamento está errado quando experimentamos um estado de humor intenso. Mas, quando sentimos estados de humor intensos, estamos mais suscetíveis a distorcer, descontar ou desconsiderar informações que contradigam a validade de nosso estado de humor e de nossas crenças. Na verdade, quanto mais intensos forem nossos estados de humor, mais extremo será nosso pensamento.

Por exemplo, se estamos levemente ansiosos antes de uma festa, podemos ter o pensamento "Não vou saber o que dizer quando encontrar pessoas novas e vou me sentir muito desconfortável". No entanto, se estivermos muito ansiosos, nosso pensamento pode ser "Não sei o que dizer. Vou ficar vermelho como um tomate e vou parecer um imbecil". Além disso, nesse momento, não iremos nos lembrar de que já fomos a muitas festas anteriormente e que conseguimos pensar em alguma coisa para dizer às pessoas novas e acabamos nos divertindo. Todos nós pensamos assim às vezes. É por esse motivo que é útil estarmos cientes de nossos pensamentos quando estamos mais angustiados. Quando estamos cientes de nossos pensamentos, percebemos com maior facilidade como eles estão influenciando nosso humor. O exemplo a seguir mostra como o pensamento de Marisa piora sua depressão.

MARISA: *A relação entre pensamento e humor.*

Marisa achava que não merecia ser amada. Essa crença parecia absolutamente verdadeira para ela. Devido a suas experiências negativas com os homens, ela não conseguia sequer imaginar que alguém poderia de fato amá-la. Tal crença, associada ao desejo de ter um relacionamento, fazia ela se sentir deprimida. Quando um colega de trabalho, Júlio, começou a se sentir atraído por ela, Marisa teve as seguintes experiências:

- Um amigo brincou com ela sobre os telefonemas frequentes de Júlio no trabalho, dizendo: "Acho que você tem um admirador, Marisa!". Ela respondeu: "O que você quer dizer com isso? Ele não liga com tanta frequência assim". (*Não percebendo a informação positiva.*)

- Júlio elogiou Marisa, e ela pensou "Ele só está dizendo isso para manter uma boa relação de trabalho". (*Descontando a informação positiva.*)

- Quando Júlio a convidou para almoçar, Marisa pensou "Provavelmente, estou explicando o projeto de trabalho tão mal que ele está insatisfeito com o tempo extra que o projeto está tomando". (*Tirando conclusões negativas precipitadas.*)

- No almoço, Júlio disse a Marisa que ele achava que os dois haviam sido muito criativos no projeto e que tinha gostado muito de passar um tempo extra com ela. E também declarou que a achava muito atraente. Marisa pensou "Ah, provavelmente ele diz isso para todas, mas, na realidade, não pensa assim". (*Descontando as experiências positivas.*)

Como Marisa estava convencida de que não merecia ser amada, ignorou ou distorceu as informações que contradiziam sua crença. Como estava muito deprimida, teve problemas em acreditar nas coisas positivas que as pessoas diziam e que poderiam ajudá-la a se sentir melhor. Ignorar informações que não se encaixam em nossas crenças é algo que podemos aprender a mudar. Para Marisa, aprender a perceber informações positivas sobre sua capacidade de atrair homens e de ser amada pode ser o começo de algo maravilhoso.

## QUAL É A RELAÇÃO ENTRE PENSAMENTO E COMPORTAMENTO?

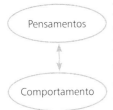

Nossos pensamentos e comportamentos em geral estão intimamente relacionados. Por exemplo, temos mais chance de tentar fazer algo se acreditamos que aquilo é possível. Por muitos anos, os atletas acreditavam que era impossível correr um quilômetro e meio em quatro minutos. Nas pistas de todo o mundo, os melhores corredores corriam um quilômetro e meio em pouco mais de quatro minutos. Então um corredor inglês, Roger Bannister, identificou as mudanças que poderia fazer em seu estilo e sua estratégia de corrida para quebrar a barreira dos quatro minutos. Ele acreditou que era possível correr mais rápido e dedicou muitos meses de esforço para mudar sua técnica de corrida para que pudesse atingir esse objetivo. Em 1954, Roger Bannister se tornou o primeiro homem a correr um quilômetro e meio em menos de quatro minutos. Sua crença de que poderia ter sucesso contribuiu para a mudança de comportamento.

Extraordinariamente, depois que Bannister quebrou o recorde, os melhores corredores por todo o mundo começaram a correr um quilômetro e meio em menos de quatro minutos. Ao contrário de Bannister, esses corredores não haviam mudado substancialmente suas técnicas de corrida. O que havia mudado eram suas crenças; eles agora pensavam que era possível correr tão rápido, e seu comportamento acompanhou tal pensamento. É claro que apenas saber que é possível correr rápido não significa que qualquer um possa fazer isso. Pensar não é o mesmo que fazer. Porém, quanto mais fortemente acreditamos que algo é possível, mais chance temos de tentar realizar e de, talvez, obter sucesso.

Diariamente, todos nós temos "pensamentos automáticos" que influenciam nosso comportamento. São palavras e pensamentos que surgem em nossas mentes ao longo do dia. Por exemplo, imagine que você está em uma reunião de família. A comida acabou de ser servida e alguns de seus familiares vão até o bufê para se servir, enquanto outros permanecem sentados conversando. Você está conversando com seu primo há 10 minutos. Considere os seguintes pensamentos e escreva o comportamento que provavelmente teria para cada um deles.

| Pensamento | Comportamento |
|---|---|
| Se eu não for agora, eles vão acabar com a comida. | _____ |
| É falta de educação correr até o bufê quando estamos no meio da conversa. | _____ |
| Meu avô está muito vacilante para segurar o prato. | _____ |
| Meu primo e eu estamos tendo uma conversa muito agradável – nunca conheci alguém tão interessante. | _____ |

Seu comportamento mudou dependendo do pensamento que você teve?

Às vezes, não temos consciência de que nossos pensamentos afetam nosso comportamento. Os pensamentos com frequência ocorrem rápida e automaticamente e fora da consciência. Algumas vezes, agimos por hábito, e os pensamentos originais que ocasionam esses hábitos foram esquecidos. Por exemplo, sempre cedermos quando alguém discorda de nós. Esse hábito pode ter começado com uma crença como "Se discordarmos, é melhor eu relevar, porque, de outra forma, nosso relacionamento não irá durar". Com frequência, não estamos cientes dos pensamentos que guiam nosso comportamento quando nossas ações se tornaram rotina. Um exemplo na vida de Paulo ilustra a relação entre pensamento e comportamento.

PAULO: *A relação entre pensamento e comportamento.*

Após a morte de Luiz, Paulo reduziu a frequência de seus encontros com os amigos para almoçar e outras atividades costumeiras. Inicialmente, sua família achou que evitar os amigos fazia parte do luto de Paulo pela morte de Luiz. Mas, conforme passavam os meses e Paulo se recusava a rever os amigos, sua esposa, Sílvia, começou a suspeitar que pudesse haver outros motivos para ele ficar em casa.

Certa manhã, Sílvia sentou-se para conversar com Paulo e perguntou por que ele não estava respondendo aos telefonemas dos amigos. Paulo deu de ombros e disse: "Para quê? Estamos em uma idade em que todos nós vamos morrer mesmo". Sílvia ficou irritada. "Mas você está vivo agora – faça as coisas que você gosta!" Paulo balançou a cabeça e pensou "Sílvia não entende".

Ela realmente não entendia por que Paulo não estava ciente dos pensamentos que guiavam seu comportamento, e ele não podia explicar completamente por que havia parado de fazer as atividades que costumava apreciar. Quando aprendeu a identificar seus pensamentos, Paulo percebeu que tinha uma série de pensamentos: "Todos estão morrendo", "De que adianta fazer as coisas se vou perder todos de qualquer forma?", "Se eu não tiver vontade de fazer alguma coisa, não vou me divertir". Quando Luiz morreu, Paulo decidiu que havia atingido a idade em que a morte estava próxima. Essa consciência influenciou seus pensamentos e sua disposição para fazer as coisas que gostava.

Entretanto, Sílvia, que era apenas um pouco mais moça do que ele, achava que devia fazer todas as atividades agradáveis que pudesse e aproveitar a vida ao máximo. Ela encontrava-se com frequência com suas amigas e se mantinha muito ativa. Como você pode ver, os pensamentos distintos de Sílvia e Paulo sobre envelhecer causavam um impacto diferente em seus comportamentos.

## QUAL É A RELAÇÃO ENTRE PENSAMENTO E REAÇÕES FÍSICAS?

Os pensamentos também afetam as reações físicas. Pense na última vez que você assistiu a um filme muito bom. Quando assiste a filmes, você com frequência antecipa o que vai acontecer. Se pensa que algo assustador ou violento está para ocorrer, seu corpo também reage. Seu coração pode acelerar, e sua respiração altera-se enquanto seus músculos ficam tensos. Se tem a expectativa de uma cena romântica, você pode ter uma sensação de calor percorrendo seu corpo e até ficar excitado sexualmente.

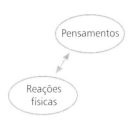

Os atletas são treinados para usar a poderosa relação entre pensamentos e reações físicas. Os bons treinadores fazem preleções com suas equipes como forma de incentivo, as quais eles esperam que "incendeiem" os membros do time, liberem adrenalina e possibilitem um alto desempenho. Os atletas olímpicos frequentemente são treinados a imaginar em detalhes seu desempenho em uma competição. Pesquisas mostram que os atletas que fazem esse tipo de exercício ativo de imaginação experimentam pequenas contrações musculares que refletem os maiores movimentos musculares feitos durante o evento. Essa relação entre pensamento e músculo melhora o desempenho do atleta.

Pesquisas também já demonstraram o impacto que nossos pensamentos, crenças e atitudes têm em nossa saúde. Por exemplo, você provavelmente já ouviu falar que muitos medicamentos e tratamentos de saúde se beneficiam com o efeito-placebo. Isso significa que a expectativa de que um medicamento ou tratamento irá ajudar aumenta a probabilidade de que ele de fato ajude. A crença de que um comprimido irá nos ajudar pode, por si só, levar a uma melhora, mesmo que o comprimido seja apenas um torrão de açúcar. Pesquisas modernas sobre o cérebro identificaram que o efeito-placebo em parte ocorre porque nossas crenças são um tipo de atividade cerebral e podem provocar mudanças reais nas respostas físicas.

MÁRCIA: *A relação entre pensamento e reações físicas.*

Assim como os pensamentos afetam as reações físicas, também as reações físicas podem desencadear pensamentos. Por exemplo, depois de subir um lance de escadas, Márcia percebeu que seu coração estava acelerado. Como Márcia preocupava-se com seu coração, quando o batimento acelerou, ela teve o pensamento "Vou ter um ataque cardíaco" (Fig. 3.1). Esse pensamento assustador deixou seu corpo inteiro em alerta, e ela experimentou uma série de mudanças físicas, incluindo respiração rápida e superficial e sudorese profusa. Como a respiração de Márcia tornou-se mais superficial, seu coração recebia menos oxigênio, o que fazia ele bater ainda mais rápido. Seu cérebro também recebia temporariamente menos oxigênio, causando a sensação de tontura e desorientação.

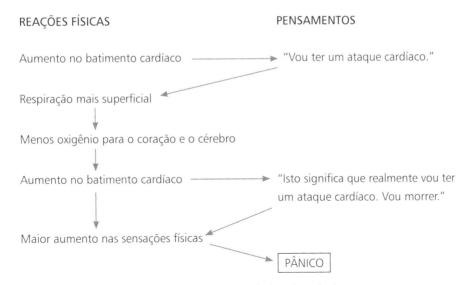

**FIGURA 3.1** O pânico de Márcia.

O pensamento de Márcia de que estava tendo um ataque cardíaco aumentou suas reações físicas e a levou a acreditar que estava em risco imediato de morte. Suas respostas físicas à ideia de que ia morrer se intensificaram até que experimentou um ataque de pânico. Depois de algum tempo, Márcia se deu conta de que não estava tendo um ataque cardíaco. Quando começou a pensar assim, seus sintomas físicos foram desaparecendo gradualmente.

## QUAL É A RELAÇÃO ENTRE PENSAMENTO E AMBIENTE?

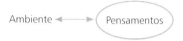

No começo deste capítulo, você aprendeu como os pensamentos influenciam os estados de humor que experimentamos. Você pode estar se perguntando por que algumas pessoas são mais propensas a certos pensamentos e estados de humor do que outras. Em parte, essas diferenças podem ser biológicas ou geneticamente herdadas. Mas também sabemos que o ambiente e as experiências na vida podem moldar fortemente as crenças e os estados de humor que colorem nossas vidas. Utilizamos os termos "ambiente" e "experiências na vida" para descrever algo fora de nós, incluindo nossas famílias, nossas comunidades, os lugares em que vivemos, as interações com as pessoas e até mesmo nossa cultura. Podemos ser influenciados por experiências presentes e passadas que se estendem desde nossa infância até o momento atual.

Lembre-se de que Marisa foi abusada sexual e fisicamente durante a infância e início da vida adulta. Essas experiências moldaram suas crenças de que não tinha valor, de que ninguém a aceitaria nem a amaria e de que os homens eram perigosos, abusadores e insensíveis. É compreensível que as primeiras tentativas de Marisa para compreender suas experiências precoces a tenham levado a se desvalorizar e a ficar na expectativa de reações negativas por parte de outras pessoas.

Não são necessários eventos ambientais traumáticos para influenciar as crenças. A forma como pensamos a respeito de nós mesmos e de nossas vidas é influenciada por cultura, família, vizinhança, gênero, religião e meios de comunicação. Como exemplo da influência da cultura nas crenças, considere as mensagens que recebemos quando crianças. Em muitas culturas, as meninas são elogiadas por serem bonitas e os meninos são recompensados por serem fortes e atléticos. Nesse contexto, uma menina iria concluir que ser bonita é a chave para que todos gostem dela e, assim, iria valorizar-se unicamente por sua aparência. Um menino iria acreditar que precisa ser forte e atlético e, igualmente, julgaria a si mesmo com base em seu sucesso ou fracasso nos esportes.

Não há nada inerente à beleza ou à força física que torne as pessoas mais populares, mas algumas culturas ensinam a estabelecer essas relações. Uma vez formadas, essas crenças podem ser difíceis de mudar. Dessa forma, muitas jovens atletas têm dificuldade de valorizar suas habilidades, e muitos meninos com talentos musicais ou artísticos, mas sem fortes habilidades atléticas, podem se sentir amaldiçoados em vez de abençoados.

Vítor foi criado em um bairro residencial de profissionais liberais que valorizavam suas realizações pessoais e as de seus filhos. Sua família e sua escola reproduziam tais valores da comunidade pela ênfase no sucesso e na excelência. Quando o desempenho de Vítor na escola ou nos esportes não era superior, a família, os professores e os amigos ficavam desapontados e reagiam como se ele tivesse fracassado.

Com base nessas reações, ele concluiu que era inadequado, muito embora seu desempenho fosse em geral muito bom. Como acreditava ser inadequado, não era surpresa que Vítor se sentisse ansioso em situações que exigiam seu desempenho. Ele temia eventos esportivos, porque havia o risco de não vencer ou de não ter um bom desempenho. Para ele, tais resultados significariam que era inadequado.

Como você pode observar, a infância de Vítor não foi tão traumática quanto à de Marisa. No entanto, o ambiente onde ele cresceu teve um impacto em seus pensamentos que persistiu em sua vida adulta.

> EXERCÍCIO: As relações com o pensamento
>
> A Folha de Exercícios 3.1 desenvolve a prática do reconhecimento das relações entre pensamentos e estados de humor, comportamento e reações físicas.

## FOLHA DE EXERCÍCIOS 3.1  As relações com o pensamento

Sara, uma mulher de 34 anos, sentou-se na última fila do auditório durante uma reunião de pais na escola. Tinha preocupações e perguntas sobre como seu filho de 8 anos estava sendo educado, além de perguntas quanto à segurança em sala de aula. Quando Sara estava prestes a levantar a mão para expressar suas preocupações e fazer suas perguntas, pensou "E se as outras pessoas acharem as minhas perguntas estúpidas? Talvez eu não deva fazer essas perguntas diante de todo o grupo. Alguém pode discordar de mim, e isto poderia gerar uma discussão em público. Eu poderia ser humilhada".

**RELAÇÃO ENTRE PENSAMENTO E HUMOR**

Com base nos pensamentos de Sara, quais dos seguintes estados de humor ela pode experimentar?

- ☐ 1. Ansiedade/nervosismo
- ☐ 2. Tristeza
- ☐ 3. Alegria
- ☐ 4. Raiva
- ☐ 5. Entusiasmo

**RELAÇÃO ENTRE PENSAMENTO E COMPORTAMENTO**

Com base nos pensamentos de Sara, como você prevê o comportamento dela?

- ☐ 1. Ela vai falar em voz alta e expressar suas preocupações.
- ☐ 2. Ela vai permanecer em silêncio.
- ☐ 3. Ela vai discordar abertamente do que as outras pessoas falarem.

**RELAÇÃO ENTRE PENSAMENTO E REAÇÕES FÍSICAS**

Com base nos pensamentos de Sara, quais das seguintes mudanças físicas ela pode experienciar? (Marque todas que se aplicam.)

- ☐ 1. Taquicardia
- ☐ 2. Mãos suadas
- ☐ 3. Mudanças na respiração
- ☐ 4. Tontura

*A mente vencendo o humor*, segunda edição. © 2016 Dennis Greenberger e Christine A. Padesky. Os compradores deste livro podem fazer cópias e/ou *download* de cópias adicionais desta folha de exercícios (ver quadro no final do Sumário).

Quando Sara teve esses pensamentos, sentiu-se ansiosa e nervosa, permaneceu em silêncio e experimentou aceleração no batimento cardíaco, suor na palma das mãos e mudanças na respiração. Foram essas as reações que você previu que Sara teria? Nem todas as pessoas experimentam as mesmas reações a determinados pensamentos. Entretanto, é importante reconhecer que os pensamentos influenciam o estado de humor, o comportamento e as reações físicas.

## O PENSAMENTO POSITIVO É A SOLUÇÃO?

Embora os pensamentos afetem os estados de humor, o comportamento e as reações físicas, o pensamento positivo não é uma solução para os problemas da vida. A maioria das pessoas ansiosas, deprimidas ou irritadas pode dizer que: "Ter apenas pensamentos positivos não é assim tão fácil". De fato, ter apenas pensamentos positivos é uma proposta muito simplista, geralmente não provoca mudanças duradouras e pode nos levar a negligenciar informações que são importantes.

*A mente vencendo o humor*, por sua vez, ensina a levar em consideração todas as informações e os diferentes ângulos de um mesmo problema. Encarar uma situação considerando todos os seus ângulos e um amplo leque de informações – positivas, negativas e neutras – produz formas mais úteis de compreender as situações e encontrar novas soluções para as dificuldades que você enfrenta.

Se Márcia estivesse planejando uma viagem de negócios que exigisse que ela voasse de avião, simplesmente ter pensamentos positivos como "Não vou ter um ataque de pânico. Tudo vai ficar bem" não a prepararia para a ansiedade que poderia sentir. De fato, com o pensamento positivo, Márcia poderia se sentir um fracasso se experimentasse mesmo que um mínimo de ansiedade. Uma solução mais acertada seria ela prever que se sentiria ansiosa e ter um plano de como lidar com sua ansiedade durante o voo. Se pensarmos unicamente nos aspectos positivos, podemos não ser capazes de fazer previsões com precisão e de lidar com eventos piores do que esperamos.

## MUDAR A FORMA DE PENSAR É O ÚNICO MODO DE SE SENTIR MELHOR?

Embora o processo de identificação, teste e consideração de pensamentos alternativos seja um ponto central da TCC e de *A mente vencendo o humor*, com frequência é igualmente importante fazer mudanças nas reações físicas e/ou no comportamento. Por exemplo, se você vem se sentindo ansioso há muito tempo, provavelmente evita coisas que produzam ansiedade em você. Uma parte do aprendizado de como lidar com esse estado de humor é aceitar sua ansiedade (mudança cognitiva), aprender a relaxar (mudança física) e abordar o que o assusta para que consiga lidar com os perigos identificados (mudança comportamental). As pessoas geralmente só superam a ansiedade quando mudam os pensamentos e superam a evitação.

Fazer mudanças em seu ambiente/suas situações de vida também o ajuda a se sentir melhor. Reduzir o estresse, aprender a dizer não a pedidos irracionais de outras pessoas, passar mais tempo com indivíduos que o apoiam, trabalhar com os vizinhos para aumentar a segurança do bairro e tomar atitudes para diminuir a discriminação ou o assédio no trabalho são todas mudanças ambientais/de vida que ajudam você a se sentir melhor.

Algumas situações da vida são tão desafiadoras que simplesmente pensar de forma diferente sobre as coisas não é uma ideia inteligente. Por exemplo, alguém que está sendo abusado precisa de ajuda para mudar ou para sair dessa situação. Simplesmente mudar os pensamentos não é uma solução adequada para o abuso: o objetivo é parar o abuso. As mudanças nos pensamentos auxiliam alguém nessa situação a se sentir motivado para obter ajuda, mas simplesmente mudar os pensamentos para permitir a aceitação do abuso não é uma solução conveniente.

Ao preencher as folhas de exercícios deste livro, você vai aprender a identificar e mudar seus pensamentos, estados de humor, comportamentos, respostas físicas e ambiente/situações da vida.

## Resumo do Capítulo 3

▶ Os pensamentos ajudam a definir os estados de humor que experimentamos.

▶ Os pensamentos influenciam o modo como nos comportamos e o que escolhemos fazer e não fazer.

▶ Os pensamentos e as crenças afetam as respostas físicas.

▶ As experiências da vida (ambiente) ajudam a determinar as atitudes, as crenças e os pensamentos que se desenvolvem na infância e com frequência persistem na vida adulta.

▶ *A mente vencendo o humor* ajuda você a examinar todas as informações disponíveis; não é simplesmente pensamento positivo.

▶ Embora as mudanças no pensamento com frequência sejam essenciais, a melhora do estado de humor também pode requerer mudanças no comportamento, nas reações físicas e em situações/ambientes domésticos ou de trabalho.

# 4

# Identificando e Avaliando Estados de Humor

Para aprender a compreender e melhorar seus estados de humor, é importante identificar os estados de humor que você está experimentando. Estados de humor podem ser difíceis de nomear. Você pode se sentir cansado o tempo todo e não reconhecer que está deprimido. Ou pode se sentir nervoso e fora de controle e não reconhecer que está ansioso. Assim como a depressão e a ansiedade, a raiva, a vergonha e a culpa são estados de humor muito comuns que podem ser problemáticos (ver Caps. 13 a 15).

## IDENTIFICANDO OS ESTADOS DE HUMOR

A lista no quadro a seguir mostra uma variedade de estados de humor que você pode experimentar. Essa não é uma lista completa. Você pode acrescentar outros estados de humor nas linhas em branco. Ela o ajuda a nomear seus estados de humor de forma mais específica do que simplesmente classificá-los como "mau" ou "bom". Observe que os estados de humor são geralmente descritos por uma única palavra. Ao identificar estados de humor específicos, você pode definir objetivos e acompanhar seu progresso. Aprender a distinguir entre os estados de humor é útil para a melhora de estados de humor em particular. Por exemplo, determinadas técnicas respiratórias ajudam nos estados de nervosismo, mas não nos de depressão.

### Lista de estados de humor

| Deprimido | Ansioso | Zangado | Culpado | Envergonhado |
|---|---|---|---|---|
| Triste | Constrangido | Excitado | Assustado | Irritado |
| Inseguro | Orgulhoso | Furioso | Em pânico | Frustrado |
| Nervoso | Aborrecido | Magoado | Alegre | Desapontado |
| Irado | Assustado | Feliz | Amoroso | Humilhado |
| Enlutado | Ávido | Temeroso | Satisfeito | Agradecido |
| Outros estados de humor: | _____ | _____ | _____ | _____ |

Se você tem dificuldade em identificar seus estados de humor, preste atenção em seu corpo. Ombros rígidos podem ser um sinal de que você está com medo ou irritado; sentir o corpo pesado pode significar que se sente deprimido ou desapontado. A identificação de suas reações físicas pode dar pistas de quais estados de humor você está experimentando.

Um segundo modo de identificar de forma mais precisa seus estados de humor é prestar muita atenção. Veja se você consegue notar três estados de humor diferentes durante um mesmo dia. Ou você pode escolher alguns dos estados de humor listados no quadro e anotar situações do passado em que você sentiu cada um deles. Outra estratégia é identificar uma situação recente em que teve uma reação emocional intensa e marcar na lista os estados de humor que experimentou.

Quando Vítor iniciou a terapia, ele sabia que estava se sentindo ansioso e deprimido. Conforme foi aprendendo a identificar os estados de humor, descobriu que também sentia raiva com frequência. Essa foi uma informação útil para Vítor, porque foi capaz de identificar o que o deixava com raiva e de estabelecer objetivos para tratar essas questões. Embora estivesse sóbrio há três anos, relatou sentir vontade de beber sempre que temia ficar "fora de controle". Quando seu terapeuta e ele examinaram a fundo as situações em que Vítor se sentia "fora de controle", ficou claro que estava se sentindo muito nervoso ou bravo nessas ocasiões. Vítor percebia seu coração acelerar, as mãos suadas e tinha a sensação de que algo terrível iria acontecer. Ele rotulava essas sensações como "fora de controle" e, então, sentia a necessidade de beber, porque achava que o álcool o ajudaria a recuperar o controle.

Vítor tinha tendência a não ser muito específico a respeito de seu estado de humor, com frequência dizendo que se sentia "desconfortável" ou "apático". Quando aprendeu que suas dificuldades emocionais básicas estavam relacionadas a raiva e ansiedade, começou a concentrar sua atenção em situações nas quais se sentia com raiva ou ansioso. Ele aprendeu a distinguir sua irritabilidade da preocupação temerosa de sua ansiedade. Começou a identificar esses estados de humor em vez de agrupá-los como um único sentimento de "indiferença". Quando Vítor se tornou mais específico em relação ao que estava sentindo, ficou claro para ele que, quando seu *humor* era ansioso, ele estava *pensando* "Estou perdendo o controle". Quando seu *humor* era de raiva, ele estava *pensando* "Isso não é justo, mereço mais respeito". Aprender quais estados de humor ele estava experimentando foi um passo importante para uma compreensão mais precisa de suas reações.

É fácil confundir estados de humor com pensamentos. No início da terapia, quando o terapeuta perguntou a Paulo o que estava sentindo (humor), ele respondeu: "Quero ficar sozinho". Quando Paulo começou a analisar mais detidamente as situações nas quais queria ficar sozinho, descobriu que estava *pensando* com frequência que os outros (familiares ou amigos) não precisavam dele ou não queriam sua companhia. Também percebeu que estava prevendo (pensando) que, se estivesse com outras pessoas, não iria se divertir. Como pensava "Eles não querem estar comigo" e "Se eu for lá, não vou me divertir", reconheceu que seu humor era triste. O pensamento "Quero ficar sozinho" estava relacionado ao humor triste de Paulo. Faz parte do desenvolvimento da capacidade de identificar seus estados de humor aprender a distinguir entre seus estados de humor e seus pensamentos.

Também é importante distinguir estados de humor e pensamentos de comportamentos e fatores situacionais (aspectos do ambiente). Os comportamentos e os fatores situacionais podem ser identificados com frequência ao respondermos às seguintes perguntas:

1. Com quem eu estava? (Situação)
2. O que eu estava fazendo? (Comportamento)
3. Quando aconteceu? (Situação)
4. Onde eu estava? (Situação)

Como regra geral, os estados de humor podem ser identificados por uma palavra. Se está experimentando vários estados de humor em uma situação, você deve usar uma palavra para descrever cada estado de humor. Por exemplo, você poderia dizer: "Triste, assustado e constrangido" em uma situação. Cada um desses três humores é descrito por uma única palavra. Se você precisar de mais de uma palavra para descrever um estado de humor, talvez esteja descrevendo um pensamento. Os pensamentos são as palavras ou imagens, incluindo as lembranças, que passam por sua cabeça.

É importante aprender a diferenciar entre pensamentos, estados de humor, comportamentos, reações físicas e fatores situacionais. Fazendo isso, você começa a compreender quais partes de sua experiência podem ser mudadas para tornar sua vida melhor.

## LEMBRETES

- As situações e os comportamentos podem ser descritos ao se perguntar:
    Quem?
    O quê?
    Quando?
    Onde?
- Os estados de humor podem ser descritos com uma palavra.
- Os pensamentos são palavras, imagens e lembranças que passam por sua cabeça.

Para praticar a associação entre estados de humor e situações, preencha a Folha de Exercícios 4.1.

> **EXERCÍCIO: Identificando estados de humor**
>
> Um dos passos para aprender a se sentir melhor é identificar diferentes partes de suas experiências: situações, comportamentos, estados de humor, reações físicas e pensamentos. A Folha de Exercícios 4.1 foi projetada para ajudá-lo a aprender a separar seus estados de humor das situações em que você se encontra. Para preencher essa folha de exercícios, concentre-se nas situações específicas em que você teve um estado de humor intenso.

## FOLHA DE EXERCÍCIOS 4.1   Identificando estados de humor

1. Situação: _____

    Estados de humor: _____

2. Situação: _____

    Estados de humor: _____

3. Situação: _____

    Estados de humor: _____

4. Situação: _____

    Estados de humor: _____

5. Situação: _____

    Estados de humor: _____

*A mente vencendo o humor,* segunda edição. © 2016 Dennis Greenberger e Christine A. Padesky. Os compradores deste livro podem fazer cópias e/ou *download* de cópias adicionais desta folha de exercícios (ver quadro no final do Sumário).

Uma das respostas de Vítor na Folha de Exercícios 4.1 foi a seguinte:

Situação: *Estou sozinho, dirigindo meu carro, a caminho do trabalho às 7h45.*

Estados de humor: *Assustado, ansioso, inseguro.*

Uma das respostas de Paulo foi a seguinte:

Situação: *Recebi um telefonema do Max me convidando para almoçar.*

Estados de humor: *Tristeza, pesar.*

Como esses exemplos mostram, identificar a situação nem sempre nos ajuda a compreender por que alguém sentiu determinada emoção. Por que um convite para o almoço deixou Paulo triste? A presença de estados de humor fortes é o primeiro indício de que algo importante está acontecendo. Os últimos capítulos irão auxiliá-lo a entender por que Paulo e Vítor – e você – experimentaram os estados de humor descritos na Folha de Exercícios 4.1.

## AVALIANDO OS ESTADOS DE HUMOR

Além de identificar os diferentes estados de humor, é importante aprender a avaliar a intensidade desses estados. A avaliação da intensidade de cada estado de humor permite que você observe como seus estados de humor oscilam. A avaliação dos estados de humor também ajuda a alertá-lo em relação às situações ou aos pensamentos associados a mudanças nos estados de humor. Por fim, você pode usar as mudanças na intensidade emocional para medir a eficácia das estratégias que está aprendendo.

Para perceber como seus estados de humor variam, é conveniente usar uma escala numérica para seus estados de humor:

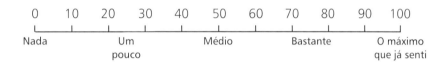

Então, o terapeuta pediu que Paulo usasse essa escala para medir os estados de humor que havia listado na Folha de Exercícios 4.1. Para o convite para o almoço, as avaliações de Paulo foram as seguintes:

Situação: *Recebi um telefonema do Max me convidando para almoçar.*

Estados de humor: *Tristeza, pesar.*

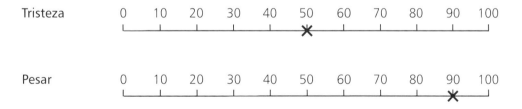

Essas estimativas indicam que Paulo experimentou um alto nível de pesar (90) e um nível médio de tristeza (50) enquanto falava ao telefone com Max.

EXERCÍCIO: Avaliando estados de humor

Na Folha de Exercícios 4.2, pratique a avaliação da intensidade de seus estados de humor. Nas linhas em branco, copie as situações e os estados de humor que você identificou na Folha de Exercícios 4.1. Para cada situação, avalie um dos estados de humor que identificou nas escalas fornecidas. Marque o estado de humor que avaliou.

## FOLHA DE EXERCÍCIOS 4.2 Identificando e avaliando estados de humor

1. Situação: _____

    Estados de humor: _____

    Nada   0   10   20   30   40   50   60   70   80   90   100   O máximo que já senti

2. Situação: _____

    Estados de humor: _____

    0   10   20   30   40   50   60   70   80   90   100

3. Situação: _____

    Estados de humor: _____

    0   10   20   30   40   50   60   70   80   90   100

4. Situação: _____

    Estados de humor: _____

    0   10   20   30   40   50   60   70   80   90   100

5. Situação: _____

    Estados de humor: _____

    0   10   20   30   40   50   60   70   80   90   100

*A mente vencendo o humor*, segunda edição. © 2016 Dennis Greenberger e Christine A. Padesky. Os compradores deste livro podem fazer cópias e/ou *download* de cópias adicionais desta folha de exercícios (ver quadro no final do Sumário).

Muitas pessoas acham útil avaliar seus estados de humor semanalmente ou ao menos duas vezes por mês. Se você está experimentando depressão (infelicidade) e/ou ansiedade (nervosismo), pode usar o Inventário de Depressão de *A mente vencendo o humor* (Folha de Exercícios 13.1, p. 186) e o Inventário de Ansiedade de *A mente vencendo o humor* (Folha de Exercícios 14.1, p. 213) para avaliar esses estados de humor. Para outros estados de humor, você pode usar "Avaliando e acompanhando meus estados de humor" (Folha de Exercícios 15.1, p. 246). Depois de ter avaliado seus estados de humor, marque seus pontos na(s) respectiva(s) folha(s) de exercícios. Para depressão, use a Folha de Exercícios 13.2 (p. 187); para ansiedade, use a Folha de Exercícios 14.2 (p. 214); e para outros estados de humor, use a Folha de Exercícios 15.2 (p. 247).

Reserve algum tempo para preencher as medidas que se aplicam aos estados de humor que você quer melhorar. É muito útil que você faça essa primeira avaliação antes de começar a ler outros capítulos deste livro para que tenha um registro do ponto onde começou.

Enquanto usa *A mente vencendo o humor*, você também poderá achar útil acompanhar as mudanças em seus estados de humor positivos. Use a Folha de Exercícios 15.1 para avaliar sua felicidade durante a última semana. Você pode utilizar a cópia da Folha de Exercícios 15.2, no Apêndice, para acompanhar suas pontuações em felicidade se já estiver usando a Folha de Exercícios 15.2 para acompanhar as mudanças em outro estado de humor. Ou, então, pode empregar cores diferentes na mesma folha de exercícios para acompanhar diferentes estados de humor.

Enquanto usa *A mente vencendo o humor*, avalie sua felicidade na Folha de Exercícios 15.1 pelo menos uma vez por mês. Enquanto utiliza e pratica as habilidades de *A mente vencendo o humor*, você pode medir o impacto que essas habilidades têm em seu nível de felicidade.

O acompanhamento das mudanças nas pontuações de seu estado de humor é uma forma de saber se *A mente vencendo o humor* o está ajudando. Se estiver, você sentirá os estados de humor menos frequentemente e com menos intensidade, e seu nível geral de felicidade aumentará.

## E se você está enfrentando vários estados de humor?

É muito comum que uma pessoa enfrente vários estados de humor. Nossa vida emocional pode ser complicada. A boa notícia é que as habilidades ensinadas em *A mente vencendo o humor* são fundamentais para ajudar em todas as questões relacionadas aos estados de humor. Todas as habilidades que você aprender podem ajudar em uma variedade de estados de humor. Para obter resultados mais rápidos quando enfrenta vários estados de humor, recomendamos que você escolha o estado de humor que é mais angustiante e leia o respectivo capítulo primeiro (ver Caps. 13 a 15). No final deste capítulo, você encontrará recomendações sobre os capítulos a serem lidos a seguir.

Por exemplo, se está deprimido e ansioso, decida qual estado de humor você mais quer aliviar em primeiro lugar. Se resolve trabalhar a depressão primeiro, leia o Capítulo 13 e faça os exercícios que ali estão e depois leia os demais capítulos deste livro até que a depressão melhore. Quando a depressão ceder, comece lendo o Capítulo 14 sobre ansiedade e depois siga a sequência de capítulos recomendados para reduzir a ansiedade. Você pode se surpreender ao perceber que, depois de aprender habilidades que o ajudam com a depressão, essas mesmas habilidades podem ser úteis para o manejo da raiva, da culpa, da ansiedade e assim por diante. As habilidades que auxiliam você a manejar esses estados de humor provavelmente também ajudarão a aumentar sua felicidade.

Se um terapeuta ou outro profissional lhe recomendou este livro, ele pode sugerir que você leia os capítulos em uma ordem diferente da apresentada aqui. Existem muitas formas distintas de usar *A mente vencendo o humor*. Embora cada capítulo contribua para o conhecimento e as habilidades, algumas pessoas não precisam usar todos os capítulos para se sentir melhor.

Agora que você já leu e fez os exercícios incluídos nos quatro primeiros capítulos, este é um bom momento para personalizar o seu uso de *A mente vencendo o humor*. Em vez de passar imediatamente para o Capítulo 5, leia o capítulo seguinte que lhe ensina a respeito do estado de humor que é mais angustiante para você:

- Depressão: Capítulo 13 (p. 183)
- Ansiedade e pânico: Capítulo 14 (p. 211)
- Raiva, culpa ou vergonha: Capítulo 15 (p. 245)

Depois de concluir esse capítulo e os exercícios nele incluídos, há orientações sobre qual capítulo ler a seguir, de modo que você possa usar *A mente vencendo o humor* de forma mais eficiente para ajudá-lo a se sentir melhor o mais rápido possível.

## Resumo do Capítulo 4

▶ Estados de humor intensos sinalizam que algo importante está acontecendo em sua vida.

▶ Os estados de humor geralmente podem ser descritos por uma única palavra.

▶ A identificação de estados de humor específicos ajuda a estabelecer objetivos e acompanhar o progresso.

▶ É importante identificar os estados de humor que você tem em situações particulares (Folha de Exercícios 4.1).

▶ A medição de seus estados de humor (Folha de Exercícios 4.2) possibilita que você avalie a sua intensidade, acompanhe o progresso e avalie a eficácia das estratégias aprendidas.

▶ *A mente vencendo o humor* pode ser personalizado para ajudá-lo com os estados de humor que são mais angustiantes para você. Depois de concluir este capítulo, reporte-se ao capítulo relacionado a seu estado de humor mais angustiante. No final do capítulo, são recomendados capítulos adicionais e a ordem de leitura.

# 5

# Definindo Objetivos Pessoais e Observando as Melhoras

*Alice no país das maravilhas,* de Lewis Carroll, descreve um momento em que Alice, diante de uma bifurcação na estrada, encontra o gato de Cheshire e pergunta que caminho deve seguir. O gato pergunta a Alice para onde ela está indo. Ela, que nunca havia estado no País das Maravilhas, responde: "Não me importo muito para onde". O gato de Cheshire a interrompe alegremente: "Então não importa que caminho seguir". Alice, então, conclui seu pensamento: "– contanto que eu chegue a *algum lugar*".

Assim como Alice nunca havia estado no País das Maravilhas, você pode nunca ter aprendido habilidades para manejar seus estados de humor e, portanto, não sabe o que esperar ou onde estar quando chegar ao fim deste livro. Para usá-lo da melhor maneira possível, não importa para onde você vai. Se souber quais são seus objetivos, terá ideias mais claras sobre como utilizar este livro e acompanhar seu progresso. Com um objetivo em mente, também é mais fácil continuar praticando o que você aprender. Pense nos motivos pelos quais escolheu este livro ou por que alguém o recomendou para você. Como você espera ser diferente em consequência do uso de *A mente vencendo o humor*?

Na Folha de Exercícios 5.1, anote seus objetivos para que não os esqueça e também para que possa acompanhar seu progresso conforme aprende as habilidades de *A mente vencendo o humor*. Você gostaria de estar menos deprimido? Mais feliz? Ter menos ataques de pânico? Ser menos ansioso? Melhorar seus relacionamentos? Beber menos ou usar menos drogas? Ir a lugares ou fazer coisas que atualmente está evitando? Ter um maior sentimento de propósito ou significado? Tente tornar seus objetivos tão específicos quanto possível e os expresse de uma forma que você possa medir seu progresso. Por exemplo, "melhorar meus relacionamentos" é um bom objetivo, mas "ter conversas positivas e agradáveis com meus filhos com mais frequência" é ainda melhor, porque será mais fácil identificar se você está fazendo progresso na direção desse objetivo mais específico. As medidas dos estados de humor apresentadas ao longo deste livro o ajudam a mensurar as mudanças nesses estados se esse for seu objetivo.

Com muita frequência, as pessoas têm sentimentos contraditórios quanto a fazer mudanças em suas vidas ou a passar algum tempo aprendendo novas habilidades. Por exemplo, Ana frequentemente se sentia ansiosa e algumas vezes tinha ataques de pânico. Ela aprendeu que se ficasse em casa e não saísse se sentiria menos ansiosa. Sentia-se confortável em casa. E até combinou com seu empregador que poderia trabalhar remotamente na maioria dos dias, tendo de sair de casa raras vezes. No entanto, Ana deixava de participar de atividades sociais de que gostava anteriormente. Os objetivos por ela identificados na Folha de Exercícios eram reduzir sua ansiedade e sair de casa com facilidade sempre que quisesse. Esses objetivos apresentavam vantagens (conseguiria realizar mais atividades) e desvantagens (teria de sair de sua zona de conforto).

> **EXERCÍCIO: Definindo objetivos**
>
> Escreva na Folha de Exercícios 5.1 duas mudanças em seus estados de humor ou em sua vida que você espera obter com o aprendizado das habilidades desenvolvidas neste livro. Cada objetivo que escrever deve ser algo que possa observar ou medir (como uma mudança de humor ou comportamento). Se você tem mais de dois objetivos, inclua nas linhas a seguir ou anote em outra folha.

**FOLHA DE EXERCÍCIOS 5.1  Definindo objetivos**

1. _____

_____

_____

2. _____

_____

_____

*A mente vencendo o humor*, segunda edição. © 2016 Dennis Greenberger e Christine A. Padesky. Os compradores deste livro podem fazer cópias e/ou *download* de cópias adicionais desta folha de exercícios (ver quadro no final do Sumário).

Refletindo melhor, Ana percebeu que havia vantagens adicionais em reduzir sua ansiedade ao sair de casa. Elas incluíam ver seus amigos e familiares com mais frequência, fazer caminhadas ao ar livre e ter mais oportunidades profissionais. Quando pesou as vantagens e desvantagens da mudança, decidiu que as vantagens superavam as desvantagens. Isso aumentou sua motivação para a mudança. Ela revisava essas vantagens e desvantagens periodicamente, sobretudo quando os passos que precisava dar eram mais desafiadores. A Folha de Exercícios 5.2 solicita que você considere as vantagens e desvantagens que terá se alcançar os objetivos definidos anteriormente.

> **EXERCÍCIO:** Vantagens e desvantagens de atingir ou não meus objetivos
>
> Nos quadros da Folha de Exercícios 5.2, escreva as vantagens e desvantagens de atingir ou não atingir os objetivos que identificou na Folha de Exercícios 5.1. Se você tem mais de dois objetivos, imprima outras cópias da folha de exercícios.

## FOLHA DE EXERCÍCIOS 5.2 Vantagens e desvantagens de atingir ou não meus objetivos

Objetivo 1: _____

|  | Atingir este objetivo | Não atingir este objetivo |
|---|---|---|
| Vantagens |  |  |
| Desvantagens |  |  |

Objetivo 2: _____

|  | Atingir este objetivo | Não atingir este objetivo |
|---|---|---|
| Vantagens |  |  |
| Desvantagens |  |  |

*A mente vencendo o humor*, segunda edição. © 2016 Dennis Greenberger e Christine A. Padesky. Os compradores deste livro podem fazer cópias e/ou *download* de cópias adicionais desta folha de exercícios (ver quadro no final do Sumário).

Você concluiu que existem vantagens e desvantagens de atingir ou não atingir seus objetivos? As vantagens de atingir e as desvantagens de não atingir seus objetivos são suficientemente grandes para que você se sinta motivado a aprender e praticar as habilidades para atingir os objetivos?

Felizmente, a maioria das pessoas tem conhecimento, qualidades positivas e habilidades que dão esperança de que serão capazes de atingir seus objetivos. Por exemplo, quando se dedicava a alguma coisa, Ana geralmente persistia naquela tarefa até alcançar o sucesso. Seus familiares e amigos eram carinhosos e apoiadores. Durante a maior parte de sua vida, ela havia conseguido sair de casa e viver sem ser afetada pela ansiedade. Cada uma dessas qualidades e circunstâncias tornava mais provável que atingisse seus objetivos e reduzisse a ansiedade e o pânico, além de viver com maior liberdade de movimentos.

> **EXERCÍCIO:** **O que pode me ajudar a atingir meus objetivos?**
>
> Nas linhas da Folha de Exercícios 5.3, escreva algumas das qualidades, dos pontos fortes, das experiências e dos valores que dão a você a esperança de que atingirá seus objetivos. Leve em consideração sucessos e obstáculos do passado que conseguiu superar; qualidades positivas que tem, como senso de humor ou outras que ajudam em momentos de dificuldade; crenças espirituais; uma disposição para aprender novas habilidades; pessoas que o apoiam; saúde física e garra; ou mesmo uma motivação determinada para atingir seus objetivos. Escreva aqui tudo o que conseguir pensar que pode ajudá-lo a atingir os objetivos escritos nas Folhas de Exercícios 5.1 e 5.2.

**FOLHA DE EXERCÍCIOS 5.3** **O que pode me ajudar a atingir meus objetivos?**

_____
_____
_____
_____
_____
_____
_____

*A mente vencendo o humor*, segunda edição. © 2016 Dennis Greenberger e Christina A. Padesky. Os compradores deste livro podem fazer cópias e/ou *download* de cópias adicionais desta folha de exercícios (ver quadro no final do Sumário).

Você pode marcar essas páginas para, conforme trabalha na busca de seus objetivos, consultar as vantagens e desvantagens de atingi-los (Folha de Exercícios 5.2), assim como os recursos que identificou na Folha de Exercícios 5.3.

## EXERCÍCIO: Sinais de melhora

Além de medir seu estado de humor, é útil procurar ativamente e observar os sinais de melhora. O que você espera que seja diferente quando começar a melhorar? Indique, na Folha de Exercícios 5.4, o que observar quando começar a fazer mudanças e melhorar.

## FOLHA DE EXERCÍCIOS 5.4  Sinais de melhora

Marque todos os itens seguintes que mostram os primeiros sinais de melhora:

- ☐ Dormir melhor.
- ☐ Falar mais com as pessoas.
- ☐ Ficar mais relaxado.
- ☐ Sorrir com mais frequência.
- ☐ Concluir meu trabalho.
- ☐ Acordar e levantar da cama com regularidade.
- ☐ Realizar atividades evitadas atualmente.
- ☐ Lidar de modo mais adequado com desavenças.
- ☐ Perder a calma com menos frequência.
- ☐ Ouvir das pessoas que pareço melhor.
- ☐ Sentir mais confiança.
- ☐ Acordar sozinho.
- ☐ Ver esperança no futuro.
- ☐ Aproveitar mais cada dia.
- ☐ Sentir apreço e gratidão.
- ☐ Observar melhora nos relacionamentos.

Além do que você marcou na Folha de Exercícios 5.4, escreva 2 ou 3 outros sinais que pode identificar para perceber que está melhorando e se aproximando de seus objetivos:

_____

_____

_____

*A mente vencendo o humor*, segunda edição. © 2016 Dennis Greenberger e Christine A. Padesky. Os compradores deste livro podem fazer cópias e/ou *download* de cópias adicionais desta folha de exercícios (ver quadro no final do Sumário).

Será conveniente prestar atenção e observar pequenos sinais de melhora enquanto você usa *A mente vencendo o humor*. Assim como os problemas que vivencia podem piorar gradualmente com o passar do tempo, as mudanças positivas com frequência começam pequenas e vão se tornando maiores e mais significativas. Ao notar as primeiras mudanças positivas, você vai se sentir encorajado a continuar aprendendo e praticando as habilidades contidas neste livro.

## Resumo do Capítulo 5

- Definir objetivos pessoais para mudança de humor ou comportamento ajuda a saber para onde você está indo e a acompanhar seu progresso.

- Com frequência, as pessoas têm sentimentos contraditórios quanto a fazer mudanças, porque isso geralmente traz vantagens e desvantagens. Ter em mente suas razões para mudar é importante para se manter motivado.

- As pessoas apoiadoras em sua vida, assim como suas qualidades pessoais, suas experiências passadas, seus valores, seus pontos fortes e sua motivação para aprender novas habilidades, fornecem uma boa expectativa de que você atingirá seus objetivos.

- É importante prestar atenção e observar os primeiros sinais de melhora que você marcou na Folha de Exercícios 5.4, porque as mudanças positivas com frequência começam pequenas e aumentam gradualmente com o passar do tempo.

# 6

# Situações, Estados de Humor e Pensamentos

Em certa tarde quente de primavera na Califórnia, um instrutor de tênis ensinava a um aluno a arte de sacar. Enquanto o aluno jogava a bola para o alto e a golpeava repetidas vezes, o instrutor focava a atenção em cada movimento e balanço do aluno. Ele nunca criticava o aluno, em vez disso, fazia comentários após cada golpe a respeito da posição da raquete, da altura a ser lançada a bola, do ângulo da raquete ao acertar a bola e da movimentação do aluno após o saque.

No tênis, a bola precisa cair na quadra após o saque para que a jogada seja de sucesso. No entanto, surpreendentemente, o instrutor não olhava uma única vez para onde a bola caía depois que o aluno sacava. Em vez disso, concentrava seus comentários exclusivamente na melhora de cada detalhe do movimento. O instrutor estava confiante de que, quando aprendesse cada uma das habilidades necessárias, o aluno seria capaz de combiná-las de forma que a bola caísse na área apropriada.

Assim como esse instrutor se concentrava no desenvolvimento de habilidades específicas, os professores de música ajudam seus alunos a se tornarem melhores músicos por meio do ensino de notas, ritmos e técnicas de execução. Os profissionais experientes ensinam seus aprendizes mostrando como realizar tarefas individuais em um projeto de trabalho. Cada um desses exemplos envolve o ensino de *habilidades específicas* e o encorajamento do aprendiz a *praticar* até que essas habilidades se tornem familiares e de fácil realização. Todos tivemos experiência com o desenvolvimento de habilidades por meio da prática (p. ex., dirigir um carro, vestir um bebê, preparar uma refeição).

Felizmente, existe um conjunto de habilidades específicas que você pode aprender para melhorar seu humor e fazer mudanças positivas em sua vida. Algumas dessas habilidades estão resumidas em uma folha de exercícios de sete colunas denominada "Registro de Pensamentos" (Fig. 6.1). Assim como o aluno que pratica uma jogada de tênis, você vai utilizar partes dos registros de pensamentos muitas vezes nas próximas semanas para dominar as habilidades necessárias para completar toda a folha de exercícios.

Quando o terapeuta mostrou para Marisa, pela primeira vez, o Registro de Pensamentos, ela se sentiu sobrecarregada e deprimida. O terapeuta usou essa reação para ajudá-la a preencher seu primeiro Registro de Pensamentos (Fig. 6.2). Observe que as duas primeiras colunas do Registro de Pensamentos de Marisa descrevem uma situação em que ela se encontrava e o que estava sentindo. Você já aprendeu a identificar situações e estados de humor no Capítulo 4. Quando o terapeuta ajudou Marisa a preencher a coluna 3, denominada "Pensamentos automáticos (imagens)", eles descobriram certos pensamentos que acompanhavam as reações de humor dela.

## REGISTRO DE PENSAMENTOS

| 1. Situação<br><br>Quem?<br>O quê?<br>Quando?<br>Onde? | 2. Estados de humor<br><br>a. O que você sentiu?<br>b. Avalie cada estado de humor (0-100%). | 3. Pensamentos automáticos (imagens)<br><br>a. O que estava passando por sua mente antes de você começar a se sentir assim? Algum outro pensamento? Imagem?<br>b. Circule o pensamento "quente". | 4. Evidências que apoiam o pensamento "quente" | 5. Evidências que não apoiam o pensamento "quente" | 6. Pensamentos alternativos/ compensatórios<br><br>a. Escreva um pensamento alternativo ou compensatório.<br>b. Avalie o quanto você acredita em cada pensamento (0-100%). | 7. Avalie os estados de humor<br><br>Avalie novamente os estados de humor listados na coluna 2, assim como qualquer estado de humor novo (0-100%). |
|---|---|---|---|---|---|---|
|  |  |  |  |  |  |  |

**FIGURA 6.1** Exemplo de Registro de Pensamentos. © 1983 por Christine A. Padesky.

## REGISTRO DE PENSAMENTOS

| 1. Situação | 2. Estados de humor | 3. Pensamentos automáticos (imagens) | 4. Evidências que apoiam o pensamento "quente" | 5. Evidências que não apoiam o pensamento "quente" | 6. Pensamentos alternativos/ compensatórios | 7. Avalie os estados de humor |
|---|---|---|---|---|---|---|
| Quem? O quê? Quando? Onde? | a. O que você sentiu? b. Avalie cada estado de humor (0-100%). | a. O que estava passando por sua mente instantes antes de você começar a se sentir assim? Algum outro pensamento? Imagem? b. Circule o pensamento "quente". | | | a. Escreva um pensamento alternativo ou compensatório. b. Avalie o quanto você acredita em cada pensamento (0-100%). | Avalie novamente os estados de humor listados na coluna 2, assim como qualquer estado de humor novo (0-100%). |
| Terça-feira, às 9h30. No consultório de meu terapeuta, olhando para o Registro de Pensamentos. | Sobrecarregada 95% Deprimida 85% | Olho este Registro de Pensamentos e não sei o que fazer. Nunca vou entender isso. Imagem/lembrança: Levando um boletim para casa com notas ruins e sendo repreendida por meus pais. Nunca vou melhorar. Nada pode me ajudar. Esta terapia não vai funcionar. Estou condenada a me sentir sempre deprimida. | Olho este Registro de Pensamentos e não sei o que fazer. Nunca fui muito boa nos estudos. Não sei o que você quer dizer com "evidências". | No trabalho, aprendi a programar o computador, que é complicado. Algumas das primeiras Folhas de Exercícios pareciam difíceis até que meu terapeuta me ajudou a fazê-las algumas vezes – então elas pareceram mais fáceis. O terapeuta me disse que preciso saber como fazer apenas as duas primeiras colunas. Posso obter ajuda de meu terapeuta até que eu saiba como fazer sozinha. | Mesmo que isso pareça complicado agora, já aprendi outras coisas complicadas no passado. 90% Meu terapeuta vai me mostrar como fazer isso. 60% Com a prática, isso pode fazer sentido e ficar mais fácil. 70% | Sobrecarregada 40% Deprimida 80% |

**FIGURA 6.2** Primeiro Registro de Pensamentos de Marisa.

A seguir, Marisa e seu terapeuta circularam o pensamento ("Isso é complicado demais para eu aprender") que estava mais fortemente relacionado ao fato de se sentir sobrecarregada. Eles anotaram as evidências nas colunas 4 e 5 que apoiavam e não apoiavam o pensamento. Na coluna 6, escreveram algumas formas alternativas de encarar a situação, com base nas evidências contidas nas colunas 4 e 5. Eles mediram o quanto Marisa acreditava nesses pontos de vista alternativos como 90, 60 e 70%. Como você pode ver na coluna 7, o preenchimento desse Registro de Pensamentos fez o sentimento de sobrecarga de Marisa diminuir de 95 para 40%; e sua depressão, de 85 para 80%.

Os próximos capítulos ensinam a usar o Registro de Pensamentos como uma ferramenta para melhorar seus estados de humor. Você irá aprender a procurar evidências para seus pensamentos automáticos e imagens no Capítulo 7. O Capítulo 8 mostra como procurar evidências para seus pensamentos automáticos. No Capítulo 9, você irá aprender a usar evidências para construir modos mais adaptativos de pensar e de ver a vida. O restante deste capítulo se concentra no que você precisa saber para preencher as colunas 1 a 3 do Registro de Pensamentos usando as habilidades que já aprendeu.

## COLUNA 1: SITUAÇÃO

No Capítulo 4, você aprendeu a descrever situações respondendo às perguntas Quem? O quê? Quando? Onde?. Ao preencher a coluna 1 do Registro de Pensamentos, seja o mais específico possível. Limite a descrição da "Situação" a um espaço de tempo específico que não exceda 30 minutos. Por exemplo, "durante toda a terça-feira" não é suficientemente específico. Mesmo que você tenha apenas um estado de humor "durante toda a terça-feira", existem muitas situações e pensamentos diferentes que podem ocorrer durante um dia para serem descritos no Registro de Pensamentos. Pesquisadores relatam que temos de 50 mil a 70 mil pensamentos todos os dias. Ninguém quer escrever tantos pensamentos em um Registro de Pensamentos! Limitando a situação a um exemplo específico no tempo quando seu estado de humor é especialmente intenso, você se concentra nos pensamentos mais importantes que podem ajudá-lo a compreender seus estados de humor. A descrição que Marisa fez de sua situação como "Terça-feira, às 9h30. No consultório de meu terapeuta, olhando para o Registro de Pensamentos" é um bom exemplo de situação específica.

## COLUNA 2: ESTADOS DE HUMOR

Na coluna "Estados de humor" de um Registro de Pensamentos, liste os estados de humor que experimentou na situação que descreveu. Além de listar os estados de humor, avalie a intensidade deles em uma escala de 0 a 100.

Em geral, os estados de humor podem ser descritos por uma palavra. Conforme mencionado no Capítulo 4, você pode experimentar mais de um estado de humor em alguma situação. Cada estado de humor que experimentou na situação que está registrando deve ser listado e medido na escala de 0 a 100. Se tiver dificuldade para identificar o estado de humor que estava experimentando, você pode obter ajuda consultando a "Lista de Estados de Humor" na página 27. Se descrever seu estado de humor com uma frase inteira, o que escreveu pode ser um pensamento em vez de um estado de humor. Se for esse o caso, escreva a frase na coluna 3, a dos "Pensamentos automáticos (imagens)", e continue procurando uma palavra para descrever seu estado de humor na coluna 2.

As pessoas que experimentam ataques de pânico ou ansiedade também podem querer registrar e medir as reações físicas (ver Cap. 14). Como não há uma coluna separada para essas respostas físicas, elas podem ser registradas na metade inferior da coluna "Estados de humor" do Registro de Pensamentos. Trace uma linha abaixo dos estados de humor que você listou e escreva "Reações físicas" acima da linha, conforme mostra a Figura 6.5. As reações físicas podem, de maneira geral, ser descritas em uma ou duas palavras (p. ex., "coração acelerado 85%").

## COLUNA 3: PENSAMENTOS AUTOMÁTICOS (IMAGENS)

Na coluna "Pensamentos automáticos", identifique qualquer coisa que passou por sua cabeça na situação que descreveu. Apenas os pensamentos que estavam realmente presentes naquela situação devem ser registrados. Os pensamentos podem ser verbais ou visuais. Se forem imagens ou lembranças, descreva-os em palavras ou faça um desenho. Observe que Marisa descreveu um de seus pensamentos como uma imagem de estar levando um boletim para casa com notas ruins (Fig. 6.2). O Capítulo 7 fornece informações mais detalhadas para ajudá-lo a tornar-se proficiente na identificação de seus pensamentos.

Como exemplo, Marisa trouxe o Registro de Pensamentos apresentado na Figura 6.3 à próxima sessão de terapia, com as três primeiras colunas preenchidas.

Um segundo exemplo mostra como Vítor reagiu a uma discussão com sua esposa (Fig. 6.4).

O Registro de Pensamentos de Márcia descrevendo um de seus primeiros ataques de pânico, com as três primeiras colunas preenchidas, é apresentado na Figura 6.5. Observe que ela teve inúmeras reações físicas, as quais registou na metade inferior da coluna 2.

Paulo trouxe as três primeiras colunas do Registro de Pensamentos apresentado na Figura 6.6 ao terapeuta logo no início do tratamento.

---

### LEMBRETES

- Na coluna 1, "Situação", do Registro de Pensamentos, anote as respostas a estas perguntas: Quem? O quê? Quando? Onde?

- Os estados de humor são identificados por uma palavra e medidos quanto à intensidade em uma escala de 0 a 100% (coluna 2).

- As reações físicas podem ser descritas e medidas na parte inferior da coluna "Estados de humor" (coluna 2). Isso é especialmente útil para pessoas com ansiedade, raiva ou preocupações com a saúde.

- A coluna 3, "Pensamentos automáticos (imagens)", descreve pensamentos, crenças, imagens, lembranças e significados associados à situação.

---

| 1. Situação<br>Quem?<br>O quê?<br>Quando?<br>Onde? | 2. Estados de humor<br>a. O que você sentiu?<br>b. Avalie cada estado de humor (0-100%). | 3. Pensamentos automáticos (imagens)<br>a. O que estava passando por sua mente instantes antes de você começar a se sentir assim? Algum outro pensamento? Imagem?<br>b. Circule o pensamento "quente". |
|---|---|---|
| Quarta-feira, às 14h45.<br><br>Meu gerente está vindo verificar meu progresso no projeto da folha de pagamentos. | Deprimida 90%<br><br>Nervosa 95%<br><br>Temerosa 97% | O projeto não está pronto.<br><br>O que está pronto não está bom.<br><br>Estou fracassando.<br><br>(Vou ser demitida.)<br><br>Vou me sentir humilhada ao contar para minha família que perdi o emprego. |

**FIGURA 6.3** As três primeiras colunas do segundo Registro de Pensamentos de Marisa.

| 1. Situação<br>Quem?<br>O quê?<br>Quando?<br>Onde? | 2. Estados de humor<br>a. O que você sentiu?<br>b. Avalie cada estado de humor (0-100%). | 3. Pensamentos automáticos (imagens)<br>a. O que estava passando por sua mente instantes antes de você começar a se sentir assim? Algum outro pensamento? Imagem?<br>b. Circule o pensamento "quente". |
|---|---|---|
| Sexta-feira, às 18h.<br><br>Júlia e eu estávamos discutindo sobre qual filme assistir. | Raiva 99%<br><br>Chateado 95%<br><br>Triste 70% | Ela nunca se importa com o que quero fazer.<br><br>Sempre fazemos o que ela quer.<br><br>(Ela tem sempre que estar no controle.)<br><br>Não suporto me sentir assim.<br><br>Odeio estar bravo o tempo todo.<br><br>Vou explodir.<br><br>Isso é demais para mim.<br><br>Preciso de um drinque. |

**FIGURA 6.4** As três primeiras colunas do Registro de Pensamentos de Vítor.

A mente vencendo o humor 47

| 1. Situação<br>Quem?<br>O quê?<br>Quando?<br>Onde? | 2. Estados de humor<br>a. O que você sentiu?<br>b. Avalie cada estado de humor (0-100%). | 3. Pensamentos automáticos (imagens)<br>a. O que estava passando por sua mente instantes antes de você começar a se sentir assim? Algum outro pensamento? Imagem?<br>b. Circule o pensamento "quente". |
|---|---|---|
| São 14h30. Estou sozinha no shopping center, fazendo compras há 45 minutos. | Medo 100%<br><br>Pânico 100%<br><br><u>Reações físicas</u><br><br>Coração acelerado 100%<br><br>Suando 80%<br><br>Tonta 90%<br><br>Aperto no peito 80% | Acho que vou parar de respirar.<br><br>Não consigo respirar o suficiente.<br><br>Estou tendo um ataque cardíaco.<br><br>Estou perdendo o controle.<br><br>(Vou morrer.)<br><br>Preciso ir para um hospital.<br><br>Imagem: Eu me vejo deitada no chão, sem conseguir respirar. |

**FIGURA 6.5** As três primeiras colunas do Registro de Pensamentos de Márcia.

| 1. Situação<br>Quem?<br>O quê?<br>Quando?<br>Onde? | 2. Estados de humor<br>a. O que você sentiu?<br>b. Avalie cada estado de humor (0-100%). | 3. Pensamentos automáticos (imagens)<br>a. O que estava passando por sua mente instantes antes de você começar a se sentir assim? Algum outro pensamento? Imagem?<br>b. Circule o pensamento "quente". |
|---|---|---|
| 25 de maio. Estou me preparando para ir a um aniversário na casa da minha filha às 15h. | Triste 85%<br><br>Desiludido 80% | Aniversários são tão tristes.<br><br>Tenho dois filhos adultos que moram fora da cidade com suas famílias.<br><br>Não consigo vê-los com a frequência que eu gostaria.<br><br>Os aniversários são um momento em que as famílias deveriam estar completas e reunidas.<br><br>Nunca mais seremos uma família assim.<br><br>(Minha vida nunca mais será tão boa quanto era antes.) |

**FIGURA 6.6** As três primeiras colunas do Registro de Pensamentos de Paulo.

## EXERCÍCIO: Distinguindo situações, estados de humor e pensamentos

A Folha de Exercícios 6.1 é uma atividade que ajuda você a identificar e distinguir os diferentes aspectos de sua experiência. Escreva na linha à direita se o item da coluna da esquerda é um pensamento, um estado de humor ou uma situação. Os três primeiros itens foram preenchidos como exemplos.

### FOLHA DE EXERCÍCIOS 6.1 Distinguindo situações, estados de humor e pensamentos

|  | Situação, estado de humor ou pensamento? |
|---|---|
| 1. Nervoso. | *Estado de humor* |
| 2. Em casa. | *Situação* |
| 3. Não vou conseguir fazer isso. | *Pensamento* |
| 4. Triste. |  |
| 5. Falando com um amigo ao telefone. |  |
| 6. Irritado. |  |
| 7. Dirigindo meu carro. |  |
| 8. Sempre vou me sentir assim. |  |
| 9. No trabalho. |  |
| 10. Vou ficar louco. |  |
| 11. Bravo. |  |
| 12. Não presto. |  |
| 13. Às 16h. |  |
| 14. Algo terrível vai acontecer. |  |
| 15. As coisas nunca dão certo. |  |
| 16. Desanimado. |  |
| 17. Nunca vou superar isso. |  |
| 18. Sentado em um restaurante. |  |
| 19. Estou fora de controle. |  |
| 20. Sou um fracasso. |  |
| 21. Conversando com minha mãe. |  |
| 22. Ela está sendo arrogante. |  |
| 23. Deprimido. |  |
| 24. Sou um perdedor. |  |
| 25. Culpado. |  |

*continua*

## FOLHA DE EXERCÍCIOS 6.1 Distinguindo situações, estados de humor e pensamentos (*continuação*)

|  | Situação, estado de humor ou pensamento? |
|---|---|
| 26. Na casa de meu filho. |  |
| 27. Estou tendo um ataque cardíaco. |  |
| 28. Tiraram vantagem de mim. |  |
| 29. Deitado na cama, tentando dormir. |  |
| 30. Isso não vai funcionar. |  |
| 31. Vergonha. |  |
| 32. Vou perder tudo o que tenho. |  |
| 33. Pânico. |  |

*A mente vencendo o humor,* segunda edição. © 2016 Dennis Greenberger e Christine A. Padesky. Os compradores deste livro podem fazer cópias e/ou *download* de cópias adicionais desta folha de exercícios (ver quadro no final do Sumário).

A seguir, apresentamos a respostas da Folha de Exercícios 6.1. Revise as seções pertinentes deste capítulo para esclarecer quaisquer diferenças entre suas respostas e as aqui mostradas.

1. Nervoso .................................................. Estado de humor
2. Em casa .................................................. Situação
3. Não vou conseguir fazer isso ................. Pensamento
4. Triste ...................................................... Estado de humor
5. Falando com um amigo ao telefone ....... Situação
6. Irritado ................................................... Estado de humor
7. Dirigindo meu carro ............................... Situação
8. Sempre vou me sentir assim .................. Pensamento
9. No trabalho ............................................ Situação
10. Vou ficar louco ....................................... Pensamento
11. Bravo ...................................................... Estado de humor
12. Não presto .............................................. Pensamento
13. Às 16h .................................................... Situação
14. Algo terrível vai acontecer ..................... Pensamento
15. As coisas nunca dão certo ..................... Pensamento
16. Desanimado ........................................... Estado de humor
17. Nunca vou superar isso .......................... Pensamento
18. Sentado em um restaurante ................... Situação
19. Estou fora de controle ............................ Pensamento
20. Sou um fracasso ..................................... Pensamento
21. Conversando com minha mãe ................ Situação

22. Ela está sendo arrogante ............................................................................ Pensamento
23. Deprimido ..................................................................................................... Estado de humor
24. Sou um perdedor .......................................................................................... Pensamento
25. Culpado ......................................................................................................... Estado de humor
26. Na casa de meu filho .................................................................................... Situação
27. Estou tendo um ataque cardíaco ............................................................... Pensamento
28. Tiraram vantagem de mim ......................................................................... Pensamento
29. Deitado na cama tentando dormir ............................................................ Situação
30. Isso não vai funcionar .................................................................................. Pensamento
31. Vergonha ....................................................................................................... Estado de humor
32. Vou perder tudo o que tenho ..................................................................... Pensamento
33. Pânico ............................................................................................................ Estado de humor

Se você teve dificuldades para distinguir entre situações, estados de humor e pensamentos, revise os Capítulos 3 e 4. Separando esses aspectos uns dos outros, você tem mais condições de fazer as mudanças importantes. Por exemplo, às vezes é mais fácil mudar uma situação ou um pensamento do que alterar seu estado de humor diretamente.

## Resumo do Capítulo 6

▶ O Registro de Pensamentos ajuda a desenvolver um conjunto de habilidades que melhoram seus estados de humor e suas relações, levando a mudanças positivas em sua vida.

▶ As três primeiras colunas de um Registro de Pensamentos distinguem determinada situação de estado de humor, reações físicas e pensamentos que você teve na situação.

▶ O Registro de Pensamentos é uma ferramenta que o ajuda a desenvolver novos modos de pensar para que possa se sentir melhor.

▶ Como ocorre sempre no desenvolvimento de uma nova habilidade, você precisa praticar o uso do Registro de Pensamentos até que ele se torne uma ferramenta confiável para ajudá-lo a se sentir melhor.

# 7
# Pensamentos Automáticos

*Marisa estava trabalhando em sua mesa quando seu supervisor veio cumprimentá-la. Enquanto conversavam, ele disse: "A propósito, quero cumprimentá-la pelo belo relatório que escreveu ontem". Assim que o supervisor disse isso, Marisa ficou nervosa e assustada. Não conseguiu se livrar desse humor pelo resto da manhã.*

*Vítor estava colocando os pratos sobre o balcão após o jantar quando sua esposa disse: "Levei o carro para trocar o óleo hoje". Com irritação, Vítor respondeu: "Eu disse que ia levar o carro para trocar o óleo no sábado". Sua esposa disse: "Bem, você vem dizendo que vai cuidar disso há duas semanas, então resolvi fazer eu mesma". "Ótimo!", gritou Vítor, jogando longe um pano de prato. "Por que você não arruma outro marido?" Agarrou o casaco e saiu de casa batendo a porta.*

Ao prestar atenção em seus estados de humor, você perceberá momentos em que, assim como Marisa, experimenta um estado de humor que não parece se adequar à situação. A maioria das pessoas não sente ansiedade depois de receber um elogio. Outras vezes, você terá uma reação rápida e forte como a de Vítor. Uma pessoa que observa a cena de fora pode achar que ele estava apresentando uma reação exagerada nessa situação. Mesmo assim, tal reação pode ter parecido correta para ele.

Como podemos dar um sentido a nossos estados de humor? Quando conseguimos identificar os pensamentos que estamos tendo, nossos estados de humor em geral fazem perfeito sentido. Considere os pensamentos como pistas para compreender os estados de humor. Para Marisa, temos o seguinte quebra-cabeça:

| Situação | Pista: Pensamentos | Humor |
|---|---|---|
| Meu supervisor me elogia. | ??? | Nervosa 80%<br>Assustada 90% |

Como isso pode fazer sentido? Marisa ficou confusa com sua reação até conversar com o terapeuta.

TERAPEUTA: O que era assustador nessa situação?

MARISA: Não sei, saber que meu supervisor notou meu trabalho, acho.

TERAPEUTA: O que há de assustador nisso?

MARISA: Bem, nem sempre faço um bom trabalho.

TERAPEUTA: Então, o que poderia acontecer?

Marisa: Algum dia, o supervisor vai notar um erro.

Terapeuta: E, então, o que poderia acontecer?

Marisa: Ele vai ficar furioso comigo.

Terapeuta: Qual a pior coisa que poderia acontecer então?

Marisa: Nunca pensei sobre isso, mas acho que poderia ser demitida.

Terapeuta: Esse é um pensamento assustador. E, então, o que poderia acontecer?

Marisa: Com uma má recomendação, eu teria dificuldades para conseguir outro emprego.

Terapeuta: Então isso ajuda a explicar por que se sentiu assustada. Você pode resumir o que imaginou nessa situação?

Marisa: Talvez o elogio tenha feito eu me dar conta de que meu supervisor está notando meu trabalho. Sei que cometo erros, então me preocupei sobre o que poderia acontecer se ele notasse um desses erros. Acho que me apressei em concluir que seria demitida e não conseguiria arranjar outro emprego. Isso parece um pouco absurdo agora.

Observe como os pensamentos descobertos por Marisa e o terapeuta fornecem as pistas necessárias para a compreensão de sua reação emocional.

| Situação | Pista: Pensamentos | Humor |
|---|---|---|
| Meu supervisor me elogia. | Meu supervisor está notando meu trabalho. Quando meu supervisor encontrar um erro, serei demitida e não conseguirei arranjar outro emprego. | Nervosa 80%<br>Assustada 90% |

A maioria das pessoas se sentiria nervosa e assustada ao pensar que seria demitida e não conseguiria arranjar outro emprego. Agora os estados de humor de Marisa fazem sentido. Como você pode observar, um passo importante para a compreensão de nossos estados de humor é aprender a identificar os pensamentos que os acompanham.

Veja se você consegue adivinhar quais pensamentos automáticos Vítor teve quando ficou tão irritado por sua esposa ter trocado o óleo do carro.

| Situação | Pistas: Pensamentos | Humor |
|---|---|---|
| Júlia trocou o óleo do carro.<br><br>Júlia diz: "Você vem dizendo que vai cuidar disso há duas semanas, então resolvi fazer eu mesma". |  | Irritado 95% |

Na coluna "Pistas: Pensamentos", escreva todos os pensamentos que você acha que explicariam a forte reação de raiva de Vítor.

Depois que saiu de casa, Vítor se deu conta de que não estava irritado com o fato de sua esposa ter trocado o óleo do carro. Na verdade, sua semana havia sido muito agitada e foi de grande ajuda ela ter tomado conta dessa tarefa. Sua raiva estava relacionada aos *pensamentos* que ele teve em relação a ela ter trocado o óleo. Ele pensou: "Ela está zangada comigo por eu não ter feito isso. Ela não valoriza o quanto estou me esforçando para fazer tudo. É exigente demais comigo; acha que não sou bom o bastante. Não importa o quanto me esforce, ela nunca está feliz comigo".

Esses pensamentos ajudam a compreender as reações de Vítor. Pensamentos como esses são denominados "pensamentos automáticos", porque simplesmente surgem de modo automático na mente ao longo do dia. Não planejamos nem temos a intenção de pensar de certa maneira. Na verdade, com frequência nem mesmo estamos conscientes de nossos pensamentos automáticos. Um dos propósitos da TCC é trazer à consciência os pensamentos automáticos.

Dar-se conta é o primeiro passo em direção à mudança e a uma melhor resolução dos problemas. Depois que Vítor tomou consciência de seus pensamentos, inúmeras possibilidades de mudança tornaram-se disponíveis para ele. Se decidisse que seus pensamentos eram distorcidos ou que não serviam para ele, Vítor poderia trabalhar para mudar o entendimento da situação. Entretanto, se concluísse que seus pensamentos eram justificáveis, poderia falar diretamente com a esposa, discutir seus sentimentos e pedir a ela para dar mais valor a seus esforços.

## COMO TOMAMOS CONSCIÊNCIA DE NOSSOS PENSAMENTOS AUTOMÁTICOS?

Como estamos constantemente pensando e imaginando, temos pensamentos automáticos o tempo todo. Devaneamos sobre os amigos ou o fim de semana ou nos preocupamos com as tarefas que temos para fazer. Todos são pensamentos automáticos. Quando queremos nos sentir melhor, os pensamentos automáticos mais importantes são aqueles que nos ajudam a compreender nossos estados de humor intensos. Esses pensamentos podem ser *palavras* ("Vou ser demitido"), *imagens* ou figuras imaginárias (p. ex., a lembrança de apanhar na mão com uma régua da professora da sétima série ao cometer um erro que passou pela mente de Marisa).

### DICAS ÚTEIS

Para identificar pensamentos automáticos, observe o que passa por sua mente quando você tem um sentimento intenso ou uma reação forte a alguma coisa.

Para praticar a identificação dos pensamentos automáticos, escreva o que passa em sua mente quando você se imagina nas situações a seguir.

1. **Situação:** Você está em um *shopping center* e vai comprar para si mesmo um presente muito especial. Você o viu semanas atrás e vem economizando dinheiro para comprá-lo. Quando chega à loja, o vendedor diz que eles não têm mais aquele produto.

   **Pensamentos automáticos:** _____

   _____

   _____

   _____

   _____

   _____

2. **Situação:** Você preparou um prato para uma festa da vizinhança. Está nervoso porque experimentou uma receita nova. Após 10 minutos, várias pessoas vêm dizer a você que acharam deliciosa a comida que fez.

   **Pensamentos automáticos:** _____

   _____

   _____

   _____

   _____

   _____

Pessoas diferentes têm pensamentos automáticos distintos nessas situações. Para a situação da comida no exemplo 2, algumas pessoas pensam "Ah, que bom, a comida que fiz deu certo" e sentem alívio ou orgulho. Outras pessoas pensam "Essas pessoas só estão tentando não me deixar chateado; o gosto provavelmente está horrível" e se sentem envergonhadas ou embaraçadas. Em qualquer situação, existem muitas formas de interpretar o que os acontecimentos significam. Sua interpretação dos acontecimentos afeta seu estado de humor.

Geralmente, temos vários pensamentos automáticos durante situações que ocorrem em nossas vidas. As perguntas contidas no quadro "Dicas Úteis" poderão ajudá-lo a identificar seus pensamentos automáticos. Nem todas as perguntas irão ajudá-lo em todas as situações, mas ao fazê-las a si mesmo, você conseguirá captar a maior parte de seus pensamentos automáticos. Depois de cada questão, existe uma dica que sugere quais as melhores perguntas a serem feitas para identificar os pensamentos automáticos ligados aos diferentes estados de humor.

### DICAS ÚTEIS

**Perguntas que ajudam a identificar pensamentos automáticos**

- O que estava passando em minha mente instantes antes de eu começar a me sentir assim? (Geral)
- Que imagens ou lembranças tenho nesta situação? (Geral)
- O que isso significa sobre mim? Minha vida? Meu futuro? (Depressão)
- O que temo que possa acontecer? (Ansiedade)
- Qual a pior coisa que poderia acontecer? (Ansiedade)
- O que isso significa em termos de como a(s) outra(s) pessoa(s) sente(m)/pensa(m) a meu respeito? (Raiva, vergonha)
- O que isso significa em relação à(s) outra(s) pessoa(s) ou as pessoas em geral? (Raiva)
- Quebrei as regras, magoei outras pessoas ou não fiz algo que deveria ter feito? O que penso a meu respeito por ter feito isso ou pelo que acredito ter feito? (Culpa, vergonha)

*A mente vencendo o humor*, segunda edição. © 2016 Dennis Greenberger e Christine A. Padesky. Os compradores deste livro podem fazer cópias deste quadro para uso pessoal ou em pacientes individuais.

Para identificar pensamentos automáticos, faça essas perguntas a si mesmo até que consiga reconhecer os pensamentos que ajudam a compreender suas reações emocionais. Talvez você precise fazer a si mesmo algumas dessas perguntas duas ou três vezes para descobrir todos os pensamentos automáticos. Para procurar imagens ou lembranças, deixe apenas sua mente vagar e veja se alguma imagem vem à mente quando você pensa na situação durante a qual teve aquele sentimento intenso.

Você não precisa responder a todas essas perguntas. Algumas vezes as respostas a apenas uma ou duas dessas perguntas são suficientes para identificar os pensamentos que estão passando em sua mente quando está experimentando o humor intenso. Faça algumas perguntas do quadro, ou quantas sejam necessárias, para identificar os pensamentos associados ao seu sofrimento.

## Comece pelas perguntas gerais

Geralmente começamos pelas duas primeiras perguntas contidas nas Dicas Úteis (aquelas rotuladas como "Gerais"). Essas são perguntas que você pode fazer a si mesmo com qualquer experiência de humor. No começo, pode não saber o que passou em sua mente instantes antes de começar a se sentir daquele modo. Com a observação e prática, muitas pessoas se tornam especialistas na identificação de seus principais pensamentos automáticos simplesmente fazendo a primeira pergunta do quadro.

Você pode estar se questionando por que a segunda pergunta se refere a imagens e lembranças. O que acontece é que a maioria de nós tem imagens ao experimentar estados de humor intensos. Essas imagens podem ser visuais ou uma música ou palavras que passam por nossa mente, ou então uma sensação física. Algumas vezes, essas imagens são completamente imaginárias (p. ex., você vê a si mesmo deitado no chão com pessoas à sua volta olhando para você) e por vezes elas são repetições de recordações de experiências pelas quais já passamos (p. ex., lembrar-se do dia em que colegas da escola riram de você). Quando você tem essas imagens ou lembranças, elas tendem a evocar estados de humor muito intensos – mais fortes do que aqueles que você experimenta em pensamentos com palavras. Portanto, é muito importante observá-las e escrevê-las (ou desenhá-las) em um Registro de Pensamentos junto a outros pensamentos.

## Em seguida, faça perguntas específicas relativas aos estados de humor

Depois de responder às perguntas gerais, é bastante útil você fazer a si mesmo as perguntas específicas relativas aos estados de humor incluídas nas Dicas Úteis. As perguntas relativas a estados de humor específicos são rotuladas como "Ansiedade", "Depressão", "Raiva", "Culpa" ou "Vergonha". Você provavelmente irá identificar os pensamentos automáticos associados a cada um de seus estados de humor ao fazer essas perguntas específicas. Você pode responder a quaisquer dessas perguntas que pareçam úteis, mas as perguntas específicas relativas aos estados de humor são redigidas para ajudá-lo a identificar os tipos de pensamentos que tendem a acompanhar estados de humor específicos.

### Depressão

Por exemplo, quando nos sentimos tristes ou deprimidos, temos a tendência a ser autocríticos e a ter pensamentos negativos a respeito de nossas vidas e do futuro, conforme descrito no Capítulo 13. Portanto, se você estiver experimentando depressão ou estados de humor similares, como tristeza, desânimo ou decepção, pergunte a si mesmo: "O que isso significa em relação a mim?", "O que isso significa em relação à minha vida?", "O que isso significa em relação ao meu futuro?". Essas perguntas auxiliam a identificar pensamentos automáticos negativos relacionados aos estados de humor.

### Ansiedade

O Capítulo 14 descreve como, quando estamos ansiosos, temos a tendência a imaginar uma série de acontecimentos e resultados no pior dos cenários: superestimamos o perigo e subestimamos nossa capacidade para lidar com as situações que dão errado. Algumas vezes, os pensamentos ansiosos começam com "E se...?" e terminam com uma previsão de um acontecimento terrível. Nesse caso, além de anotar a pergunta "E se...?", é útil anotar a resposta que você dá a ela e que o deixa mais ansioso. Por exemplo, se pensar: "E se eu tiver um ataque de pânico na loja?", você poderá escrever: "Se eu tiver um ataque de pânico na loja, vou desmaiar. Tenho uma imagem de paramédicos chegando e me transportando. Todos vão ficar olhando, e vou ficar muito constrangido". Portanto, ao se sentir ansioso, assustado, nervoso ou com estados de humor semelhantes, será útil perguntar: "O que temo que aconteça?", "Qual a pior coisa que poderia acontecer?". Quando estiver fazendo essas perguntas, também seria útil pensar no que você imagina que seriam suas piores respostas à situação (p. ex., uma imagem em que perde o controle e sai correndo da sala gritando).

### Raiva

Quando nos sentimos bravos, ressentidos ou irritados, nossos pensamentos geralmente estão focados em outras pessoas e em como elas nos prejudicaram ou magoaram. Podemos pensar (rigidamente ou de forma errada) que os outros estão sendo desleais, injustos, desrespeitosos ou que estão nos maltratando de alguma forma. É por isso que as Dicas Úteis na página 55 recomendam que você pergunte a si mesmo: "O que isso significa em termos de como a(s) outra(s) pessoa(s) se sente(m)/pensa(m) a meu respeito?" e "O que isso significa em relação à(s) outra(s) pessoa(s) ou a pessoas em geral?". O Capítulo 15 ensina mais a respeito dos pensamentos que comumente acompanham a raiva.

### Culpa ou vergonha

Culpa e vergonha geralmente estão associadas a pensamentos relacionados a ter feito algo errado. O Capítulo 15 explica esses estados de humor em mais detalhes. Uma variedade de pensamentos ou comportamentos pode estar associada a sentir-se culpado ou envergonhado. Por exemplo, você pode ter decepcionado alguém ou acreditar que decepcionou alguém. Pode ter quebrado uma regra ou obrigação moral que é importante para você ou pode ter apresentado pensamentos que violam o que valoriza. Logo, se seu estado de humor for culpa ou vergonha, a seção das Dicas Úteis na página 55 recomenda que pergunte a si mesmo: "Quebrei as regras, magoei outras pessoas ou não fiz algo que deveria ter feito?", "O que penso a meu respeito por ter feito isso ou pelo que acredito ter feito?". Em relação à vergonha, também é útil perguntar: "O que isso significa em termos de como a(s) outra(s) pessoa(s) se sente(m)/pensa(m) a meu respeito?" ou "O que elas pensariam se soubessem isso a meu respeito?".

## Resumo de como identificar pensamentos automáticos

Quando você está procurando os pensamentos associados a um estado de humor particular, faça a si mesmo as duas perguntas gerais da seção Dicas Úteis na página 55 e as duas ou três perguntas específicas para o estado de humor que está tentando compreender. No entanto, às vezes também é de grande valia fazer perguntas relacionadas a outros estados de humor. Por exemplo, Anita, que apresentava ansiedade social, respondeu à pergunta: "Qual a pior coisa que poderia acontecer?" com "Não vou saber o que dizer e vou parecer tola". Entretanto, ao fazer a pergunta relacionada à depressão: "O que isto significa sobre mim?", ela descobriu o pensamento "Ninguém jamais vai me amar". Assim como Anita, você pode usar como guia os rótulos dos estados de humor no final das perguntas, mas responder a algumas das perguntas associadas a outros estados de humor pode ajudá-lo a identificar pensamentos automáticos adicionais importantes.

> **EXERCÍCIO: Associando pensamentos e estados de humor**
>
> A Folha de Exercícios 7.1 ajuda você a fazer a conexão entre pensamentos e estados de humor específicos conforme descrito nas páginas anteriores. Dos cinco estados de humor descritos (depressão, ansiedade, raiva, culpa, vergonha), escreva na linha correspondente que estado de humor mais provavelmente acompanha cada pensamento. As duas primeiras já foram preenchidas como exemplo.

### FOLHA DE EXERCÍCIOS 7.1 Associando pensamentos e estados de humor

|   | Depressão? Ansiedade? Raiva? Culpa? Vergonha? |
|---|---|
| 1. Sou burro e nunca vou entender isso. | *Depressão* |
| 2. Vou perder meu emprego porque me atraso muito. | *Ansiedade* |
| 3. Ela está sendo muito injusta. |   |
| 4. Eu não deveria ter sido tão ofensivo. |   |
| 5. Se as pessoas soubessem disso a meu respeito, não gostariam de mim. |   |
| 6. Quando eu fizer minha apresentação, as pessoas vão rir de mim. |   |
| 7. Não me parece correto pensar nisso. |   |
| 8. Ele está me enganando e me insultando. |   |
| 9. Não adianta continuar tentando. |   |
| 10. Se algo der errado, não vou conseguir dar conta. |   |

*A mente vencendo o humor*, segunda edição. © 2016 Dennis Greenberger e Christine A. Padesky. Os compradores deste livro podem fazer cópias e/ou *download* de cópias adicionais desta folha de exercícios (ver quadro no final do Sumário).

A seguir, apresentamos as respostas à Folha de Exercícios 7.1. Revise os parágrafos relevantes deste capítulo ou os Capítulos 13, 14 e 15 para compreender por que esses pensamentos específicos podem ser associados aos humores listados.

1. Sou tão burro que nunca vou entender isso ................. Depressão
2. Vou perder meu emprego porque me atraso muito................. Ansiedade
3. Ela está sendo muito injusta ................. Raiva
4. Eu não deveria ter sido tão ofensivo ................. Culpa
5. Se as pessoas soubessem disso a meu respeito, não gostariam de mim ......... Vergonha
6. Quando eu fizer minha apresentação, as pessoas vão rir de mim ............ Ansiedade
7. Não me parece correto pensar nisso ................. Culpa
8. Ele está me enganando e me insultando ................. Raiva
9. Não adianta continuar tentando ................. Depressão
10. Se algo der errado, não vou conseguir dar conta ................. Ansiedade

Agora que você já sabe como os pensamentos e os estados de humor estão conectados, o exercício a seguir oferece a oportunidade de ver como isso funciona em sua vida.

> **EXERCÍCIO: Separando situações, estados de humor e pensamentos**
>
> Pense em uma situação hoje ou ontem em que você teve um estado de humor particularmente forte, como depressão, raiva, ansiedade, culpa ou vergonha. Se há um estado de humor particular em que você está trabalhando enquanto usa este livro, escolha uma situação em que sentiu aquele estado de humor. Escreva sobre essa experiência na Folha de Exercícios 7.2, narrando a situação, seus estados de humor e seus pensamentos com o maior número de detalhes que conseguir lembrar. Este exercício é concebido para ajudá-lo a definir, separar e compreender as diferentes partes de sua experiência – um passo importante para aprender a manejar seus estados de humor.

## FOLHA DE EXERCÍCIOS 7.2 **Separando situações, estados de humor e pensamentos**

| 1. Situação | 2. Estados de humor | 3. Pensamentos automáticos (imagens) |
|---|---|---|
| | | **Responda às duas primeiras perguntas gerais e depois a algumas ou a todas as perguntas específicas para um dos estados de humor que você identificou.**<br><br>O que estava passando por minha mente instantes antes de eu começar a me sentir assim? (Geral)<br><br>Que imagens ou lembranças tenho nesta situação? (Geral)<br><br>O que isso significa sobre mim? Minha vida? Meu futuro? (Depressão)<br><br>O que temo que possa acontecer? (Ansiedade)<br><br>Qual a pior coisa que poderia acontecer? (Ansiedade)<br><br>O que isso significa em termos de como a(s) outra(s) pessoa(s) sente(m)/pensa(m) a meu respeito? (Raiva, vergonha)<br><br>O que isso significa em relação à(s) outra(s) pessoa(s) ou a pessoas em geral? (Raiva) |
| Com quem você estava?<br>O que você estava fazendo?<br>Quando aconteceu?<br>Onde você estava? | Descreva cada estado de humor em uma palavra.<br><br>Avalie a intensidade do estado de humor (0-100%). | Quebrei as regras, magoei outras pessoas ou não fiz algo que deveria ter feito? O que penso a meu respeito por ter feito isso ou pelo que acredito ter feito? (Culpa, vergonha) |

*A mente vencendo o humor,* segunda edição. © 2016 Dennis Greenberger e Christine A. Padesky. Os compradores deste livro podem fazer cópias e/ou *download* de cópias adicionais desta folha de exercícios (ver quadro no final do Sumário).

Você acha que experimentou mais de um estado de humor na situação sobre a qual escreveu? Com frequência, vivenciamos vários estados de humor em uma mesma situação. Como às vezes existem diferentes pensamentos associados a cada estado de humor, é importante circular ou marcar o estado de humor na coluna 2 que é mais angustiante para você. Então faça a si mesmo as perguntas relevantes para identificar pensamentos associados àquele humor. Aprender a identificar pensamentos automáticos é muito providencial, e identificá-los ajuda a compreender por que você se sente assim em diferentes situações. Quanto mais prestar atenção em seus pensamentos, mais fácil será identificar os vários pensamentos associados a um estado de humor.

As três primeiras colunas do Registro de Pensamentos destacam uma situação emocional em sua vida, colocando-a sob a lente de um microscópio psicológico. Você está aprendendo a tirar uma fatia de sua experiência pessoal e a examiná-la mais detalhadamente. Esse olhar atento direcionado para o que está acontecendo na situação e dentro de você mesmo é necessário antes que avance para a segunda metade do Registro de Pensamentos e auxilia a compreender quais mudanças podem ajudá-lo a se sentir melhor.

A Folha de Exercícios 7.3 (na página seguinte) foi concebida para que você adquira mais prática na identificação de seus pensamentos automáticos. Esses pensamentos serão o ponto de partida para a mudança durante os próximos capítulos deste livro. Portanto, é importante que você se torne hábil em sua identificação. Antes de continuar com a leitura, complete a Folha de Exercícios 7.3 para outra situação na qual teve um ou mais estados de humor que o preocupam.

# EXERCÍCIO: Identificando pensamentos automáticos

Lembre-se de que se você listar mais de um estado de humor na coluna 2, circule ou marque o estado de humor que você quer examinar. Use as perguntas na parte inferior da coluna para identificar os pensamentos associados ao estado de humor que você circulou ou marcou. Lembre-se de que você não precisa responder a todas as questões na coluna 3. Faça a si mesmo as duas primeiras perguntas e, depois, algumas ou todas as perguntas específicas para os estados de humor que você circulou ou marcou na coluna 2.

## FOLHA DE EXERCÍCIOS 7.3 Identificando pensamentos automáticos

| 1. Situação | 2. Estados de humor | 3. Pensamentos automáticos (imagens) |
|---|---|---|
| Com quem você estava?<br>O que você estava fazendo?<br>Quando aconteceu?<br>Onde você estava? | Descreva cada estado de humor em uma palavra.<br>Avalie a intensidade do estado de humor (0-100%). | O que estava passando por minha mente instantes antes de eu começar a me sentir assim? (Geral)<br>Que imagens ou lembranças tenho nesta situação? (Geral)<br>O que isso significa sobre a mim? Minha vida? Meu futuro? (Depressão)<br>O que temo que possa acontecer? (Ansiedade)<br>Qual a pior coisa que poderia acontecer? (Ansiedade)<br>O que isso significa em termos de como a(s) outra(s) pessoa(s) sente(m)/pensa(m) a meu respeito? (Raiva, vergonha)<br>O que isso significa em relação à(s) outra(s) pessoa(s) ou a pessoas em geral? (Raiva)<br>Quebrei as regras, magoei outras pessoas ou não fiz algo que deveria ter feito? O que penso a meu respeito por ter feito isso ou pelo que acredito ter feito? (Culpa, vergonha) |

*A mente vencendo o humor,* segunda edição. © 2016 Dennis Greenberger e Christine A. Padesky. Os compradores deste livro podem fazer cópias e/ou *download* de cópias adicionais desta folha de exercícios (ver quadro no final do Sumário).

## PENSAMENTOS "QUENTES"

Imagine-se entrando em uma sala, apertando o interruptor de luz, e a luz não acende. Você descobre que a lâmpada está desconectada ou que o interruptor de parede está desligado. A conexão da lâmpada e a ativação do interruptor fazem a eletricidade circular e a lâmpada acender.

Os fios que transportam eletricidade são denominados fios "quentes". Igualmente, os pensamentos automáticos que estão mais fortemente conectados a estados de humor intensos são denominados pensamentos "quentes". Eles são pensamentos que conduzem a carga emocional, portanto também são os pensamentos mais importantes a serem identificados, examinados e, algumas vezes, modificados para alcançarmos bem-estar.

Para aprender sobre os pensamentos automáticos "quentes", vamos examinar o Registro de Pensamentos de Vítor (Fig. 7.1). Vítor queria identificar pensamentos automáticos e imagens que o ajudariam a compreender seu nervosismo e, para isso, circulou esse estado de humor na coluna 2. Para ajudar a identificar seus pensamentos automáticos, Vítor fez a si mesmo as duas perguntas gerais contidas nas Dicas Úteis "Perguntas que ajudam a identificar pensamentos automáticos" (p. 55). Essas perguntas estão sublinhadas na Figura 7.1. Além disso, como seu nervosismo estava mais intimamente relacionado ao estado de humor de ansiedade, ele fez a si mesmo as duas perguntas relacionadas à ansiedade contidas nas Dicas Úteis, que também estão sublinhadas.

| 1. Situação<br>Quem?<br>O quê?<br>Quando?<br>Onde? | 2. Estados de humor<br>a. O que você sentiu?<br>b. Avalie cada estado de humor (0-100%).<br>c. Circule ou marque o estado de humor que você quer examinar. | 3. Pensamentos automáticos (imagens)<br>a. O que estava passando por sua cabeça instantes antes de você começar a se sentir assim? Algum outro pensamento? Imagem?<br>b. Circule ou marque o pensamento "quente". |
|---|---|---|
| Entregando um relatório mensal para minha supervisora. Ela o lê, de pé, em meu escritório. Terça-feira, às 16h30. | (Nervoso 90%)<br><br>Irritado 60% | <u>O que estava passando por minha cabeça instantes antes de eu me sentir assim? (Pergunta geral)</u><br>Por que ela está lendo o relatório aqui? (Resposta que me deixa nervoso: Ela está procurando problemas e vai me criticar.)<br><br><u>Que imagens ou lembranças tenho nesta situação? (Pergunta geral)</u><br>A lembrança de meu pai criticando como eu aparava a grama. Sua face está vermelha, e ele parece muito incomodado comigo.<br><br><u>O que temo que possa acontecer? (Pergunta específica sobre ansiedade)</u><br>Ela vai ficar insatisfeita com as minhas vendas.<br>Aposto que os outros vendedores se saíram melhor este mês.<br><br><u>Qual a pior coisa que pode acontecer? (Pergunta específica sobre ansiedade)</u><br>Vou ser demitido ou terei um corte no salário. |

**FIGURA 7.1** Registro de Pensamentos parcial de Vítor.

Observe que Vítor descreveu a situação e depois identificou e mediu seus estados de humor. Ele circulou "nervoso", porque esse era o estado de humor que queria compreender melhor. Para descobrir os pensamentos automáticos conectados ao seu nervosismo, ele fez a si mesmo algumas das perguntas listadas nas Dicas Úteis. Fez as duas perguntas gerais: "O que estava passando pela minha cabeça instantes antes de eu começar a me sentir assim?" e "Que imagens ou lembranças tenho nesta situação?", além de perguntas específicas relacionadas à ansiedade: "O que temo que possa acontecer?" e "Qual a pior coisa que pode acontecer?", porque nervosismo é semelhante à ansiedade.

Para descobrir quais de seus pensamentos eram os mais "quentes" – mais carregados emocionalmente –, Vítor considerou cada pensamento isoladamente para ver o quanto aquele pensamento o faria sentir-se nervoso. Por exemplo, se pensasse somente no primeiro pensamento "Por que ela está lendo o relatório aqui?", ele teria julgado seu nervosismo como 10%. No entanto, quando pensou "Ela está procurando problemas e vai me criticar", sua avaliação da ansiedade aumentou. Todas as estimativas de Vítor podem ser vistas aqui:

| Pensamento | Estado de humor |
| --- | --- |
| Por que ela está lendo o relatório aqui? | Nervoso 10% |
| Ela está procurando problemas e vai me criticar. | Nervoso 50% |
| A lembrança de meu pai criticando como eu aparava a grama. Sua face está vermelha e ele parece muito incomodado comigo. | Nervoso 40% |
| Ela vai ficar insatisfeita com as minhas vendas. | Nervoso 40% |
| Aposto que os outros vendedores se saíram melhor este mês. | Nervoso 80% |
| Vou ser demitido ou terei um corte no salário. | Nervoso 90% |

Como você pode observar, o primeiro pensamento de Vítor, "Por que ela está lendo o relatório aqui?", não o deixou muito nervoso, portanto não era um pensamento particularmente "quente". Seus três pensamentos seguintes o deixaram mais nervoso, portanto eles eram mais "quentes". Seus dois últimos pensamentos, "Aposto que os outros vendedores se saíram melhor este mês" e "Vou ser demitido ou terei um corte no salário", deixaram Vítor extremamente nervoso e, portanto, eram os pensamentos mais "quentes" de todos. Fazer a si mesmo uma série de perguntas, assim como Vítor fez, possibilita que você encontre pensamentos "quentes" para compreender suas reações emocionais.

Há um último aspecto importante no Registro de Pensamentos de Vítor. Observe que sua recordação de infância parecia estar estreitamente associada à sua reação à supervisora. Mais tarde, ele aprendeu a procurar semelhanças e diferenças entre a situação da supervisora lendo seu relatório e seu pai criticando seu trabalho ao aparar a grama. Tomar consciência dessa lembrança e assimilar as diferenças entre suas experiências de infância e suas experiências adultas ajudou Vítor a aprender a reagir de forma mais adequada à supervisora e também à esposa.

## EXERCÍCIO: Identificando pensamentos "quentes"

Agora você já está pronto para identificar seus próprios pensamentos "quentes". Para cada pensamento automático que você listou na Folha de Exercícios 7.3, avalie o quanto (0-100%) esse pensamento isoladamente fez você sentir a emoção que circulou. Escreva a avaliação ao lado de cada pensamento. Essas avaliações auxiliam a decidir qual(is) é(são) o(s) pensamento(s) "quente(s)". O pensamento mais "quente" é aquele com a avaliação mais alta. Esses pensamentos ajudam a compreender por que você teve esse humor particular? Na Folha de Exercícios 7.3, circule ou marque o(s) pensamento(s) "quente(s)" para o estado de humor que circulou ou marcou na coluna 2. Se nenhum dos pensamentos listados for "quente", torne a fazer a si mesmo as perguntas contidas nas Dicas Úteis na página 55 para tentar identificar pensamentos automáticos adicionais.

As habilidades ensinadas aqui são tão importantes que este capítulo termina com um Registro de Pensamentos especial. A Folha de Exercícios 7.4 é semelhante à Folha de Exercícios 7.3, com a adição de uma quarta coluna na qual você pode avaliar a importância de cada pensamento automático que identificar. Observe as Dicas Úteis e as perguntas na parte inferior da coluna 3, que fazem você se lembrar de quais informações incluir na coluna "Pensamentos automáticos".

Utilize a Folha de Exercícios 7.4 até que consiga identificar com sucesso seus pensamentos automáticos e encontre os pensamentos "quentes" associados a seus estados de humor. Antes de passar para o próximo capítulo, pratique essa habilidade até sentir-se à vontade com ela. Recomendamos que você preencha a folha de exercícios pelo menos uma vez por dia durante uma semana. (Já incluímos aqui quatro cópias dessa folha de exercícios para sua conveniência. Cópias adicionais podem ser impressas no *link* deste livro em loja.grupoa.com.br.) É importante que você consiga identificar seus pensamentos "quentes" e compreenda as ligações entre seus pensamentos e estados de humor antes de prosseguir. Depois de descobrir seus pensamentos "quentes", estará pronto para ler o Capítulo 8, que ensina a avaliar esses pensamentos e a fazer mudanças que possam conduzir a formas mais adaptativas de pensar.

Quanto mais Registros de Pensamentos você fizer, mais rapidamente irá se sentir melhor. Fazer um Registro de Pensamentos não é um teste. É um exercício para identificação de seus pensamentos e dos padrões de pensamento que estão conectados a seus estados de humor. Com a prática continuada, você ficará mais hábil no preenchimento dos Registros de Pensamentos. Conforme suas habilidades aumentam, você provavelmente se sentirá melhor e mais no controle de sua vida. Depois de adquirir habilidade no preenchimento da Folha de Exercícios 7.4, você estará pronto para iniciar o Capítulo 8.

## FOLHA DE EXERCÍCIOS 7.4  Identificando pensamentos "quentes"

| 1. Situação | 2. Estados de humor | 3. Pensamentos automáticos (imagens) | Avalie a importância de cada pensamento |
|---|---|---|---|
| Com quem você estava?<br>O que você estava fazendo?<br>Quando aconteceu?<br>Onde você estava? | Descreva cada estado de humor em uma palavra.<br>Avalie a intensidade do estado de humor (0-100%).<br>Circule ou marque o que você quer examinar. | **Responda a algumas ou a todas as perguntas a seguir:**<br>O que estava passando por minha cabeça instantes antes de eu me sentir assim? (Geral)<br>Que imagens ou lembranças tenho nesta situação? (Geral)<br>O que isso significa sobre mim? Minha vida? Meu futuro? (Depressão)<br>O que temo que possa acontecer? (Ansiedade)<br>Qual a pior coisa que poderia acontecer? (Ansiedade)<br>O que isso significa em termos de como a(s) outra(s) pessoa(s) sente(m)/pensa(m) a meu respeito? (Raiva, vergonha)<br>O que isso significa em relação à(s) outra(s) pessoa(s) ou a pessoas em geral? (Raiva)<br>Quebrei as regras, magoei outras pessoas ou não fiz algo que deveria ter feito? O que penso a meu respeito por ter feito isso ou pelo que acredito ter feito? (Culpa, vergonha) | Para cada pensamento na coluna 3, avalie a intensidade que teria seu humor com base nesse pensamento isolado (0-100%). |

*A mente vencendo o humor*, segunda edição. © 2016 Dennis Greenberger e Christine A. Padesky. Os compradores deste livro podem fazer cópias e/ou *download* de cópias adicionais desta folha de exercícios (ver quadro no final do Sumário).

## FOLHA DE EXERCÍCIOS 7.4 Identificando pensamentos "quentes"

| 1. Situação | 2. Estados de humor | 3. Pensamentos automáticos (imagens) | Avalie a importância de cada pensamento |
|---|---|---|---|
| Com quem você estava?<br>O que você estava fazendo?<br>Quando aconteceu?<br>Onde você estava? | Descreva cada estado de humor em uma palavra.<br>Avalie a intensidade do estado de humor (0-100%).<br>Circule ou marque o que você quer examinar. | **Responda a algumas ou a todas as perguntas a seguir:**<br>O que estava passando por minha cabeça instantes antes de eu me sentir assim? (Geral)<br>Que imagens ou lembranças tenho nesta situação? (Geral)<br>O que isso significa sobre mim? Minha vida? Meu futuro? (Depressão)<br>O que temo que possa acontecer? (Ansiedade)<br>Qual a pior coisa que poderia acontecer? (Ansiedade)<br>O que isso significa em termos de como a(s) outra(s) pessoa(s) sente(m)/pensa(m) a meu respeito? (Raiva, vergonha)<br>O que isso significa em relação à(s) outra(s) pessoa(s) ou a pessoas em geral? (Raiva)<br>Quebrei as regras, magoei outras pessoas ou não fiz algo que deveria ter feito? O que penso a meu respeito por ter feito isso ou pelo que acredito ter feito? (Culpa, vergonha) | Para cada pensamento na coluna 3, avalie a intensidade que teria seu humor com base nesse pensamento isolado (0-100%). |

*A mente vencendo o humor,* segunda edição. © 2016 Dennis Greenberger e Christine A. Padesky. Os compradores deste livro podem fazer cópias e/ou *download* de cópias adicionais desta folha de exercícios (ver quadro no final do Sumário).

## FOLHA DE EXERCÍCIOS 7.4 Identificando pensamentos "quentes"

| 1. Situação | 2. Estados de humor | 3. Pensamentos automáticos (imagens) | Avalie a importância de cada pensamento |
|---|---|---|---|
| Com quem você estava?<br>O que você estava fazendo?<br>Quando aconteceu?<br>Onde você estava? | Descreva cada estado de humor em uma palavra.<br>Avalie a intensidade do estado de humor (0-100%).<br>Circule ou marque o que você quer examinar. | **Responda a algumas ou a todas as perguntas a seguir:**<br>O que estava passando por minha cabeça instantes antes de eu me sentir assim? (Geral)<br>Que imagens ou lembranças tenho nesta situação? (Geral)<br>O que isso significa sobre mim? Minha vida? Meu futuro? (Depressão)<br>O que temo que possa acontecer? (Ansiedade)<br>Qual a pior coisa que poderia acontecer? (Ansiedade)<br>O que isso significa em termos de como a(s) outra(s) pessoa(s) sente(m)/pensa(m) a meu respeito? (Raiva, vergonha)<br>O que isso significa em relação à(s) outra(s) pessoa(s) ou a pessoas em geral? (Raiva)<br>Quebrei as regras, magoei outras pessoas ou não fiz algo que deveria ter feito? O que penso a meu respeito por ter feito isso ou pelo que acredito ter feito? (Culpa, vergonha) | Para cada pensamento na coluna 3, avalie a intensidade que teria seu humor com base nesse pensamento isolado (0-100%). |

*A mente vencendo o humor*, segunda edição. © 2016 Dennis Greenberger e Christine A. Padesky. Os compradores deste livro podem fazer cópias e/ou *download* de cópias adicionais desta folha de exercícios (ver quadro no final do Sumário).

## FOLHA DE EXERCÍCIOS 7.4 Identificando pensamentos "quentes"

| 1. Situação | 2. Estados de humor | 3. Pensamentos automáticos (imagens) | Avalie a importância de cada pensamento |
|---|---|---|---|
| Com quem você estava?<br>O que você estava fazendo?<br>Quando aconteceu?<br>Onde você estava? | Descreva cada estado de humor em uma palavra.<br>Avalie a intensidade do estado de humor (0-100%).<br>Circule ou marque o que você quer examinar. | **Responda a algumas ou a todas as perguntas a seguir:**<br>O que estava passando por minha cabeça instantes antes de eu me sentir assim? (Geral)<br>Que imagens ou lembranças tenho nesta situação? (Geral)<br>O que isso significa sobre mim? Minha vida? Meu futuro? (Depressão)<br>O que temo que possa acontecer? (Ansiedade)<br>Qual a pior coisa que poderia acontecer? (Ansiedade)<br>O que isso significa em termos de como a(s) outra(s) pessoa(s) sente(m)/pensa(m) a meu respeito? (Raiva, vergonha)<br>O que isso significa em relação à(s) outra(s) pessoa(s) ou a pessoas em geral? (Raiva)<br>Quebrei as regras, magoei outras pessoas ou não fiz algo que deveria ter feito? O que penso a meu respeito por ter feito isso ou pelo que acredito ter feito? (Culpa, vergonha) | Para cada pensamento na coluna 3, avalie a intensidade que teria seu humor com base nesse pensamento isolado (0-100%). |

*A mente vencendo o humor,* segunda edição. © 2016 Dennis Greenberger e Christine A. Padesky. Os compradores deste livro podem fazer cópias e/ou *download* de cópias adicionais desta folha de exercícios (ver quadro no final do Sumário).

## VERIFICAÇÃO DO HUMOR

Agora que você está começando a identificar seus pensamentos automáticos, este é um bom momento para avaliar seus estados de humor novamente. Lembre-se de que pode usar as seguintes medidas e folhas de avaliação:

- Depressão/infelicidade: Inventário de Depressão de *A mente vencendo o humor*, Folha de Exercícios 13.1, página 186, e Folha de Exercícios 13.2, página 187.
- Ansiedade/nervosismo: Inventário de Ansiedade de *A mente vencendo o humor*, Folha de Exercícios 14.1, página 213, e Folha de Exercícios 14.2, página 214.
- Outros estados de humor/felicidade: Avaliando e acompanhando meus estados de humor, Folha de Exercícios 15.1, página 246, e Folha de Exercícios 15.2, página 247.

## Resumo do Capítulo 7

▶ Pensamentos automáticos são pensamentos que entram em nossa mente espontaneamente ao longo do dia.

▶ Sempre que experimentamos estados de humor intensos, também existem pensamentos automáticos presentes que fornecem dicas para a compreensão de nossas reações emocionais.

▶ Os pensamentos automáticos podem ser palavras, imagens ou recordações.

▶ Para identificar pensamentos automáticos, observe o que passa por sua mente quando você experimenta um estado de humor intenso.

▶ Tipos específicos de pensamentos estão associados a cada estado de humor. Este capítulo sugere perguntas que você pode fazer para identificar esses pensamentos específicos dos estados de humor.

▶ Pensamentos "quentes" são pensamentos automáticos que têm a carga emocional mais forte. Eles são geralmente os pensamentos mais valiosos para serem testados em um Registro de Pensamentos.

# 8

## Onde Estão as Evidências?

VÍTOR: *Pare, olhe e escute novamente.*

Em uma noite de quinta-feira, Vítor e sua esposa Júlia estavam na cozinha discutindo seus planos para o fim de semana. Vítor disse a Júlia que havia feito planos de encontrar seu amigo Jaime na reunião dos Alcoólicos Anônimos (AA) no sábado pela manhã. A expressão de Júlia mudou quando ele disse isso, e um olhar de angústia tomou conta de seu rosto. Vítor experimentou uma onda de raiva enquanto pensava "Ela está incomodada por eu passar um tempo longe dela e das crianças. Não é justo que não veja meu programa de recuperação como algo importante. Se se importasse comigo tanto quanto se importa com as crianças, ficaria feliz por eu ir. Ela não se importa comigo".

Vítor explodiu com Júlia: "Se você não se importa com a minha sobriedade, então eu também não me importo!". Deu um soco na mesa e saiu batendo a porta. Enquanto ele saía, Júlia gritou: "Como você pode esperar que me importe quando age assim? Qual é o seu problema?".

Enquanto dirigia e se afastava de casa, seus pensamentos fervilhavam: "Ela nunca entendeu o quanto o AA é importante para mim. Não sabe o quanto é difícil não beber. De que adianta eu me esforçar tanto se ela não se importa se fico sóbrio? Não aguento sentir tanta raiva. Um drinque vai fazer eu me sentir melhor".

Quando Vítor se aproximou da loja de bebidas, parou o carro no estacionamento e desligou o motor. Pousou a cabeça sobre a direção para recuperar o fôlego. Conforme sua raiva diminuía, lembrou-se de que seu terapeuta disse que, na próxima vez que tivesse uma emoção forte ou o impulso de beber, deveria usar isso como uma oportunidade para identificar seus pensamentos e procurar evidências em um Registro de Pensamentos. Vítor desejava muito uma bebida, mas também havia prometido ao terapeuta que faria o que havia sugerido pelo menos uma vez. A Figura 8.1 mostra o que Vítor escreveu em um pedaço de papel que encontrou dentro do carro.

Como já demonstrado no Capítulo 7, Vítor preencheu as três primeiras colunas do Registro de Pensamentos descrevendo a situação, identificando e medindo seu humor e anotando uma variedade de pensamentos vinculados a ele. Em vez de escrever sua avaliação do quanto cada pensamento era "quente", Vítor mentalmente considerou o quanto cada pensamento o fazia ficar com raiva e circulou o pensamento mais "quente": "Ela não se importa comigo". Também circulou outro pensamento "quente": "Não aguento sentir tanta raiva. Um drinque vai fazer eu me sentir melhor", porque percebeu que esses pensamentos o estavam empurrando para a bebida, ação que ele sabia que iria lamentar mais tarde.

# REGISTRO DE PENSAMENTOS

| 1. Situação<br>Quem?<br>O quê?<br>Quando?<br>Onde? | 2. Estados de humor<br>a. O que você sentiu?<br>b. Avalie cada estado de humor (0-100%).<br>c. Circule ou marque o humor que você quer examinar. | 3. Pensamentos automáticos (imagens)<br>a. O que estava passando por sua mente instantes antes de você começar a se sentir assim? Algum outro pensamento? Imagem?<br>b. Circule ou marque o pensamento "quente". | 4. Evidências que apoiam o pensamento "quente" | 5. Evidências que não apoiam o pensamento "quente" | 6. Pensamentos alternativos/ compensatórios<br>a. Escreva um pensamento alternativo ou compensatório.<br>b. Avalie o quanto você acredita em cada pensamento (0-100%). | 7. Avalie os estados de humor<br>Avalie novamente os estados de humor listados na coluna 2, assim como qualquer estado de humor novo (0-100%). |
|---|---|---|---|---|---|---|
| Quinta-feira, às 20h30. Júlia me olha de um jeito estranho quando digo que vou ao AA no sábado. | (Raiva 90%) | Ela está incomodada por eu ir ao AA no sábado.<br><br>Ela não vê meu programa de recuperação como algo importante.<br><br>(Ela não se importa comigo.)<br><br>Ela não entende o quanto é difícil não beber.<br><br>(Não aguento sentir tanta raiva. Um drinque vai fazer eu me sentir melhor.) | Ela não me apoia em relação ao AA.<br><br>Ela me incomoda para eu fazer as coisas.<br><br>Ela parece não dar valor ao quanto dou duro no trabalho.<br><br>Ela está sempre me lançando olhares de reprovação como o de hoje à noite.<br><br>Ela gritou comigo enquanto eu saía de casa.<br><br>Odeio me sentir assim.<br><br>Quando me senti assim no passado, um drinque sempre me ajudou a relaxar.<br><br>O álcool vai funcionar rapidamente. | Ela ficou comigo durante todos esses anos em que bebi.<br><br>Ela participou das reuniões do AL-Anon durante um ano.<br><br>Ela parecia feliz em me ver quando voltei do trabalho hoje à noite.<br><br>Ela diz que me ama e faz coisas boas para mim quando não estamos brigando.<br><br>Quando passa o efeito do álcool, às vezes, me sinto pior.<br><br>No mês passado, quando fiquei muito perturbado, não bebi porque Jaime e depois de uma hora já me sentia melhor.<br><br>Embora eu esteja muito incomodado agora, sei que isso não vai durar para sempre.<br><br>Eu sobrevivi à desintoxicação, que parecia muito pior do que esta raiva. | | |

FIGURA 8.1 Registro de Pensamentos de Vítor.

Depois de identificar esses dois pensamentos "quentes", Vítor recordou que seu terapeuta havia dito que as colunas 4 e 5 no Registro de Pensamentos fazem a pergunta mais importante na TCC: "Onde estão as evidências?". Começou, então, a considerar as evidências que apoiam seus pensamentos de que Júlia não se importava com ele e de que precisava de um drinque para lidar com sua raiva.

A raiva de Vítor começou quando ele interpretou o olhar da sua esposa como de irritação com sua decisão de participar de uma reunião do AA no sábado. Ele, então, interpretou isso como um sinal de que ela não se importava com seu programa de recuperação nem com ele. Ao procurar evidências que apoiavam e não apoiavam suas conclusões, Vítor se colocou em uma posição mais adequada para avaliar e reagir a seus pensamentos sobre o que estava se passando entre ele e Júlia. Conforme evidenciado na metade inferior das colunas 4 e 5, ele também reuniu evidências para testar seu pensamento de que não aguentava sentir raiva e precisava de um drinque para ajudá-lo a se sentir melhor.

Conforme Vítor se lembrava da conversa com seu terapeuta, as colunas 4 e 5 do Registro de Pensamentos abordam a pergunta: "Onde estão as evidências?" (Fig. 8.1). Essas duas colunas são planejadas para reunir informações que apoiem ou não apoiem os pensamentos "quentes" identificados na coluna "Pensamentos automáticos" (coluna 3). As evidências coletadas nas colunas 4 e 5 ajudam a avaliar seus pensamentos "quentes".

Ao preencher as duas colunas de evidências, é útil ver seus pensamentos "quentes" como hipóteses ou suposições. Se você suspender temporariamente a convicção de que seus pensamentos "quentes" são verdadeiros, será mais fácil procurar evidências que apoiem ou que não apoiem sua conclusão.

Enquanto estava sentado em seu carro no estacionamento da loja de bebidas considerando as evidências a favor e contra suas crenças sobre Júlia e precisando de um drinque, Vítor tentou ater-se aos dados, fatos ou experiências reais que apoiavam ou não apoiavam seus pensamentos "quentes".

> **EXERCÍCIO: Fatos *versus* interpretações**
>
> A Folha de Exercícios 8.1 o ajuda a praticar a diferenciação entre fatos e interpretações. "Fatos" são geralmente aspectos com que todos concordariam em uma situação, como "Era terça-feira à noite" ou "A expressão no rosto de Júlia mudou". "Interpretações" são aspectos a respeito dos quais pessoas olhando para uma mesma situação podem discordar. Para cada uma das afirmações listadas na coluna da esquerda da Folha de Exercícios 8.1, escreva na linha da coluna da direita se você acha que é um fato ou uma interpretação sobre o que aconteceu entre Vítor e Júlia. As duas primeiras já foram preenchidas como exemplo. Você pode consultar a descrição da briga entre Júlia e Vítor no início deste capítulo, na página 71, antes de decidir se a afirmação é um fato ou uma interpretação.

### FOLHA DE EXERCÍCIOS 8.1 Fatos *versus* interpretações

| | |
|---|---|
| 1. Ela está sempre me lançando olhares de reprovação. | Interpretação |
| 2. A expressão no rosto de Júlia mudou. | Fato |
| 3. Estou sentindo muita raiva [Vítor]. | |
| 4. Júlia não se importa se estou sóbrio ou não. | |
| 5. Ela se importa mais com as crianças do que comigo. | |
| 6. Júlia gritou comigo enquanto eu saía de casa. | |
| 7. Júlia ficou comigo durante todos esses anos em que bebi. | |
| 8. Ela não me apoia em relação ao AA. | |
| 9. Não aguento sentir tanta raiva. | |
| 10. Você não pode esperar que eu me importe quando você age assim [Júlia]. | |

*A mente vencendo o humor*, segunda edição. © 2016 Dennis Greenberger e Christine A. Padesky. Os compradores deste livro podem fazer cópias e/ou *download* de cópias adicionais desta folha de exercícios (ver quadro no final do Sumário).

A seguir, apresentamos as respostas para a Folha de Exercícios 8.1.

1. Ela está sempre me lançando olhares de reprovação............................. Interpretação
2. A expressão no rosto de Júlia mudou......................................................... Fato
3. Estou sentindo muita raiva [Vítor]............................................................. Fato
4. Júlia não se importa se estou sóbrio ou não............................................. Interpretação
5. Ela se importa mais com as crianças do que comigo............................... Interpretação
6. Júlia gritou comigo enquanto eu saía de casa ......................................... Fato
7. Júlia fico comigo durante todos esses anos em que bebi ....................... Fato
8. Ela não me apoia em relação ao AA........................................................... Interpretação
9. Não aguento sentir tanta raiva .................................................................. Interpretação
10. Você não pode esperar que eu me importe quando você age assim [Júlia] Interpretação

As informações nas colunas das evidências de um Registro de Pensamentos devem consistir, sobretudo, em dados ou fatos objetivos. No entanto, quando você preencher pela primeira vez essas colunas, provavelmente irá misturar fatos com interpretações, como Vítor fez em seu Registro de Pensamentos. Por exemplo, ele escreveu: "Ela está sempre me lançando olhares de reprovação", o que refletia a interpretação dele de que o olhar angustiado dela era um olhar de reprovação dirigido a ele. Como Júlia não chegou a dizer o que estava pensando e sentindo quando olhou para ele, Vítor, na verdade, não sabia com certeza se aquele olhar era "de reprovação". Além disso, "Ela está sempre me lançando olhares de reprovação como o de hoje à noite" pode ter sido um exagero a respeito da frequência com que Júlia lançava olhares de reprovação para ele.

Você conseguiu diferenciar entre fatos e interpretações na Folha de Exercícios 8.1? Fatos são todas as ações descritas no início do capítulo. Qualquer pessoa que observasse Júlia e Vítor provavelmente concordaria que essas ações aconteceram: (2) A expressão no rosto de Júlia mudou, (3) Vítor estava sentindo raiva, (6) Júlia gritou com Vítor enquanto ele saía de casa e (7) Júlia ficou com Vítor durante os muitos anos em que ele bebeu.

Interpretações são leituras que fazemos das situações. São nossos pensamentos acerca de uma situação ou de outra pessoa que podem ou não ser verdadeiros. Por exemplo, é possível que (4) Júlia não se importasse se Vítor estava sóbrio ou que (5) ela se importasse mais com as crianças do que com Vítor. Mas como ela não disse realmente essas coisas, não saberíamos com certeza a menos que decidíssemos perguntar a ela. Igualmente, Júlia não sabia com certeza que (10) Vítor não podia esperar que ela se importasse quando ele agia daquela forma. Aquela foi a interpretação dela e poderia ou não ser correta. Algumas vezes precisamos reunir mais informações antes de saber se uma afirmação é um fato ou uma interpretação. Por exemplo, Vítor poderia perguntar diretamente a Júlia se ela o apoiava em relação ao AA (8). Além disso, poderia adiar o comportamento de beber e descobrir se conseguiria aguentar sentir raiva por mais tempo de que imaginava (9).

A coluna 4, "Evidências que apoiam o pensamento "quente", e a coluna 5, "Evidências que não apoiam o pensamento "quente", no Registro de Pensamentos, são planejadas para ajudá-lo a testar a adequação de seus pensamentos "quentes". Enquanto você pratica o preenchimento das colunas das evidências para seus próprios pensamentos automáticos, tente ser factual no que escreve. Entretanto, mesmo que inclua, na coluna 4, algumas ideias que não são fatos, o Registro de Pensamentos será valioso se você conseguir encontrar evidências para listar na coluna 5. Essa coluna é uma das mais importantes no Registro de Pensamentos, porque pede que você procure informações que não apoiam suas conclusões. *Evidências que não apoiam suas crenças podem ser difíceis de descobrir quando você está experimentando um estado de humor intenso. No entanto, examinar as evidências a favor e contra nossas conclusões é o segredo para reduzir a intensidade de nossos estados de humor.*

Se você observar, as quatro primeiras colunas do Registro de Pensamentos nos ajudam a ser mais claros e específicos acerca do que está acontecendo quando experimentamos estados de humor intensos. Somente quando chegamos à coluna 5 é que somos solicitados a pensar sobre as coisas de forma diferente. Talvez por essa razão, a coluna 5 seja frequentemente a etapa mais difícil de dominar. Algumas pessoas ficam emperradas quando chegam a ela. Nas Dicas Úteis das páginas 76 e 77, apresentamos algumas perguntas que você pode fazer a si mesmo para conseguir completar a coluna 5. Podem ser necessárias semanas de prática até que você tenha mais facilidade para encontrar as evidências que não apoiam seu pensamento "quente" (coluna 5). Conforme preencher mais Registros de Pensamentos, mais fácil será encontrar evidências que não apoiam seus pensamentos "quentes".

PAULO: *Pensando melhor.*

Um exemplo extraído da vida de Paulo ilustra melhor a importância da utilização de evidências factuais para testar interpretações e conclusões. Aproximadamente três meses após iniciar a terapia, Paulo se sentiu muito triste ao voltar para casa depois de um dia que passou visitando sua filha e a família dela. Em casa, ele decidiu preencher um Registro de Pensamentos para compreender de forma mais precisa sua tristeza e tentar melhorar seu estado de humor.

Após identificar uma série de pensamentos automáticos, decidiu que todos eles eram "quentes". No entanto, aquele que parecia mais ligado à sua tristeza era a ideia de que seus filhos e netos não precisavam mais dele. Paulo circulou esse pensamento como o mais "quente" no Registro de Pensamentos na Figura 8.2 da página 78.

*Quando temos pensamentos automáticos negativos, em geral nos detemos em dados que confirmam nossas conclusões.* Antes de preencher o Registro de Pensamentos, os pensamentos de Paulo estavam focados nos eventos da coluna 4 que apoiavam sua crença de que "Meus filhos e netos não precisam mais de mim". Pensar somente em como sua família não precisava mais dele levou Paulo a se sentir muito triste. Pensar nas experiências negativas é natural quando estamos deprimidos.

A coluna 5 do Registro de Pensamentos requeria que Paulo buscasse ativamente em sua memória experiências que não apoiavam suas conclusões. Quando Paulo recordou eventos que indicavam que ainda era necessário e amado por seus familiares, seu humor melhorou. Mesmo que seus filhos fossem crescidos e seus netos já estivessem fazendo mais coisas por conta própria, Paulo foi capaz de se lembrar de eventos que sugeriam que ele ainda era uma pessoa importante em suas vidas.

### DICAS ÚTEIS

Perguntas que ajudam a encontrar evidências que não apoiam o pensamento "quente"

- Tive alguma experiência ou existe alguma informação que sugira que este pensamento não é completamente verdadeiro o tempo todo?
- Se meu melhor amigo ou alguém que amo tivesse este pensamento, o que eu diria para essa pessoa?
- Se meu melhor amigo ou alguém que se importa comigo soubesse que eu estava tendo este pensamento, o que ele me diria? Que evidências factuais (informações ou experiências) ele apontaria que sugerem que meu pensamento "quente" não é 100% verdadeiro?
- Existem pequenas informações que contradizem meu pensamento "quente" e que eu possa estar ignorando ou não considerando importante?
- Existem alguns pontos fortes ou qualidades em mim que estou ignorando? Quais são eles? Como eles poderiam me ajudar nesta situação?

*continua*

### DICAS ÚTEIS (*continuação*)

- Existe algum aspecto positivo nesta situação que estou ignorando? Existe alguma informação que sugira que pode haver um resultado positivo nesta situação?

- Já me encontrei neste tipo de situação antes? O que aconteceu? Existe alguma diferença entre esta situação e as anteriores? O que aprendi com experiências anteriores que poderia me ajudar a compreender esta situação sob um ângulo diferente?

- Quando não estou me sentindo deste modo, penso sobre este tipo de situação de forma diferente? Como? Em que informações factuais devo me concentrar?

- Quando me senti desta forma no passado, em que pensei que ajudou a me sentir melhor?

- Daqui a cinco anos, se eu olhar para trás em relação a esta situação, irei encará-la de forma diferente? Irei me concentrar em alguma parte diferente de minha experiência?

- Estou tirando conclusões apressadas nas colunas 3 e 4 que não são completamente justificadas pelos fatos?

- Estou me culpando por algo sobre o qual não tenho controle total? Que fatos posso escrever que refletem uma visão mais justa, compassiva ou gentil de minha responsabilidade?

*A mente vencendo o humor,* segunda edição. © 2016 Dennis Greenberger e Christine A. Padesky. Os compradores deste livro podem fazer cópias deste quadro para uso pessoal ou com pacientes individuais.

A percepção de que ainda era importante para seus familiares somente ficou clara para Paulo depois que ele deixou de focar unicamente as evidências que apoiavam seus pensamentos negativos. A coluna 5 o encorajou a recordar ativamente e a examinar informações e experiências que não apoiavam seus pensamentos automáticos negativos originais.

Assim como Paulo, você provavelmente irá experimentar uma mudança no humor se conseguir encontrar evidências para escrever na coluna 5. No entanto, se estiver experimentando um estado de humor muito intenso ou se mantém uma crença que parece absolutamente verdadeira, poderá ser difícil para você identificar evidências que não apoiam suas crenças. As perguntas incluídas nas Dicas Úteis fazem você lembrar de examinar uma situação a partir de diferentes pontos de vista, ajudam a encontrar evidências que não apoiam seu pensamento "quente".

Não é necessário responder a todas as perguntas contidas nessas Dicas Úteis. Quando você estiver completando a coluna 5, poderá ser útil responder a algumas das perguntas. Conforme adquirir experiência, aprenderá quais perguntas são mais úteis e os tipos de pensamentos "quentes" que costuma ter.

MARISA: *Ponha-se no lugar de outra pessoa.*

No começo de sua terapia, Marisa teve alguma dificuldade em responder à pergunta: "Onde estão as evidências?". Ela trouxe parcialmente preenchido o Registro de Pensamentos da Figura 8.3 para uma das sessões iniciais da terapia.

# REGISTRO DE PENSAMENTOS

| 1. Situação<br>Quem?<br>O quê?<br>Quando?<br>Onde? | 2. Estados de humor<br>a. O que você sentiu?<br>b. Avalie cada estado de humor (0-100%).<br>c. Circule ou marque o humor que você quer examinar. | 3. Pensamentos automáticos (imagens)<br>a. O que estava passando por sua mente instantes antes de você começar a se sentir assim? Algum outro pensamento? Imagem?<br>b. Circule ou marque o pensamento "quente". | 4. Evidências que apoiam o pensamento "quente" | 5. Evidências que não apoiam o pensamento "quente" | 6. Pensamentos alternativos/compensatórios<br>a. Escreva um pensamento alternativo ou compensatório.<br>b. Avalie o quanto você acredita em cada pensamento (0-100%). | 7. Avalie os estados de humor<br>Avalie novamente os estados de humor listados na coluna 2, assim como qualquer estado de humor novo (0-100%). |
|---|---|---|---|---|---|---|
| Em 5 de novembro, às 21 horas.<br><br>Voltando de carro da casa de minha filha onde passei o dia com ela, meu genro, meus dois netos e minha esposa. | Triste 80% | Todos eles teriam se divertido mais se eu não estivesse lá hoje.<br><br>Eles não prestaram atenção em mim durante o dia todo.<br><br>(Meus filhos e netos não precisam mais de mim.) | Eu gostava de amarrar os sapatos de minha neta, mas agora ela quer fazer isso sozinha.<br><br>Minha filha e meu genro têm a vida deles e não precisam de nada de mim.<br><br>Alice, minha neta de 15 anos, saiu às 19 horas para se encontrar com os amigos.<br><br>Nando, meu genro, montou prateleiras e armários novos na sala de estar. Três anos atrás, ele teria me pedido ajuda e precisaria de mim para auxiliá-lo com um projeto daquela dimensão. | Nando me pediu uns conselhos sobre seus planos de aumentar a casa deles.<br><br>Minha filha pediu que eu desse uma olhada em algumas plantas do jardim que estavam morrendo. Descobri que as plantas não estavam recebendo água suficiente.<br><br>Fiz Nívea rir várias vezes durante todo o dia.<br><br>Alice pareceu gostar das minhas histórias de quando sua mãe era adolescente.<br><br>Nívea adormeceu no meu colo. | | |

**FIGURA 8.2** Registro de Pensamentos de Paulo.

# REGISTRO DE PENSAMENTOS

| 1. Situação<br>Quem?<br>O quê?<br>Quando?<br>Onde? | 2. Estados de humor<br>a. O que você sentiu?<br>b. Avalie cada estado de humor (0-100%).<br>c. Circule ou marque o humor que você quer examinar. | 3. Pensamentos automáticos (imagens)<br>a. O que estava passando por sua mente instantes antes de você começar a se sentir assim? Algum outro pensamento? Imagem?<br>b. Circule ou marque o pensamento "quente". | 4. Evidências que apoiam o pensamento "quente" | 5. Evidências que não apoiam o pensamento "quente" | 6. Pensamentos alternativos/ compensatórios<br>a. Escreva um pensamento alternativo ou compensatório.<br>b. Avalie o quanto você acredita em cada pensamento (0-100%). | 7. Avalie os estados de humor<br>Avalie novamente os estados de humor listados na coluna 2, assim como qualquer estado de humor novo (0-100%). |
|---|---|---|---|---|---|---|
| Sozinha, em casa, sábado, às 21h30. | (Deprimida) 100%<br>Decepcionada 95%<br>Vazia 100%<br>Confusa 90%<br>Irreal 95% | Quero ficar anestesiada para não ter que sentir mais nada.<br><br>Não estou fazendo nenhum progresso.<br><br>Estou tão confusa que não consigo pensar com clareza.<br><br>Não sei o que é real e o que não é.<br><br>(Estas emoções são tão penosas que tenho de me matar porque não aguento mais senti-las.)<br><br>Nada ajuda.<br><br>A vida não vale a pena.<br><br>Sou um fracasso total. | Não aguento mais. Quero morrer.<br><br>Me matar é a única forma de me livrar da dor.<br><br>Ninguém conseguiu me ajudar. | | | |

**FIGURA 8.3** Registro de Pensamentos de Marisa parcialmente preenchido.

Marisa não conseguiu descobrir sozinha alguma evidência de que seu pensamento "quente" não era 100% verdadeiro. O seguinte diálogo com seu terapeuta a ajudou a identificar evidências para o preenchimento da coluna 5.

Terapeuta: Se entendi bem seu Registro de Pensamentos, seu pensamento "quente" foi "Estas emoções são tão penosas que tenho de me matar, porque não aguento mais senti-las".
Você conseguiu encontrar evidências que apoiam esse pensamento, mas não conseguiu encontrar qualquer evidência que não o apoie.

Marisa: Isso mesmo.

Terapeuta: Você já sentiu anteriormente que sua dor era tão grande que teria de se matar?

Marisa: Dezenas de vezes.

Terapeuta: No passado, quando se sentiu assim, o que fez ou pensou que ajudou você a se sentir melhor?

Marisa: É engraçado, mas, às vezes, falar sobre meu sofrimento me ajuda a me sentir melhor.

Terapeuta: Então falar a respeito ajuda. Além de conversar com alguém, você já teve algum pensamento que ajudou a se sentir melhor?

Marisa: Quando estou me sentindo pior, tento lembrar que já me senti assim antes e que superei a situação todas as vezes.

Terapeuta: Bem, essa é uma informação importante. Existe alguma coisa em relação à sua situação atual que sugira que o suicídio não é a única opção?

Marisa: O que você quer dizer?

Terapeuta: Estou me perguntando se você tem alguma esperança ou não de que outra coisa que não o suicídio irá diminuir seu sofrimento.

Marisa: Bem, acho que estou aprendendo a pensar de forma diferente, mas não tenho certeza se isso vai me ajudar.

Terapeuta: Parte de você está em dúvida se a TCC irá ajudá-la e outra parte de você tem esperança.

Marisa: Tenho muito mais dúvidas do que esperanças.

Terapeuta: Em termos percentuais, quanto de você está em dúvida e quanto tem esperança de que as habilidades que está aprendendo ajudarão a diminuir seu sofrimento?

Marisa: Estou 90 a 95% em dúvida e 5 a 10% com esperança.

Terapeuta: Vamos acompanhar como seus níveis de dúvida e esperança oscilam conforme você vai progredindo na terapia. Se você dissesse à sua melhor amiga, Kátia, que: "O sofrimento é tão grande que tenho de me matar", o que ela diria a você?

Marisa: Eu nunca diria isso, mas, se dissesse, ela provavelmente me diria que muitas coisas estão acontecendo para mim, que muitas coisas estão para acontecer e que tenho muito a contribuir para o mundo. Mas eu não acreditaria nela.

Terapeuta: Ela diria mais alguma coisa em que você poderia acreditar parcialmente?

Marisa: Ela provavelmente me mostraria que existem algumas coisas na vida que me dão algum prazer e que tenho alguns momentos na maior parte dos dias em que me sinto melhor e sofrendo menos. Ela me faria lembrar que acho graça de algumas coisas e que às vezes até dou risadas.

Terapeuta: Se Kátia dissesse que ela estava sofrendo tanto que achava que o suicídio era a única solução, o que você diria?

Marisa: Eu diria para ela continuar tentando outras soluções. Teria que haver esperança para Kátia. Mas não vejo muita esperança para mim.

Terapeuta: Vamos considerar o quanto de esperança faz sentido em alguns minutos. Primeiro vamos escrever no Registro de Pensamentos as coisas que acabamos de falar e que podem ser colocadas na coluna 5.

A Figura 8.4 reflete as informações que Marisa reuniu com a ajuda de seu terapeuta.

É importante *escrever* as evidências que você descobriu enquanto respondia às perguntas contidas nas Dicas Úteis das páginas 76 e 77. Marisa se manteve sem esperanças enquanto discutia essas evidências com seu terapeuta. Mas, quando escreveu em seu Registro de Pensamentos, ela descobriu que ver tudo junto de uma vez só fazia com que se sentisse um pouco mais esperançosa e menos deprimida. Da mesma forma, você também irá tirar mais proveito escrevendo as evidências que reunir em vez de simplesmente pensando a respeito delas.

## LEMBRETES

- Para completar a coluna 5 de um Registro de Pensamentos, faça a si mesmo as perguntas listadas nas Dicas Úteis das páginas 76 e 77.
- *Escreva* todas as evidências que não apoiam seu pensamento "quente", em vez de simplesmente pensar a respeito.

Márcia: *Ataque cardíaco ou ansiedade?*

Com a progressão do tratamento, Márcia tornou-se mais hábil em se fazer as perguntas para completar a coluna 5 do Registro de Pensamentos. Essa habilidade ajudou a impedir que seus sintomas de ansiedade se intensificassem provocando um ataque de pânico. Certa vez, quando estava em um avião esperando que decolasse, ela começou a se sentir ansiosa. Então decidiu escrever sua experiência em um Registro de Pensamentos para ver se conseguia identificar e examinar os pensamentos conectados à sua ansiedade. Conforme mostra a Figura 8.5, ela começou descrevendo a situação, seu estado de humor e os pensamentos automáticos. Depois de identificar seu pensamento "quente" – "Estou tendo um ataque cardíaco" –, Márcia escreveu na coluna 4 as evidências que apoiavam essa ideia. A seguir, começou a reunir evidências que não apoiavam seu pensamento "quente". Sentada no avião, Márcia pensou no que sua melhor amiga diria se estivesse sentada a seu lado. Ela sabia que sua amiga diria que seu batimento cardíaco acelerado provavelmente era causado por seu nervosismo e sua ansiedade e que aquilo não queria dizer necessariamente que estava tendo um ataque cardíaco. Além do mais, Márcia lembrou-se de que seu médico havia dito que um batimento mais rápido não é necessariamente perigoso, tampouco um sinal definitivo de um ataque cardíaco. E ele não havia encontrado nada de errado com seu coração depois de um exame minucioso.

# REGISTRO DE PENSAMENTOS

| 1. Situação<br>Quem?<br>O quê?<br>Quando?<br>Onde? | 2. Estados de humor<br>a. O que você sentiu?<br>b. Avalie cada estado de humor (0-100%).<br>c. Circule ou marque o humor que você quer examinar. | 3. Pensamentos automáticos (imagens)<br>a. O que estava passando por sua mente instantes antes de você começar a se sentir assim? Algum outro pensamento? Imagem?<br>b. Circule ou marque o pensamento "quente". | 4. Evidências que apoiam o pensamento "quente" | 5. Evidências que não apoiam o pensamento "quente" | 6. Pensamentos alternativos/compensatórios<br>a. Escreva um pensamento alternativo ou compensatório.<br>b. Avalie o quanto você acredita em cada pensamento (0-100%). | 7. Avalie os estados de humor<br>Avalie novamente os estados de humor listados na coluna 2, assim como qualquer estado de humor novo (0-100%). |
|---|---|---|---|---|---|---|
| Sozinha em casa, sábado, às 21h30. | (Deprimida 100%)<br>Decepcionada 95%<br>Vazia 100%<br>Confusa 90%<br>Irreal 95% | Quero ficar anestesiada para não ter que sentir mais nada.<br><br>Não estou fazendo nenhum progresso.<br><br>Estou tão confusa que não consigo pensar com clareza.<br><br>Não sei o que é real e o que não é.<br><br>(Estas emoções são tão penosas que tenho de me matar porque não aguento mais senti-las.)<br><br>Nada ajuda.<br><br>A vida não vale a pena.<br><br>Sou um fracasso total. | Não aguento mais. Quero morrer.<br><br>Sempre que me sinto melhor isto não dura. Me sentir melhor é sempre temporário para mim.<br><br>Ninguém conseguiu me ajudar. | Às vezes, conversar com meu terapeuta ajuda a me sentir melhor.<br><br>Isto nunca dura para sempre, mas sempre volta.<br><br>Este Registro de Pensamentos é algo novo que pode ajudar, mas tenho dúvidas.<br><br>Em determinados dias, sinto-me um pouco melhor. | | |

**FIGURA 8.4** Registro de Pensamentos de Marisa com as evidências completas.

Márcia também perguntou a si mesma se havia tido alguma experiência que demonstrasse que seu pensamento "quente" não era verdadeiro. Ela se deu conta de que, de fato, muitas vezes seu batimento cardíaco já havia acelerado em aviões, em aeroportos e quando pensava em voar. Mesmo tendo acreditado que estava tendo um ataque cardíaco naquelas situações, ela agora compreendia que estava tendo um ataque de pânico, não um ataque cardíaco.

Finalmente, Márcia perguntou a si mesma o que havia feito ou pensado no passado que havia ajudado a se sentir melhor. Ela lembrou de que, no passado, concentrar-se na leitura de uma revista, respirar mais lenta e profundamente, escrever um Registro de Pensamentos e pensar em seu coração de forma não catastrófica havia sido de grande ajuda. Quando fez a si mesma as perguntas contidas nas Dicas Úteis das páginas 76 e 77, Márcia escreveu suas respostas na coluna 5, conforme apresentado na Figura 8.6. As perguntas e suas respostas permitiram que ela levasse em conta informações importantes que não se encaixavam em seu pensamento "quente" de que estava sofrendo um ataque cardíaco. Quando Márcia considerou essas informações, sua ansiedade diminuiu.

## REGISTRO DE PENSAMENTOS

| 1. Situação Quem? O quê? Quando? Onde? | 2. Estados de humor a. O que você sentiu? b. Avalie cada estado de humor (0-100%). c. Circule ou marque o humor que você quer examinar. | 3. Pensamentos automáticos (imagens) a. O que estava passando por sua mente instantes antes de você começar a se sentir assim? Algum outro pensamento? Imagem? b. Circule ou marque o pensamento "quente". | 4. Evidências que apoiam o pensamento "quente" | 5. Evidências que não apoiam o pensamento "quente" | 6. Pensamentos alternativos/ compensatórios a. Escreva um pensamento alternativo ou compensatório. b. Avalie o quanto você acredita em cada pensamento (0-100%). | 7. Avalie os estados de humor Avalie novamente os estados de humor listados na coluna 2, assim como qualquer estado de humor novo (0-100%). |
|---|---|---|---|---|---|---|
| Domingo à noite, no avião, na pista, esperando o avião decolar. | (Medo 98%) | Estou me sentindo mal. Meu coração está começando a bater mais forte e mais rápido. Estou começando a suar. (Estou tendo um ataque cardíaco.) Não vou conseguir sair deste avião e ir para um hospital em tempo. Vou morrer. | Meu coração está disparando. Estou suando. Estes são dois sinais de ataque cardíaco. | | | |

**FIGURA 8.5** Registro de Pensamentos de Márcia parcialmente completo.

# REGISTRO DE PENSAMENTOS

| 1. Situação<br>Quem?<br>O quê?<br>Quando?<br>Onde? | 2. Estados de humor<br>a. O que você sentiu?<br>b. Avalie cada estado de humor (0-100%).<br>c. Circule ou marque o humor que você quer examinar. | 3. Pensamentos automáticos (imagens)<br>a. O que estava passando por sua mente instantes antes de você começar a se sentir assim? Algum outro pensamento? Imagem?<br>b. Circule ou marque o pensamento "quente". | 4. Evidências que apoiam o pensamento "quente" | 5. Evidências que não apoiam o pensamento "quente" | 6. Pensamentos alternativos/ compensatórios<br>a. Escreva um pensamento alternativo ou compensatório.<br>b. Avalie o quanto você acredita em cada pensamento (0-100%). | 7. Avalie os estados de humor<br>Avalie novamente os estados de humor listados na coluna 2, assim como qualquer estado de humor novo (0-100%). |
|---|---|---|---|---|---|---|
| Domingo à noite, no avião, na pista, esperando o avião decolar. | Medo 98% | Estou me sentindo mal.<br><br>Meu coração está começando a bater mais forte e mais rápido.<br><br>Estou começando a suar.<br><br>(Estou tendo um ataque cardíaco.)<br><br>Não vou conseguir sair deste avião e ir para um hospital em tempo.<br><br>Vou morrer. | Meu coração está disparando.<br><br>Estou suando.<br><br>Estes são dois sinais de ataque cardíaco. | Ansiedade pode causar um batimento cardíaco acelerado.<br><br>Meu médico disse que o coração é um músculo, que usar um músculo o deixa mais forte e que um batimento cardíaco acelerado não é necessariamente perigoso.<br><br>Um batimento cardíaco acelerado não significa que estou tendo um ataque cardíaco.<br><br>Isso já me aconteceu antes em aeroportos, em aviões e quando eu pensava em voar.<br><br>No passado, meu batimento cardíaco voltou ao normal quando li uma revista, pratiquei a respiração lenta, fiz um Registro de Pensamentos ou pensei de modo menos catastrófico. | | |

**FIGURA 8.6** Registro de Pensamentos de Márcia com as evidências completas.

A mente vencendo o humor     85

> EXERCÍCIO: **Identificando evidências que apoiam e não apoiam pensamentos "quentes"**
>
> Assim como Márcia fez a si mesma as perguntas contidas nas Dicas Úteis das páginas 76 e 77 para reunir evidências que não apoiassem seu pensamento "quente", você também pode usar as mesmas perguntas para procurar evidências que não apoiem os pensamentos "quentes" que identificou em suas cópias da Folha de Exercícios 7.4 (p. 65-68). Agora faça uma retrospectiva dessas cópias da Folha de Exercícios 7.4. Escolha dois ou três desses pensamentos para continuar trabalhando com eles na Folha de Exercícios 8.2 nas próximas páginas. Ou, então, se você não quiser continuar trabalhando com os pensamentos que identificou em suas cópias da Folha de Exercícios 7.4, identifique duas ou três situações nas quais você recentemente experimentou estados de humor intensos e preencha as cópias da Folha de Exercícios 8.2 referentes a eles.
>
> Em cada cópia da Folha de Exercícios 8.2, circule ou marque um pensamento "quente" que você irá testar. Nas colunas 4 e 5, escreva informações que apoiam e informações que não apoiam o pensamento "quente" que você marcou.
>
> Procure listar na coluna 4 somente evidências factuais que apoiem seu pensamento "quente", não suas interpretações dos fatos. Por exemplo, "Pedro olhou para mim" é um exemplo de evidência factual. A afirmação "Pedro olhou para mim e achou que eu estava louco" não seria factual a não ser que Pedro tivesse realmente dito em voz alta: "Acho que você está louco". Se Pedro tiver olhado em silêncio, o pressuposto de que você sabia o que ele estava pensando é uma adivinhação e pode ou não corresponder à realidade.
>
> Depois de completar a coluna 4, faça a si mesmo as perguntas listadas nas Dicas Úteis nas páginas 76 e 77 para procurar evidências que não apoiem seu pensamento "quente". Escreva na coluna 5 cada evidência que descobrir. O preenchimento dessas duas colunas de evidências no Registro de Pensamentos permite que você avalie seu pensamento "quente" a partir de ângulos diferentes e fornece informações que ajudam a desenvolver uma forma alternativa de ver as coisas.

*Antes de terminar este capítulo, preencha as cinco primeiras colunas em um ou mais Registros de Pensamentos, que podem ser encontrados nas próximas páginas.*

## FOLHA DE EXERCÍCIOS 8.2 Onde estão as evidências?

### REGISTRO DE PENSAMENTOS

| 1. Situação | 2. Estados de humor | 3. Pensamentos automáticos (imagens) |
|---|---|---|
| Com quem você estava?<br><br>O que você estava fazendo?<br><br>Quando aconteceu?<br><br>Onde você estava? | Descreva cada estado de humor em uma palavra.<br><br>Avalie a intensidade do estado de humor (0-100%).<br><br>Circule ou marque o estado de humor que você deseja examinar. | **Responda às duas primeiras perguntas gerais e depois a algumas ou a todas as perguntas específicas para um dos estados de humor que você circulou ou marcou na coluna 2:**<br><br>O que estava passando por minha mente instantes antes de eu começar a me sentir assim? (Geral)<br><br>Que imagens ou lembranças tenho nesta situação? (Geral)<br><br>O que isso significa sobre mim? Minha vida? Meu futuro? (Depressão)<br><br>O que temo que possa acontecer? (Ansiedade)<br><br>Qual a pior coisa que poderia acontecer? (Ansiedade)<br><br>O que isso significa em termos de como a(s) outra(s) pessoa(s) sente(m)/pensa(m) a meu respeito? (Raiva, vergonha)<br><br>O que isso significa em relação à(s) outra(s) pessoa(s) ou a pessoas em geral? (Raiva)<br><br>Quebrei as regras, magoei outras pessoas ou não fiz algo que deveria ter feito? O que penso a meu respeito por ter feito isso ou pelo que acredito ter feito? (Culpa, vergonha) |

*A mente vencendo o humor,* segunda edição. © 2016 Dennis Greenberger e Christine A. Padesky. Os compradores deste livro podem fazer cópias e/ou *download* de cópias adicionais desta folha de exercícios (ver quadro no final do Sumário).

## FOLHA DE EXERCÍCIOS 8.2  Onde estão as evidências?

### REGISTRO DE PENSAMENTOS

| 4. Evidências que apoiam o pensamento "quente" | 5. Evidências que não apoiam o pensamento "quente" | 6. Pensamentos alternativos/ compensatórios | 7. Avalie seus estados de humor |
|---|---|---|---|
| Circule o pensamento "quente" na coluna anterior para o qual você está procurando evidências.<br><br>Escreva as evidências factuais que apoiam esta conclusão.<br><br>(Procure escrever os fatos, não as interpretações, enquanto pratica na Folha de Exercícios 8.1, p. 74.) | Faça a si mesmo as perguntas contidas nas Dicas Úteis (p. 76 e 77) para descobrir evidências que não apoiam seu pensamento "quente". | | |

*A mente vencendo o humor,* segunda edição. © 2016 Dennis Greenberger e Christine A. Padesky. Os compradores deste livro podem fazer cópias e/ou *download* de cópias adicionais desta folha de exercícios (ver quadro no final do Sumário).

## FOLHA DE EXERCÍCIOS 8.2  Onde estão as evidências?

### REGISTRO DE PENSAMENTOS

| 1. Situação | 2. Estados de humor | 3. Pensamentos automáticos (imagens) |
|---|---|---|
| Com quem você estava?<br><br>O que você estava fazendo?<br><br>Quando aconteceu?<br><br>Onde você estava? | Descreva cada estado de humor em uma palavra.<br><br>Avalie a intensidade do estado de humor (0-100%).<br><br>Circule ou marque o estado de humor que você deseja examinar. | **Responda às duas primeiras perguntas gerais e depois a algumas ou a todas as perguntas específicas para um dos estados de humor que você circulou ou marcou na coluna 2:**<br><br>O que estava passando por minha mente instantes antes de eu começar a me sentir assim? (Geral)<br><br>Que imagens ou lembranças tenho nesta situação? (Geral)<br><br>O que isso significa sobre mim? Minha vida? Meu futuro? (Depressão)<br><br>O que temo que possa acontecer? (Ansiedade)<br><br>Qual a pior coisa que poderia acontecer? (Ansiedade)<br><br>O que isso significa em termos de como a(s) outra(s) pessoa(s) sente(m)/pensa(m) a meu respeito? (Raiva, vergonha)<br><br>O que isso significa em relação à(s) outra(s) pessoa(s) ou a pessoas em geral? (Raiva)<br><br>Quebrei as regras, magoei outras pessoas ou não fiz algo que deveria ter feito? O que penso a meu respeito por ter feito isso ou pelo que acredito ter feito? (Culpa, vergonha) |

*A mente vencendo o humor*, segunda edição. © 2016 Dennis Greenberger e Christine A. Padesky. Os compradores deste livro podem fazer cópias e/ou *download* de cópias adicionais desta folha de exercícios (ver quadro no final do Sumário).

## FOLHA DE EXERCÍCIOS 8.2 Onde estão as evidências?

### REGISTRO DE PENSAMENTOS

| 4. Evidências que apoiam o pensamento "quente" | 5. Evidências que não apoiam o pensamento "quente" | 6. Pensamentos alternativos/ compensatórios | 7. Avalie seus estados de humor |
|---|---|---|---|
| Circule o pensamento "quente" na coluna anterior para o qual você está procurando evidências.<br><br>Escreva as evidências factuais que apoiam esta conclusão.<br><br>(Procure escrever os fatos, não as interpretações, enquanto pratica na Folha de Exercícios 8.1, p. 74.) | Faça a si mesmo as perguntas contidas nas Dicas Úteis (p. 76 e 77) para descobrir evidências que não apoiam seu pensamento "quente". | | |

*A mente vencendo o humor,* segunda edição. © 2016 Dennis Greenberger e Christine A. Padesky. Os compradores deste livro podem fazer cópias e/ou *download* de cópias adicionais desta folha de exercícios (ver quadro no final do Sumário).

## FOLHA DE EXERCÍCIOS 8.2  Onde estão as evidências?

### REGISTRO DE PENSAMENTOS

| 1. Situação | 2. Estados de humor | 3. Pensamentos automáticos (imagens) |
|---|---|---|
| Com quem você estava?<br><br>O que você estava fazendo?<br><br>Quando aconteceu?<br><br>Onde você estava? | Descreva cada estado de humor em uma palavra.<br><br>Avalie a intensidade do estado de humor (0-100%).<br><br>Circule ou marque o estado de humor que você deseja examinar. | **Responda às duas primeiras perguntas gerais e depois a algumas ou a todas as perguntas específicas para um dos estados de humor que você circulou ou marcou na coluna 2:**<br><br>O que estava passando por minha mente instantes antes de eu começar a me sentir assim? (Geral)<br><br>Que imagens ou lembranças tenho nesta situação? (Geral)<br><br>O que isso significa sobre mim? Minha vida? Meu futuro? (Depressão)<br><br>O que temo que possa acontecer? (Ansiedade)<br><br>Qual a pior coisa que poderia acontecer? (Ansiedade)<br><br>O que isso significa em termos de como a(s) outra(s) pessoa(s) sente(m)/pensa(m) a meu respeito? (Raiva, vergonha)<br><br>O que isso significa em relação à(s) outra(s) pessoa(s) ou a pessoas em geral? (Raiva)<br><br>Quebrei as regras, magoei outras pessoas ou não fiz algo que deveria ter feito? O que penso a meu respeito por ter feito isso ou pelo que acredito ter feito? (Culpa, vergonha) |

*A mente vencendo o humor,* segunda edição. © 2016 Dennis Greenberger e Christine A. Padesky. Os compradores deste livro podem fazer cópias e/ou *download* de cópias adicionais desta folha de exercícios (ver quadro no final do Sumário).

## FOLHA DE EXERCÍCIOS 8.2  Onde estão as evidências?

### REGISTRO DE PENSAMENTOS

| 4. Evidências que apoiam o pensamento "quente" | 5. Evidências que não apoiam o pensamento "quente" | 6. Pensamentos alternativos/ compensatórios | 7. Avalie seus estados de humor |
|---|---|---|---|
| Circule o pensamento "quente" na coluna anterior para o qual você está procurando evidências.<br><br>Escreva as evidências factuais que apoiam esta conclusão.<br><br>(Procure escrever os fatos, não as interpretações, enquanto pratica na Folha de Exercícios 8.1, p. 74.) | Faça a si mesmo as perguntas contidas nas Dicas Úteis (p. 76 e 77) para descobrir evidências que não apoiam seu pensamento "quente". | | |

*A mente vencendo o humor,* segunda edição. © 2016 Dennis Greenberger e Christine A. Padesky. Os compradores deste livro podem fazer cópias e/ou *download* de cópias adicionais desta folha de exercícios (ver quadro no final do Sumário).

O Capítulo 9 ensinará o que você precisa saber para completar as duas últimas colunas do Registro de Pensamentos. Antes de passar para o próximo capítulo, pratique a identificação de evidências para mais cinco ou seis pensamentos, completando as cinco primeiras colunas em várias outras cópias da Folha de Exercícios 8.2. (Cópias adicionais desta folha de exercícios podem ser acessadas no *link* deste livro em loja.grupoa.com.br.) Você pode usar os pensamentos que identificou na Folha de Exercícios 7.4, ou pode utilizar novos pensamentos. Quanto mais praticar a procura de evidências a favor e contra os pensamentos "quentes", mais rapidamente você desenvolverá o tipo de pensamento flexível que está ligado a sentir-se melhor.

Agora é um bom momento para avaliar novamente seus estados de humor. Lembre-se de que você pode usar as seguintes medidas e gráficos para registrar sua avaliação:

- Depressão/infelicidade: Inventário de Depressão da *A mente vencendo o humor,* Folha de Exercícios 13.1, página 186, e Folha de Exercícios 13.2, página 187.

- Ansiedade/nervosismo: Inventário de Ansiedade de *A mente vencendo o humor,* Folha de Exercícios 14.1, página 213; Folha de Exercícios 14.2, página 214.

- Outros estados de humor/felicidade: Avaliando e acompanhando meus estados de humor, Folha de Exercícios 15.1, página 246, e Folha de Exercícios 15.2, página 247.

## Resumo do Capítulo 8

▶ Quando temos pensamentos automáticos negativos, geralmente damos importância principalmente a informações e experiências que confirmam nossas conclusões.

▶ É útil considerar os pensamentos "quentes" como hipóteses ou suposições.

▶ Reunir evidências que apoiam e que não apoiam seus pensamentos "quentes" ajuda a reduzir a intensidade dos estados de humor angustiantes.

▶ Evidências consistem em informações factuais, não interpretações.

▶ A coluna 5 do Registro de Pensamentos pede que você busque ativamente informações que não apoiam um pensamento "quente".

▶ É importante escrever todas as evidências que não apoiam seu pensamento "quente".

▶ Você pode fazer a si mesmo as perguntas específicas das Dicas Úteis, nas páginas 76 e 77, para completar a coluna 5 de um Registro de Pensamentos.

# 9

# Pensamento Alternativo ou Compensatório

Sandra estava de repouso em casa devido a uma gripe e pediu à sua filha de 7 anos, Bárbara, que brincasse sem fazer barulho enquanto ela descansava. Uma hora depois, Sandra foi até a cozinha para fazer um chá e ficou muito incomodada ao ver lápis de cera espalhados pelo chão, papel colorido picado, um tubo de cola aberto sobre a mesa, uma tesoura no cesto de lixo e um copo de leite pela metade em cima do balcão ao lado da geladeira.

Furiosa com aquela bagunça, foi atrás de Bárbara e a encontrou dormindo profundamente em frente à televisão na sala de estar. Sobre a almofada perto da cabeça da menina estava um grande cartão muito colorido e cheio de corações em que estava escrito "Eu te amo, mãe! Por favor, fique boa logo!". Sandra balançou a cabeça e sorriu. Cobriu Bárbara com um cobertor e voltou à cozinha para fazer seu chá.

*Muitas vezes um pouquinho de informação adicional muda em 180 graus nossa interpretação e compreensão de uma situação.* Inicialmente, quando Sandra entrou na cozinha não esperava encontrar uma bagunça e, de imediato, ficou muito brava pelo que Bárbara havia feito, especialmente porque estava doente. O pensamento "quente" de Sandra que acompanhou sua raiva foi "Bárbara não tem qualquer consideração comigo ao fazer essa bagunça mesmo sabendo que estou doente".

Quando descobriu o lindo cartão desejando melhora para ela, sua resposta emocional mudou imediatamente. Sandra pensou "Bárbara estava preocupada comigo e queria ajudar a me sentir melhor – que gentil!". Sentimentos de gratidão e carinho em relação a Bárbara seguiram-se a esse pensamento alternativo. Saber o significado por trás de toda aquela bagunça fez Sandra mudar sua atitude e seu humor.

VÍTOR: *Reunindo novas evidências.*

O Capítulo 8 iniciou com uma descrição da reação de Vítor a uma mudança na expressão facial de sua esposa quando ele disse que tinha planos de participar de uma reunião dos Alcoólicos Anônimos (AA) no sábado. A interpretação de Vítor da expressão facial de Júlia foi "Ela está zangada por eu passar algum tempo longe dela e das crianças". Sua raiva foi estimulada por outros pensamentos: "Não é justo que ela não veja meu programa de recuperação como algo importante", "Se ela se importasse comigo tanto quanto se importa com as crianças, ficaria feliz por eu ir ao AA" e "Ela não se importa comigo".

A interpretação de Vítor da expressão de Júlia afetou seu comportamento e suas emoções. Ele gritou com ela, deu um soco na mesa, saiu de casa intempestivamente e dirigiu até um bar próximo. Vítor preencheu o Registro de Pensamentos para procurar evidências que apoiavam e evidências que não apoiavam o pensamento "quente" "Ela não se importa comigo" (ver Fig. 8.1).

Quando levou em consideração todas as informações contidas em seu Registro de Pensamentos, Vítor percebeu que Júlia realmente parecia se importar com ele em muitos aspectos importantes. Na verdade, começou a se questionar por que ela ficaria tão incomodada com seu plano de participar de uma reunião do AA. O terapeuta chamou a atenção para o fato de que a dificuldade de Vítor no trabalho frequentemente acontecia em situações nas quais ele fazia suposições sobre o que seu supervisor estava pensando – suposições que geralmente estavam erradas. Vítor começou a se perguntar se estava errado em sua suposição sobre o que Júlia estava pensando.

Em vez de comprar uma bebida alcoólica, Vítor decidiu ligar para seu padrinho no AA. Depois de conversar com ele por alguns minutos, o padrinho o aconselhou a ir a uma reunião do AA antes de voltar para casa. Após a conversa com seu padrinho, Vítor telefonou para Júlia. Enquanto conversavam sobre sua discussão, Vítor decidiu testar suas suposições perguntando a ela sobre sua reação quando ele disse que havia feito planos de ir à reunião do AA no sábado. A resposta de Júlia o surpreendeu. Ela disse que, quando ele mencionou o sábado, se lembrou de que nesse dia seria o aniversário de sua irmã e que havia esquecido de enviar um cartão para ela. Júlia preocupou-se porque sua irmã poderia ficar chateada ou magoada se o cartão não chegasse a tempo. Ela não havia se dado conta da mudança em sua expressão facial, mas, se isso aconteceu, ela estava certa de que foram esses os pensamentos que provocaram a mudança – ela absolutamente não havia pensado em Vítor! Conforme mostra a Figura 9.1, Vítor anotou essas explicações alternativas na coluna 6 de seu Registro de Pensamentos.

Envergonhado, disse a Júlia que havia pensado que seu olhar significava que ela estava zangada por ele ter planejado ir a uma reunião do AA no sábado e que havia ficado furioso porque achou que isso significava que ela não se importava com ele ou com sua sobriedade. Júlia expressou seu apoio ao programa de recuperação de Vítor e disse que ficou preocupada que ele pudesse ter saído para beber e sofresse um acidente de carro. Disse que o amava muito, mas que suas explosões de raiva estavam ficando cada vez mais difíceis de tolerar. Vítor desculpou-se sinceramente, lembrando-a de que estava trabalhando sua raiva, e pediu que ela tivesse um pouco de paciência com ele.

Tanto a mudança de humor de Sandra quando viu o cartão de melhoras quanto a conscientização de Vítor de que a expressão facial de sua esposa nada tinha a ver com ele ilustram como informações novas ou adicionais podem mudar a perspectiva que uma pessoa tem de uma situação desagradável. Vítor e Sandra descobriram uma explicação alternativa menos angustiante do que sua interpretação original. Ambos se sentiram melhor depois de reunir evidências e interpretar sua situação de uma forma diferente.

No Capítulo 8, você aprendeu a se fazer perguntas para buscar ativamente evidências que apoiam ou não apoiam seus pensamentos "quentes" (ver Dicas Úteis, p. 76 e 77). Algumas vezes, as evidências que você encontra mostram que seus pensamentos "quentes" não contam a história completa. Sandra descobriu que a bagunça feita por sua filha de 7 anos era resultado do amor e carinho que Bárbara tinha por ela. Vítor descobriu que a expressão facial da esposa não era uma reação negativa a ele. Quando as evidências nas colunas 4 e 5 do Registro de Pensamentos não apoiarem seu pensamento automático original, escreva uma explicação alternativa para a situação na coluna 6, conforme ilustra a Figura 9.1.

# REGISTRO DE PENSAMENTOS

| 1. Situação<br>Quem?<br>O quê?<br>Quando?<br>Onde? | 2. Estados de humor<br>a. O que você sentiu?<br>b. Avalie cada estado de humor (0-100%).<br>c. Circule ou marque o humor que você quer examinar. | 3. Pensamentos automáticos (imagens)<br>a. O que estava passando por sua mente instantes antes de você começar a se sentir assim? Algum outro pensamento? Imagem?<br>b. Circule ou marque o pensamento "quente". | 4. Evidências que apoiam o pensamento "quente" | 5. Evidências que não apoiam o pensamento "quente" | 6. Pensamentos alternativos/compensatórios<br>a. Escreva um pensamento alternativo ou compensatório.<br>b. Avalie o quanto você acredita em cada pensamento (0-100%). | 7. Avalie os estados de humor<br>Avalie novamente os estados de humor listados na coluna 2, assim como qualquer estado de humor novo (0-100%). |
|---|---|---|---|---|---|---|
| Quinta-feira, às 20h30. Júlia me olha de um jeito estranho quando digo que vou ao AA no sábado. | Raiva 90% | Ela está incomodada por eu ir ao AA no sábado.<br><br>Ela não vê meu programa de recuperação como algo importante.<br><br>(Ela não se importa comigo.)<br><br>Ela não entende o quanto é difícil não beber.<br><br>Não aguento sentir tanta raiva.<br><br>Um drinque vai fazer eu me sentir melhor. | Ela não me apoia em relação ao AA.<br><br>Ela me incomoda para eu fazer as coisas.<br><br>Ela parece não dar valor ao quanto doru duro no trabalho.<br><br>Ela está sempre me lançando olhares de reprovação como o de hoje à noite.<br><br>Ela gritou comigo enquanto eu saía de casa. | Ela ficou comigo durante todos esses anos em que bebi.<br><br>Ela participou das reuniões do Al-Anon durante um ano.<br><br>Ela parecia feliz em me ver quando voltei do trabalho hoje à noite.<br><br>Ela diz que me ama e faz coisas boas para mim quando não estamos brigando.<br><br>Júlia explicou que sua expressão facial foi porque se lembrou do aniversário de sua irmã.<br><br>Júlia diz que está feliz por eu estar no AA e quer que eu vá às reuniões. | A expressão no olhar de Júlia foi porque ela se lembrou do aniversário de sua irmã. 100%<br><br>Ela apoia que eu assista às reuniões do AA e quer que eu permaneça sóbrio. 100%<br><br>Ela realmente se importa comigo. 80% | |

**FIGURA 9.1** Registro de Pensamentos de Vítor.

Observe que Vítor classificou sua crença nesses pensamentos alternativos como muito alta. Ele acreditava plenamente que a mudança na expressão facial de Júlia se devesse ao fato de ela ter se lembrado do aniversário da irmã, e então classificou sua crença nessa alternativa como 100%. Ele também estava completamente confiante, depois que conversaram, de que Júlia apoiava sua participação no AA e que queria que permanecesse sóbrio. Vítor classificou sua crença no último pensamento alternativo – de que Júlia se importava com ele – como 80%. Ele acreditava fortemente que ela se importava, mas ainda tinha algumas dúvidas. A(s) visão(ões) alternativa(s) de uma situação sobre a qual você escreveu deve(m) levar em conta todas as evidências registradas nas colunas 4 e 5.

A perspectiva de Vítor mudou quase completamente. Ele modificou da crença de que Júlia não se importava com ele para o contrário. Como ocorreu com Vítor, muitas vezes as evidências conduzem a uma mudança radical na perspectiva. Outras vezes, a nova visão da situação é mais uma perspectiva compensatória que está baseada nas evidências que apoiam e nas evidências que não apoiam o pensamento "quente".

Para construir um pensamento compensatório, é muito útil escrever uma ou duas frases que resumam a coluna 4 do Registro de Pensamentos e uma ou duas frases que resumam a coluna 5. Se for o caso, você pode ligar os dois conjuntos de frases com a palavra "e". Por exemplo, depois de examinar as evidências, alguém que originalmente pensa "Sou um mau pai" pode chegar ao seguinte pensamento mais balanceado: "Cometi alguns erros como pai, mas todos os pais cometem erros. Cometer alguns erros não faz de mim um mau pai. Amo meus filhos e acho que as coisas boas que fiz compensam os erros que cometi". Essa afirmação é provavelmente uma visão mais balanceada de todas as experiências da pessoa do que o pensamento "quente" original "Sou um mau pai", que se concentra somente em experiências parentais negativas.

O pensamento alternativo ou compensatório frequentemente resulta do exame das evidências que você reuniu nas colunas 4 e 5. O exame das evidências que apoiam e das evidências que não apoiam seu pensamento "quente" oferece uma perspectiva mais abrangente da situação em que você se encontra. O pensamento alternativo ou compensatório é com frequência mais positivo do que o pensamento automático inicial, mas não é meramente a substituição de um pensamento negativo por um pensamento positivo.

## LEMBRETES

**Pensamento alternativo ou compensatório**

Na coluna 6 do Registro de Pensamentos, você resumirá as evidências importantes recolhidas e registradas nas colunas 4 e 5.

1. Se as evidências não apoiam seu(s) pensamento(s) "quente(s)", escreva uma visão alternativa da situação que seja compatível com as evidências.

2. Se as evidências apoiam apenas parcialmente seu(s) pensamento(s) "quente(s)", escreva um pensamento compensatório que resuma as evidências que apoiam e as que não apoiam seu pensamento original.

3. Certifique-se de que seu pensamento alternativo ou seu pensamento compensatório sejam compatíveis com as evidências resumidas nas colunas 4 e 5.

4. Classifique sua crença na nova alternativa ou no(s) pensamento(s) compensatório(s) em uma escala de 0 a 100%.

O pensamento positivo tende a ignorar informações negativas e pode ser tão prejudicial quanto o pensamento negativo. Por exemplo, você não iria querer substituir o pensamento "quente" "Sou um mau pai" por "Sou um ótimo pai" se estivesse pensando em uma situação na qual cometeu alguns erros como pai. O pensamento alternativo ou compensatório leva em consideração tanto as informações negativas quanto as positivas. Ele é uma tentativa de compreender o significado de *todas* as informações disponíveis. Com essas informações adicionais, sua interpretação de um evento pode mudar. As perguntas que você pode fazer a si mesmo para chegar a um pensamento compensatório ou alternativo aparecem nas Dicas Úteis a seguir.

### DICAS ÚTEIS

**Perguntas para chegar a um pensamento alternativo ou compensatório**

- Com base nas evidências listadas nas colunas 4 e 5 do Registro de Pensamentos, existe um modo *alternativo* ou compensatório de pensar ou de compreender esta situação?

- Se surgir uma perspectiva alternativa da situação a partir das evidências listadas nas colunas 4 e 5, escreva-a na coluna 6. Caso contrário, escreva um pensamento compensatório.

- Para o registro de um pensamento *compensatório*, escreva uma afirmação que resuma todas as evidências que apoiam o(s) pensamento(s) "quente(s)" (coluna 4) e outra afirmação resumindo todas as evidências que não apoiam o(s) pensamento(s) "quente(s)" (coluna 5). A combinação das duas afirmações resumidas com a palavra "e" cria um pensamento compensatório que leva em consideração todas as informações reunidas?

- Se alguém de quem você gosta estivesse nesta situação, apresentasse estes pensamentos e tivesse estas informações disponíveis, que visão(ões) alternativa(s) da situação você sugeriria?

- Se alguém que gosta de você soubesse que tem pensamento(s) "quente(s)", o que essa pessoa diria como outra maneira de compreender esta situação?

- Se um pensamento "quente" for apoiado, qual seria o pior resultado? Se um pensamento "quente" for apoiado, qual seria o melhor resultado? Se um pensamento "quente" for apoiado, qual é o resultado mais provável?

*A mente vencendo o humor*, segunda edição. © 2016 Dennis Greenberger e Christine A. Padesky. Os compradores deste livro podem fazer cópias deste quadro para uso pessoal ou com pacientes individuais.

A coluna 7 do Registro de Pensamentos pede que você reavalie os estados de humor identificados na coluna 2. Se você construiu um pensamento alternativo/compensatório que parece plausível, provavelmente irá notar que a intensidade de seu humor negativo diminuiu e que todos os seus estados de humor podem mudar.

Os exemplos a seguir demonstram como Marisa, Paulo e Márcia desenvolveram pensamentos alternativos ou compensatórios e preencheram as colunas 6 e 7 de seus Registros de Pensamentos. Esses exemplos completam os Registros de Pensamentos iniciados no Capítulo 8 (Figs. 8.2, 8.4 e 8.6).

PAULO: *Pensamento compensatório.*

Conforme descrito no Capítulo 8, Paulo preencheu um Registro de Pensamentos referente às suas experiências depois de passar o dia com a família de sua filha (Fig. 8.2). Ele identificou seu pensamento automático "Meus filhos e netos não precisam mais de mim". Paulo então reuniu evidências que apoiavam e evidências que não apoiavam seu pensamento "quente". Depois de escrever as evidências nas colunas 4 e 5 do Registro de Pensamentos, examinou as perguntas nas Dicas Úteis, enquanto estudava as evidências nas colunas 4 e 5. inicialmente, esforçou-se para ver a situação de forma diferente. Depois de examinar por várias vezes as evidências nas colunas 5, Paulo concluiu que elas não apoiavam de forma consistente seu pensamento "quente" "Meus filhos e netos não precisam mais de mim". Decidiu que um modo mais correto e compensatório de compreender suas experiências era "Embora meus filhos e netos não precisem de mim como de costume, eles ainda parecem apreciar estar comigo e até me pediram alguns conselhos. Eles me deram atenção, embora não tenha sido a mesma atenção que foi no passado". Depois que Paulo escreveu esse pensamento compensatório, percebeu que a intensidade de sua tristeza reduziu de 80 para 30%. Seu Registro de Pensamentos completo é apresentado na Figura 9.2.

Se Paulo tivesse simplesmente substituído por um pensamento positivo, ele poderia ter escrito "Eles precisam de mim mais do que nunca". Se tivesse meramente tentado racionalizar sua tristeza, poderia ter pensado "Eles não precisam mais de mim, mas o que me importa?". Pensamento positivo e racionalização podem ambos conduzir a problemas. Para Paulo, o pensamento positivo teria ignorado as mudanças reais que estavam acontecendo em sua família (seus filhos e netos estavam crescendo). A racionalização poderia tê-lo levado a se sentir ainda mais isolado e solitário. Entretanto, seu pensamento compensatório emergiu a partir das evidências e possibilitou que ele compreendesse sua experiência de uma maneira que diminuiu sua tristeza e aumentou sua conexão com a família.

Além disso, observe que os pensamentos compensatórios de Paulo eram plausíveis para ele. Ele classificou sua crença nesses novos pensamentos como 85 e 90%. Quando um pensamento alternativo ou compensatório é plausível para você, mais ele reduz a intensidade de seus estados de humor negativos ou muda seu humor por completo. Se simplesmente escrever na coluna 6 uma racionalização ou um pensamento positivo em que você não acredita, isso provavelmente não causará qualquer impacto em seu humor.

MARISA: *Pensamento alternativo.*

No Capítulo 8, vimos que Marisa descreveu uma experiência na qual se sentiu deprimida, decepcionada, vazia, confusa e irreal (Figs. 8.3 e 8.4). Ela identificou inúmeros pensamentos automáticos e determinou que o pensamento "quente" era "Estas emoções são tão penosas que tenho de me matar porque não aguento mais senti-las". Marisa preencheu as colunas 4 e 5 do Registro de Pensamentos com a ajuda de seu terapeuta. Para completar a coluna 6, ela revisou as perguntas contidas no quadro Dicas Úteis (p. 99) com seu terapeuta. A pergunta mais relevante para Marisa foi "Se minha amiga Kátia estivesse nesta situação, apresentasse estes pensamentos e tivesse estas informações disponíveis, que visões alternativas da situação eu iria sugerir?". Ela concluiu que iria sugerir a Kátia: "Mesmo que esteja sofrendo muito agora, conversar com alguém que gosta de você já ajudou a se sentir melhor no passado. Você sabe que esse sentimento não vai durar para sempre e que você vai se sentir melhor em algum momento. Suicídio não é a única solução – você está aprendendo novas habilidades que podem ajudar a se sentir melhor e a permanecer melhor por mais tempo". O Registro de Pensamentos de Marisa completamente preenchido é apresentado na Figura 9.3.

# REGISTRO DE PENSAMENTOS

| 1. Situação<br>Quem?<br>O quê?<br>Quando?<br>Onde? | 2. Estados de humor<br>a. O que você sentiu?<br>b. Avalie cada estado de humor (0-100%).<br>c. Circule ou marque o humor que você quer examinar. | 3. Pensamentos automáticos (imagens)<br>a. O que estava passando por sua mente nos instantes antes de você começar a se sentir assim? Algum outro pensamento? Imagem?<br>b. Circule ou marque o pensamento "quente". | 4. Evidências que apoiam o pensamento "quente" | 5. Evidências que não apoiam o pensamento "quente" | 6. Pensamentos alternativos/ compensatórios<br>a. Escreva um pensamento alternativo ou compensatório.<br>b. Avalie o quanto você acredita em cada pensamento (0-100%). | 7. Avalie os estados de humor<br>Avalie novamente os estados de humor listados na coluna 2, assim como qualquer estado de humor novo (0-100%). |
|---|---|---|---|---|---|---|
| Em 5 de novembro, às 21 horas.<br><br>Voltando de carro da casa de minha filha onde passei o dia com ela, meu genro, meus dois netos e minha esposa. | (Triste 80%) | Todos eles teriam se divertido mais se eu não estivesse lá hoje.<br><br>Eles não prestaram atenção em mim durante o dia todo.<br><br>(Meus filhos e netos não precisam mais de mim.) | Eu gostaria de amarrar os sapatos da minha neta, mas agora ela quer fazer isso sozinha.<br><br>Minha filha e meu genro têm a vida deles e não precisam de nada de mim.<br><br>Alice, minha neta de 15 anos, saiu às 19 horas para se encontrar com os amigos.<br><br>Nando, meu genro, montou prateleiras e armários novos na sala de estar. Três anos atrás, ele teria me pedido ajuda e precisaria de mim para auxiliá-lo com um projeto daquela dimensão. | Nando me pediu uns conselhos sobre seus planos de aumentar a casa deles.<br><br>Minha filha pediu que eu desse uma olhada em algumas plantas do jardim que estavam morrendo. Descobri que as plantas não estavam recebendo água suficiente.<br><br>Fiz Nivea rir várias vezes durante todo o dia.<br><br>Alice pareceu gostar das minhas histórias de quando sua mãe era adolescente.<br><br>Nivea adormeceu no meu colo. | Embora meus filhos e netos não precisem de mim como de costume, eles ainda parecem apreciar estar comigo e até me pediram alguns conselhos. 85%<br><br>Eles me deram atenção, embora não tenha sido a mesma atenção que foi no passado. 90% | Triste 30% |

**FIGURA 9.2** Registro de Pensamentos de Paulo.

# REGISTRO DE PENSAMENTOS

| 1. Situação<br>Quem?<br>O quê?<br>Quando?<br>Onde? | 2. Estados de humor<br>a. O que você sentiu?<br>b. Avalie cada estado de humor (0-100%).<br>c. Circule ou marque o humor que você quer examinar. | 3. Pensamentos automáticos (imagens)<br>a. O que estava passando por sua mente instantes antes de você começar a se sentir assim? Algum outro pensamento? Imagem?<br>b. Circule ou marque o pensamento "quente". | 4. Evidências que apoiam o pensamento "quente" | 5. Evidências que não apoiam o pensamento "quente" | 6. Pensamentos alternativos/compensatórios<br>a. Escreva um pensamento alternativo ou compensatório.<br>b. Avalie o quanto você acredita em cada pensamento (0-100%). | 7. Avalie os estados de humor<br>Avalie novamente os estados de humor listados na coluna 2, assim como qualquer estado de humor novo (0-100%). |
|---|---|---|---|---|---|---|
| Sozinha em casa, sábado, às 21h30. | (Deprimida 100%)<br>Decepcionada 95%<br>Vazia 100%<br>Confusa 90%<br>Irreal 95% | Quero ficar anestesiada para não ter que sentir mais nada.<br><br>Não estou fazendo nenhum progresso.<br><br>Estou tão confusa que não consigo pensar com clareza.<br><br>Não sei o que é real e o que não é.<br><br>(Estas emoções são tão penosas que tenho de me matar porque não aguento mais senti-las.)<br><br>Nada ajuda.<br><br>A vida não vale a pena.<br><br>Sou um fracasso total. | Não aguento mais.<br>Quero morrer.<br><br>Me matar é a única maneira de me livrar da dor.<br><br>Ninguém conseguiu me ajudar. | Às vezes conversar com meu terapeuta ajuda a me sentir melhor.<br><br>Isto nunca dura para sempre, mas sempre volta.<br><br>Este Registro de Pensamentos é algo novo que pode ajudar, mas tenho dúvidas.<br><br>Em determinados dias, sinto-me um pouco melhor. | Embora eu não esteja sofrendo muito neste momento, conversar com alguém que gosta de mim pode ajudar a me sentir melhor, como já aconteceu no passado. 15%<br><br>Este sentimento não vai durar para sempre e vou me sentir melhor em algum momento. 10%<br><br>Estou aprendendo novas habilidades que podem me ajudar a me sentir melhor e a permanecer melhor por mais tempo. 15%<br><br>Suicídio não é a única solução. 20% | Deprimida 85%<br>Decepcionada 90%<br>Vazia 95%<br>Confusa 85%<br>Irreal 95% |

**FIGURA 9.3** Registro de Pensamentos de Marisa.

Foi mais fácil para Marisa pensar em alternativas para o suicídio quando imaginou o conselho que daria a Kátia. Fazendo isso, conseguiu se distanciar dos próprios pensamentos e encontrar uma perspectiva diferente. Ela conseguiu ver que havia uma forma alternativa de pensar sobre seu sofrimento emocional. Embora seus pensamentos alternativos fossem apenas levemente possíveis para ela, ainda assim faziam uma pequena diferença positiva em como se sentia. Mesmo essa pequena mudança teve um efeito importante no desejo de Marisa de tirar a própria vida. Seu terapeuta a fez lembrar que ela vinha tendo esses pensamentos automáticos e sentimentos há muito tempo, portanto, mesmo pequenas mudanças podem ser interpretadas como encorajadoras e promissoras.

A quantidade de mudança que você observa em seus estados de humor quando os reclassifica na coluna 7 vai depender do quanto acredita em seus pensamentos alternativos ou compensatórios. Como Marisa acreditava apenas ligeiramente em seus pensamentos alternativos (avaliação de 10 a 20%), seu humor não mudou muito. Com o tempo, se ela tiver experiências que coincidam com suas visões alternativas, seus estados de humor irão sofrer mais mudanças conforme sua esperança de melhora se tornar mais admissível para ela. É importante que os pontos de vista compensatórios e alternativos estejam fundamentados nas evidências reunidas nas colunas 4 e 5. Quanto mais visões alternativas estiverem associadas a experiências reais que já teve, provavelmente você acreditará com mais intensidade nessas novas ideias.

Lembre-se de que Paulo classificou sua tristeza como 80% quando estava dirigindo de volta para casa depois da visita à filha, pensando "Meus filhos e netos não precisam mais de mim". Depois de construir o pensamento compensatório "Embora meus filhos e netos não precisem de mim como de costume, eles ainda parecem apreciar estar comigo e até me pediram alguns conselhos", a classificação da sua tristeza caiu para 30%.

A tristeza de Paulo não desapareceu de um todo depois de ter completado um Registro de Pensamentos, muito embora seu pensamento compensatório fosse altamente aceitável (85%) para ele. Um pouco da tristeza ainda permaneceu, porque algumas evidências o faziam recordar as perdas que estava vivenciando no momento. O objetivo de um Registro de Pensamentos não é eliminar as emoções. Ao contrário, o Registro de Pensamentos é concebido para ajudá-lo a obter uma perspectiva mais abrangente de uma situação de modo que suas reações emocionais sejam respostas equilibradas aos aspectos positivos e negativos de uma mesma situação.

# E SE SEU ESTADO DE HUMOR NÃO APRESENTAR MUDANÇAS?

Se seu Registro de Pensamentos foi preenchido adequadamente e seu estado de humor não apresentou qualquer mudança, existem duas possibilidades:

**1.** Algumas vezes, depois que você examina todas as evidências, elas apoiam, sobretudo, seu pensamento "quente". O Registro de Pensamentos não tem a intenção de refutar seu pensamento "quente", mas, sim, investigá-lo e descobrir se você está ignorando evidências importantes – como frequentemente fazemos quando temos emoções intensas. Se seu pensamento "quente" é principalmente apoiado pelas evidências, então você pode preencher um plano de ação ou praticar a aceitação antes que seu estado de humor possa mudar. O Capítulo 10 ajuda a desenvolver planos de ação e/ou a aprender como desenvolver maior aceitação. Um plano de ação descreve os passos que você pode dar para melhorar uma situação. A aceitação pode ser uma estratégia útil, especialmente quando você não consegue melhorar as coisas ou se está em meio a um período difícil em sua vida.

**2.** Outras vezes, mesmo que todas as evidências não apoiem seu pensamento "quente", você tem dificuldade em acreditar no pensamento alternativo ou compensatório, porque seu pensamento "quente" é uma "crença nuclear" – um tipo de crença negativa profundamente arraigada que não muda de modo fácil mesmo diante de evidências. Quando ler o Capítulo 12, você terá contato com outras ideias de como mudar as crenças nucleares.

O que você deve pensar ou fazer se não houver mudança em sua classificação dos estados de humor depois que completar um Registro de Pensamentos? Primeiramente, revise seu Registro de Pensamentos para se certificar de que ele foi preenchido de modo adequado. A seguir, você encontrará perguntas para fazer a si mesmo caso não tenha ocorrido qualquer mudança em seu estado de humor depois de ter completado um Registro de Pensamentos.

---

### Perguntas para determinar a razão de não haver mudança no estado de humor após o preenchimento de um Registro de Pensamentos

Se não ocorrer qualquer mudança na classificação de seu estado de humor após o preenchimento de um Registro de Pensamentos, faça a si mesmo as perguntas a seguir:

- Descrevi uma situação específica?

- Identifiquei e classifiquei corretamente meus estados de humor na coluna 2?

- O pensamento que estou testando é um pensamento "quente" para o humor que desejo mudar?

- Listei vários pensamentos "quentes"? Em caso afirmativo, posso ter de reunir dados que apoiem e contradigam cada pensamento "quente" antes de ocorrer alguma mudança em meu estado de humor.

- Existe algum pensamento ainda mais "quente" que esteja faltando em meu Registro de Pensamentos e que precisa ser testado?

- Registrei todas as evidências que não apoiam o(s) pensamento(s) "quente(s)" que estou avaliando? Deve haver várias evidências na coluna 5 antes de eu escrever um pensamento alternativo ou compensatório.

- O pensamento alternativo ou compensatório que escrevi na coluna 6 é viável para mim? Em caso negativo, examinarei as evidências novamente e tentarei escrever uma visão alternativa ou compensatória que me pareça mais digna de crédito.

- As evidências apoiam fortemente meu pensamento "quente"? Então preciso fazer um plano de ação ou desenvolver uma atitude de aceitação em relação a essa situação e às minhas reações a ela (ver Cap. 10).

- O pensamento alternativo ou compensatório combina com as evidências, mas ainda não acredito nele? Então preciso reunir mais evidências, conforme descrito no Capítulo 11, ou trabalhar crenças nucleares conforme descrito no Capítulo 12.

---

*A mente vencendo o humor*, segunda edição. © 2016 Dennis Greenberger e Christine A. Padesky. Os compradores deste livro podem fazer cópias deste quadro para uso pessoal ou com pacientes individuais.

MÁRCIA: *Pensamento alternativo.*

Algumas vezes, é mais fácil reconhecer formas alternativas de ver as situações para outras pessoas do que para nós mesmos. Conforme descrito no Capítulo 8, Márcia escreveu um Registro de Pensamentos que detalhava seu medo enquanto estava sentada em um avião na pista, esperando a decolagem (ver Figs. 8.5 e 8.6). Seu Registro de Pensamentos parcialmente preenchido está reproduzido na Folha de Exercícios 9.1.

Pode haver mais de um pensamento alternativo ou compensatório que se ajuste às evidências. Quando Márcia preencheu a coluna 6, ela estudou as evidências das colunas 4 e 5 e considerou as alternativas para seu pensamento "quente". As evidências sugeriam que ela não estava sofrendo um ataque cardíaco, mas que seu batimento cardíaco acelerado e sua transpiração eram causados pela ansiedade e não eram de forma alguma perigosos ou prejudiciais. Em vez de pensar "Estou tendo um ataque cardíaco", Márcia considerou seus pensamentos alternativos: "Meu coração está acelerado e estou suando porque estou ansiosa e nervosa por estar em um avião. Meu médico disse que um batimento cardíaco rápido não é necessariamente perigoso e muito provavelmente meu batimento cardíaco voltará ao normal dentro de poucos minutos". O Registro de Pensamentos completo de Márcia, que ela preencheu enquanto ainda estava na pista, é apresentado na Figura 9.4.

Quando Márcia pensou de forma diferente sobre seu batimento cardíaco acelerado e sua transpiração, seu medo diminuiu consideravelmente. Seu medo estava associado ao seu pensamento "Estou tendo um ataque cardíaco" e não simplesmente às suas experiências físicas de aceleração cardíaca e transpiração. Quando examinou as evidências a favor e as evidências contra seu pensamento e concluiu que não estava tendo um ataque cardíaco, seu medo diminuiu.

Agora você já sabe o que precisa para completar todas as sete colunas de um Registro de Pensamentos. Os Registros de Pensamentos ajudam a identificar, examinar e até mudar o pensamento e as crenças que contribuem para seu sofrimento emocional. A construção de pensamentos alternativos ou compensatórios auxilia a livrá-lo de seus padrões de pensamento automático que contribuem para as dificuldades que você está tendo. Se for capaz de olhar para si mesmo e para as situações a partir de uma perspectiva diferente, é provável que se sinta melhor em relação a si mesmo e à sua vida.

---

EXERCÍCIO: **Ajudando Márcia a chegar a um pensamento alternativo ou compensatório**

Nas colunas 4 e 5, Márcia anotou evidências que apoiavam e contradiziam seu pensamento "quente" "Estou tendo um ataque cardíaco". Com base nessas evidências, escreva na coluna 6 da Folha de Exercícios 9.1 um pensamento alternativo ou compensatório aceitável que reduziria o medo de Márcia. Se você tiver dificuldade em completar este exercício, consulte as Dicas Úteis na página 99 para sugestões.

## FOLHA DE EXERCÍCIOS 9.1 — Completando o Registro de Pensamentos de Márcia

### REGISTRO DE PENSAMENTOS

| 1. Situação<br>Quem?<br>O quê?<br>Quando?<br>Onde? | 2. Estados de humor<br>a. O que você sentiu?<br>b. Avalie cada estado de humor (0-100%).<br>c. Circule ou marque o humor que você quer examinar. | 3. Pensamentos automáticos (imagens)<br>a. O que estava passando por sua mente instantes antes de você começar a se sentir assim? Algum outro pensamento? Imagem?<br>b. Circule ou marque o pensamento "quente". | 4. Evidências que apoiam o pensamento "quente" | 5. Evidências que não apoiam o pensamento "quente" | 6. Pensamentos alternativos/compensatórios<br>a. Escreva um pensamento alternativo ou compensatório.<br>b. Avalie o quanto você acredita em cada pensamento (0-100%). | 7. Avalie os estados de humor<br>Avalie novamente os estados de humor listados na coluna 2, assim como qualquer estado de humor novo (0-100%). |
|---|---|---|---|---|---|---|
| Domingo à noite, no avião, na pista, esperando o avião decolar. | (Medo 98%) | Estou me sentindo mal.<br><br>Meu coração está começando a bater mais forte e mais rápido.<br><br>Estou começando a suar.<br><br>(Estou tendo um ataque cardíaco.)<br><br>Não vou conseguir sair deste avião e ir para um hospital em tempo.<br><br>Vou morrer. | Meu coração está disparando.<br><br>Estou suando.<br><br>Estes são dois sinais de ataque cardíaco. | Ansiedade pode causar um batimento cardíaco acelerado.<br><br>Meu médico disse que o coração é um músculo, que usar um músculo o deixa mais forte e que um batimento cardíaco acelerado não é necessariamente perigoso.<br><br>Um batimento cardíaco acelerado não significa que estou tendo um ataque cardíaco.<br><br>Isso já me aconteceu antes em aeroportos, em aviões e quando pensava em voar.<br><br>No passado, meu batimento cardíaco voltou ao normal quando li uma revista, pratiquei respiração lenta, fiz um Registro de Pensamentos ou pensei de modo menos catastrófico. | | |

*A mente vencendo o humor*, segunda edição. © 2016 Dennis Greenberger e Christine A. Padesky. Os compradores deste livro podem fazer cópias e/ou *download* de cópias adicionais desta folha de exercícios (ver quadro no final do Sumário).

A mente vencendo o humor **107**

# REGISTRO DE PENSAMENTOS

| 1. Situação Quem? O quê? Quando? Onde? | 2. Estados de humor a. O que você sentiu? b. Avalie cada estado de humor (0-100%). c. Circule ou marque o humor que você quer examinar. | 3. Pensamentos automáticos (imagens) a. O que estava passando por sua mente instantes antes de você começar a se sentir assim? Algum outro pensamento? Imagem? b. Circule ou marque o pensamento "quente". | 4. Evidências que apoiam o pensamento "quente" | 5. Evidências que não apoiam o pensamento "quente" | 6. Pensamentos alternativos/ compensatórios a. Escreva um pensamento alternativo ou compensatório. b. Avalie o quanto você acredita em cada pensamento (0-100%). | 7. Avalie os estados de humor Avalie novamente os estados de humor listados na coluna 2, assim como qualquer estado de humor novo (0-100%). |
|---|---|---|---|---|---|---|
| Domingo à noite, no avião, na pista, esperando o avião decolar. | Medo 98% | Estou me sentindo mal. Meu coração está começando a bater mais forte e mais rápido. Estou começando a suar. (Estou tendo um ataque cardíaco.) Não vou conseguir sair deste avião e ir para um hospital em tempo. Vou morrer. | Meu coração está disparando. Estou suando. Estes são dois sinais de ataque cardíaco. | Ansiedade pode causar um batimento cardíaco acelerado. Meu médico disse que o coração é um músculo e que usar um músculo o deixa mais forte e que um batimento cardíaco acelerado não é necessariamente perigoso. Um batimento cardíaco acelerado não significa que estou tendo um ataque cardíaco. Isso já me aconteceu antes em aeroportos, em aviões e quando pensava em voar. No passado, meu batimento cardíaco voltou ao normal quando li uma revista, pratiquei respiração lenta, fiz um Registro de Pensamentos ou pensei de modo menos catastrófico. | Meu coração está acelerado e estou suando porque estou ansiosa e nervosa por estar em um avião. 95% Meu médico disse que um batimento cardíaco rápido não é perigoso e muito provavelmente meu batimento cardíaco voltará ao normal dentro de poucos minutos. 85% | Medo 25% |

**FIGURA 9.4** Registro de Pensamentos completo de Márcia.

Complete dois ou três Registros de Pensamentos por semana para melhorar suas habilidades no desenvolvimento do pensamento alternativo e compensatório. (Há cópias adicionais da Folha de Exercícios 9.2 no Apêndice deste livro.) No futuro, sempre que você se atrapalhar na avaliação de um pensamento, poderá escrever as evidências e um pensamento compensatório ou alternativo em um Registro de Pensamentos.

São três as vantagens de completar um Registro de Pensamentos regularmente. Primeira, com frequência respondemos de maneira emocional, que pode ser um tanto confusa. Por exemplo, inicialmente Márcia não se deu conta de por que estava entrando em pânico dentro do avião. O Registro de Pensamentos ajuda a dar um sentido às suas reações emocionais, assim como fez com Márcia. Segunda, um Registro de Pensamentos ajuda a ampliar sua perspectiva em situações problemáticas de forma que você reaja de maneira coerente com o "quadro completo", em vez de com uma visão limitada e possivelmente distorcida. Terceira, a prática repetida do preenchimento de Registros de Pensamentos o habilita a pensar de modo mais flexível. Depois de terem completado 20 a 40 Registros de Pensamentos, muitas pessoas relatam que automaticamente começam a ter pensamentos alternativos ou compensatórios em situações difíceis sem que precisem escrever um Registro de Pensamentos. Quando chegar a esse ponto, cada vez menos as situações irão parecer verdadeiramente angustiantes e você poderá gastar suas energias na resolução dos problemas remanescentes, tendo prazer em mais situações.

# E SE O PENSAMENTO "QUENTE" FOR APOIADO PELAS EVIDÊNCIAS?

Antes de encerrar este capítulo, queremos esclarecer um ponto muito importante. Até agora, você pode ter entendido que os Registros de Pensamentos são concebidos para mostrar que pensamentos negativos sempre são incorretos ou desequilibrados. Esse não é o caso.

Geralmente, fazemos um Registro de Pensamentos quando estamos experimentando uma emoção forte. A partir de pesquisas, sabemos que, quando temos emoções fortes, pensamos preponderantemente em experiências que coincidem com essa emoção. Quando estamos tristes, por exemplo, pensamos em coisas tristes; quando estamos envergonhados, pensamos em todas as coisas ruins que fizemos. Portanto, na maior parte do tempo, quando decidimos preencher um Registro de Pensamentos, ele ajuda a obter uma visão diferente e mais balanceada das coisas, porque nos estimula a pensar em aspectos que não são compatíveis com nosso estado de humor.

Entretanto, algumas vezes, nossos pensamentos "quentes" são corretos e descrevem bem as situações difíceis. Por exemplo, um de nossos pensamentos "quentes" pode ser "Meu chefe está me explorando" e isso pode estar correto. Vítor poderia pensar "Se eu continuar perdendo a cabeça, Júlia pode acabar se cansando e me deixar". Nesses casos, o Registro de Pensamentos cumpre a sua função de duas maneiras: (1) ajuda a testar se nosso pensamento "quente" é correto, para nos assegurarmos de que não estamos nos precipitando em tirar uma conclusão levados pela emoção; e (2) se descobrimos que o pensamento "quente" é apoiado pelas evidências, ele nos alerta de que isso é algo que precisamos administrar ou mudar de alguma maneira. O próximo capítulo ensina uma variedade de formas de lidar com pensamentos "quentes" que são apoiados pelas evidências, incluindo solucionar problemas, reexaminar os significados que atribuímos às situações, desenvolver a aceitação e aprender a sermos resilientes em face de nossas dificuldades.

## VERIFICAÇÃO DO HUMOR

Como lembrete, enquanto estiver usando ativamente este livro, recomendamos que você avalie os estados de humor a cada uma ou duas semanas. Neste ponto do livro, você já aprendeu muitas das habilidades de *A mente vencendo o humor*. Este é um bom momento para preencher a avaliação dos estados de humor para ver o impacto que essas habilidades estão exercendo em seus estados de humor. Não deixe de classificar e colocar em um gráfico todos os estados de humor que você está monitorando, incluindo sua felicidade. Lembre-se de que pode usar as seguintes medidas e folhas de exercícios para registrar seus escores:

- Depressão/infelicidade: Inventário de Depressão de *A mente vencendo o humor*, Folha de Exercícios 13.1, página 186, e Folha de Exercícios 13.2, página 187.
- Ansiedade/nervosismo: Inventário de Ansiedade de *A mente vencendo o humor*, Folha de Exercícios 14.1, página 213, e Folha de Exercícios 14.2, página 214.
- Outros estados de humor/felicidade: Avaliando e acompanhando meus estados de humor, Folha de Exercícios 15.1, página 246, e Folha de Exercícios 15.2, página 247.

---

**EXERCÍCIO: Construindo os próprios pensamentos alternativos ou compensatórios**

Na Folha de Exercícios, construa pensamentos alternativos ou compensatórios para os pensamentos que você examinou na Folha de Exercícios 8.2, no Capítulo 8, nas páginas 88 a 93. Seu(s) pensamento(s) alternativo(s) ou compensatório(s) se baseará(ão) nas evidências que você reuniu nas colunas 4 e 5 da Folha de Exercícios 8.2.

Reavalie o(s) estado(s) de humor depois que você anotou e avaliou o pensamento alternativo ou compensatório. Escreva o(s) estado(s) de humor e a(s) avaliação(ões) na coluna 7. Existe relação entre a credibilidade de seu pensamento alternativo ou compensatório e a mudança em sua resposta emocional?

## FOLHA DE EXERCÍCIOS 9.2 Registro de Pensamentos

| 1. Situação | 2. Estados de humor | 3. Pensamentos automáticos (imagens) | 4. Evidências que apoiam o pensamento "quente" | 5. Evidências que não apoiam o pensamento "quente" | 6. Pensamentos alternativos/ compensatórios | 7. Avalie seus estados de humor |
|---|---|---|---|---|---|---|
| Com quem você estava?<br><br>O que você estava fazendo?<br><br>Quando aconteceu?<br><br>Onde você estava? | Descreva cada estado de humor em uma palavra.<br><br>Avalie a intensidade do estado de humor (0-100%).<br><br>Circule ou marque o estado de humor que você deseja examinar. | Responda às duas primeiras perguntas gerais e depois a algumas ou a todas as perguntas específicas para um dos estados de humor que você marcou na na coluna 2:<br><br>O que estava passando por minha mente instantes antes de eu começar a me sentir assim? (Geral)<br><br>Que imagens ou lembranças tenho nesta situação? (Geral)<br><br>O que isso significa sobre mim? Minha vida? Meu futuro? (Depressão)<br><br>O que temo que possa acontecer? (Ansiedade)<br><br>Qual a pior coisa que poderia acontecer? (Ansiedade)<br><br>O que isso significa em termos de como a(s) outra(s) pessoa(s) sente(m)/pensa(m) a meu respeito? (Raiva, vergonha)<br><br>O que isso significa em relação à(s) outra(s) pessoa(s) ou a pessoas em geral? (Raiva)<br><br>Quebrei as regras, magoei outras pessoas ou não fiz algo que deveria ter feito? O que penso a meu respeito por ter feito isso ou pelo que acredito ter feito? (Culpa, vergonha) | Circule o pensamento "quente" na coluna anterior para o qual você está procurando evidências.<br><br>Escreva as evidências factuais que apoiam esta conclusão.<br><br>(Procure escrever os fatos, não as interpretações, conforme você praticou na Folha de Exercícios 8.1 na página 74.) | Faça a si mesmo as perguntas contidas nas Dicas Úteis (p. 76 e 77) para descobrir evidências que não apoiam seu pensamento "quente". | Faça a si mesmo as Faça a si mesmo as perguntas listadas nas Dicas Úteis no Capítulo 9 (p. 99) para construir pensamentos alternativos ou compensatórios.<br><br>Escreva um pensamento alternativo ou compensatório.<br><br>Avalie o quanto você acredita em cada pensamento alternativo ou compensatório (0-100%). | Copie os estados de humor da coluna 2.<br><br>Reavalie a intensidade de cada estado de humor, além de qualquer estado de humor novo (0-100%). |

*Copyright* 1983 Christine A. Padesky. Reimpresso em *A mente vencendo o humor*, segunda edição. © 2016 Dennis Greenberger e Christine A. Padesky. Os compradores deste livro podem fazer cópias e/ou *download* de cópias adicionais desta folha de exercícios (ver quadro no final do Sumário). Todos os direitos reservados.

## Resumo do Capítulo 9

▶ A coluna 6 do Registro de Pensamentos, "Pensamentos Alternativos/Compensatórios", resume as evidências importantes coletadas e registradas nas colunas 4 e 5.

▶ Se as evidências nas colunas 4 e 5 não apoiam o pensamento "quente" original, escreva na coluna 6 uma visão alternativa da situação que seja compatível com as evidências.

▶ Se as evidências nas colunas 4 e 5 apoiam apenas parcialmente seu pensamento "quente" original, escreva um pensamento compensatório na coluna 6 que resuma as evidências que tanto apoiam quanto contradizem o pensamento original.

▶ Faça a si mesmo as perguntas listadas nas Dicas Úteis (p. 99) para construir um pensamento alternativo ou compensatório.

▶ Pensamentos alternativos ou compensatórios não são meramente pensamento positivo. Na verdade, eles refletem novas maneiras de pensar sobre a situação com base em todas as evidências disponíveis escritas nas colunas 4 e 5.

▶ Na coluna 7 do Registro de Pensamentos, reavalie a intensidade do(s) estado(s) de humor que você identificou na coluna 2.

▶ A mudança na resposta emocional a uma situação frequentemente está relacionada à credibilidade de seus pensamentos alternativos ou compensatórios. É por isso que avaliamos o quanto acreditamos no pensamento alternativo ou compensatório.

▶ Se não houver mudança em seu estado de humor depois de preencher o Registro de Pensamentos, use as "Perguntas para determinar a razão de não haver mudança no estado de humor" (p. 104) para descobrir o que mais você precisa fazer para se sentir melhor.

▶ Quanto mais Registros de Pensamentos você completar, mais fácil será pensar com mais flexibilidade e considerar automaticamente explicações alternativas ou compensatórias para os eventos sem precisar escrever as evidências.

# 10

## Novos Pensamentos, Planos de Ação e Aceitação

Michele se matriculou em uma aula de espanhol para se preparar para uma viagem ao México. Ela aprendeu a pedir informações, fazer pedidos em restaurantes e a manter conversações simples. Quando Michele chegou ao México, o motorista do táxi falava inglês, assim como os funcionários do hotel. Depois de desfazer as malas, ela decidiu ir até uma loja próxima ao hotel para comprar alguns cartões postais e selos.

Na loja, todos falavam espanhol rapidamente. Michele verificou seu tradutor digital, aproximou-se do balcão com hesitação e falou as frases em espanhol que acreditava serem as corretas para pedir selos e cartões postais. Para sua surpresa, a mulher atrás do balcão sorriu e entregou o número certo de cartões e selos que ela desejava comprar.

Por que Michele ficou surpresa?

Nosso aprendizado de algo novo tende a ser intelectual, ou seja, "em nossa cabeça". Sabemos que determinado idioma deve funcionar em outro país – mas quando realmente falamos esse idioma, duvidamos que seremos compreendidos, porque as palavras e as frases são muito diferentes daquelas com as quais estamos familiarizados. No começo, nossa língua nativa parece a única forma correta de falar. Uma nova língua começa a parecer uma comunicação de verdade somente depois de muita prática.

Mesmo que Michele achasse que suas frases em espanhol estavam corretas, ela não se sentiu segura com o idioma até que começou a receber reações positivas por parte de outras pessoas que conheceu no México. Ao falar espanhol com mais regularidade, ela adquiriu maior confiança.

O desenvolvimento de novos pensamentos alternativos ou compensatórios pode ser comparado a escrever em uma nova língua. Assim como qualquer idioma novo, novos pensamentos provavelmente parecerão estranhos e apenas parcialmente aceitáveis. Enquanto seus pensamentos automáticos fluem com facilidade, como sua língua nativa que é familiar, seus pensamentos alternativos emergem apenas com grande esforço. Você provavelmente acredita nos novos pensamentos "em teoria", mas parece que eles não se adaptam à sua experiência de vida tão bem quanto os velhos pensamentos automáticos.

Assim como Michele fez quando aprendia espanhol, a melhor maneira de aumentar a credibilidade de seus pensamentos alternativos ou compensatórios é experimentá-los em sua vida diária a fim de reunir mais evidências. Se suas experiências na vida apoiarem seus pensamentos alternativos e compensatórios, você começará a acreditar mais nesses novos pensamentos e seu humor melhorado se tornará mais estável. Se suas experiências não apoiarem suas novas crenças, você poderá usar essas informações para construir pensamentos alternativos diferentes que se ajustem de modo mais adequado às suas experiências.

PAULO: *Reunindo mais evidências e reforçando novos pensamentos.*

O humor triste de Paulo no dia em que visitou a família de sua filha melhorou quando ele se deu conta de que, embora não precisassem dele da mesma forma que antes, seus filhos e netos ainda gostavam de sua companhia e, algumas vezes, até pediam conselhos. Ainda que esse pensamento alternativo (ver Cap. 9, em especial a Figura 9.2, p. 101) tenha ajudado Paulo a se sentir melhor, seu novo modo de pensar não era totalmente aceitável para ele, muito embora as evidências parecessem apoiar a nova ideia. Um modo de Paulo reforçar sua crença nessa nova conclusão era reunir mais informações sobre seus pensamentos alternativos. Paulo decidiu testar essas novas conclusões ("Eles ainda apreciam a minha companhia, mesmo que não precisem de mim como de costume"). Ligou para sua filha e seu genro e se ofereceu para ajudá-los em um projeto. Sua filha disse que eles não tinham projeto que precisasse de ajuda. Em vez de concluir que não era mais necessário, como havia feito no passado, ele decidiu perguntar se poderia ajudá-los de alguma outra forma.

Depois de pensar por um momento, a filha de Paulo disse que a melhor amiga de sua neta Alice havia se mudado da cidade. Alice vinha se sentindo muito sozinha desde então, sobretudo depois da escola, quando normalmente brincava com a amiga. Ela perguntou se Paulo poderia e se estava disposto a fazer alguma coisa com Alice. Paulo prontamente concordou em passar algum tempo com a neta, duas ou três vezes por semana após a escola.

Alice também gostou muito da ideia, especialmente quando Paulo perguntou o que estava interessada em fazer. Ela disse que recentemente havia entrado em um time de futebol e que gostaria de praticar. Paulo concordou em levá-la de carro até um campo onde teriam espaço para isso. Alice ficou satisfeita, porque o campo era muito distante para que pudesse ir caminhando ou de bicicleta e seus pais estavam trabalhando e não podiam levá-la de carro. Paulo ficou feliz em poder participar dessa parte da vida de sua neta.

Essa experiência resultou em informações que reforçaram o pensamento alternativo de Paulo ("Eles ainda apreciam a minha companhia, embora não precisem mais de mim como de costume"). A reação de sua família aumentou a crença de Paulo em seu novo pensamento, melhorou sua confiança em agir de acordo com essa crença e criou um tempo agradável e produtivo com Alice. Com seu estilo anterior de pensamento, ele teria se sentido rejeitado e desistido quando sua filha e genro disseram que não tinham projeto ("De que adianta? Eles não precisam mais de mim"). Os pensamentos alternativos de Paulo proporcionaram a confiança que ele precisava para encontrar novas formas de se sentir necessário, em vez de desistir quando sua oferta original foi recusada.

> **EXERCÍCIO:** Fortalecendo novos pensamentos
>
> Use a Folha de Exercícios 10.1 como guia para testar e fortalecer um novo pensamento alternativo.

## FOLHA DE EXERCÍCIOS 10.1  Fortalecendo novos pensamentos

Examinando os Registros de Pensamentos ou outros exercícios que você completou até o momento, escolha um pensamento compensatório ou alternativo em que acreditou menos de 50%. Escreva o pensamento e a avaliação de sua crença nele:

Pensamento: _____ Avalie % da crença: _____

Durante a próxima semana, procure todos os dias por evidências que apoiem esse novo pensamento. Escreva todas as evidências que encontrar. Se possível, certifique-se de que está fazendo coisas que irão ajudá-lo a encontrar evidências que apoiem ou não o pensamento:

_____

_____

_____

No fim da semana, reavalie sua crença no novo pensamento: _____%

Procurar e registrar evidências fortaleceu sua crença em seu novo pensamento alternativo ou compensatório?

_____ Sim  _____ Não  Por que sim ou por que não?

_____

_____

_____

*A mente vencendo o humor*, segunda edição. © 2016 Dennis Greenberger e Christine A. Padesky. Os compradores deste livro podem fazer cópias e/ou *download* de cópias adicionais desta folha de exercícios (ver quadro no final do Sumário).

Marisa: *Desenvolvendo um plano de ação para salvar o emprego.*

> Algumas vezes, quando reúne evidências para testar um pensamento, você descobre que a maioria delas apoia seu pensamento. Logo, não há um pensamento alternativo digno de crédito. Isso geralmente indica que existe um problema que precisa ser solucionado. Embora uma mudança no modo de pensar seja com frequência útil, nem sempre será a solução completa. Quando a maioria das evidências apoia seu pensamento, você pode desenvolver um plano de ação.

## LEMBRETES

- Se um pensamento alternativo ou compensatório se ajustar às suas experiências de vida, mas ainda não parecer confiável para você, reúna mais evidências para testar e fortalecer esse pensamento alternativo ou compensatório, assim como Paulo fez em sua conversa ao telefone com sua filha.
- Se as evidências em sua vida preponderantemente apoiam seu pensamento "quente", então isso significa que você tem um problema a ser resolvido. Nesse caso, um plano de ação pode ajudá-lo a descobrir se e como você pode solucionar o problema.

---

Marisa e seu terapeuta passaram várias sessões determinando as razões pelas quais ela havia se tornado altamente suicida. Uma das razões principais por que Marisa se sentia tão desesperançada era estar convencida de que iria ser despedida e não conseguiria sustentar a si mesma e os filhos. Ela tinha um seguro de vida e acreditava que ele poderia manter seus filhos até que eles fossem capazes de se sustentar.

Marisa testou o pensamento automático "Vou perder meu emprego" em um Registro de Pensamentos (ver Caps. 6 a 9). Embora esse pensamento não pudesse ser considerado absolutamente verdadeiro até que acontecesse, Marisa tinha algumas evidências bastante convincentes de que a demissão era uma possibilidade real. No mês anterior, ela havia recebido três advertências de seu supervisor – uma por chegar constantemente atrasada ao trabalho pela manhã e depois do almoço e duas por "baixo rendimento no trabalho". Em sua empresa, três advertências podiam ser seguidas de demissão.

Ela se sentia fora do controle em relação ao emprego. Sentia-se tão deprimida pela manhã que era difícil sair da cama, muito embora soubesse que não ficaria bem se chegasse atrasada novamente. Uma vez no trabalho, Marisa tinha dificuldade de se concentrar, então cometia erros – o que chamava ainda mais a atenção do supervisor de forma negativa.

Uma vez que o pensamento mais angustiante de Marisa – de que ela iria perder o emprego – era apoiado por muitas evidências, ela e seu terapeuta construíram um plano de ação que pudesse ajudá-la a solucionar o problema. Eles discutiram e escreveram uma variedade de medidas que Marisa poderia adotar para melhorar seu desempenho e tornar seu emprego mais seguro. Primeiro, poderia dizer ao supervisor que estava tentando se sair melhor e pedir sua ajuda. Esse supervisor já havia elogiado seu trabalho alguns meses antes. Marisa reconheceu que seu supervisor poderia se dispor a ajudá-la se soubesse que ela estava tentando se sair melhor. Segundo, Marisa concluiu que poderia pedir a Marta, uma amiga do escritório em quem confiava, que revisasse seu trabalho antes de o entregar ao supervisor. Finalmente, considerou uma variedade de estratégias para chegar ao trabalho na hora, mesmo quando se sentisse deprimida.

O plano de ação de Marisa a tornou mais esperançosa em relação a manter seu emprego. Depois de alguns minutos, no entanto, ela começou a ver problemas que poderiam interferir. O maior deles era que não se sentia à vontade para dizer ao supervisor que estava deprimida, porque não sabia se isso seria seguro. Ela temia que ele pudesse contar a outras pessoas e ela se sentiria envergonhada. Seu terapeuta sugeriu que ela pensasse sobre o que gostaria de dizer ao supervisor que poderia recrutar a ajuda dele.

Marisa decidiu dizer ao supervisor que se encontrava sob muito estresse, mas que estava se esforçando para endireitar as coisas para que seu desempenho no trabalho não fosse afetado. Ela pensou que poderia lembrar seu supervisor de que seu trabalho costumava ser melhor, dizer que seus problemas eram temporários e assegurar que acreditava que seu desempenho iria melhorar em seguida. O terapeuta sugeriu que também dissesse ao supervisor que ela realmente queria manter seu emprego e que agradecia se ele a ajudasse dizendo o que precisava fazer para manter os padrões de qualidade da empresa. O plano de ação completo de Marisa é apresentado na Figura 10.1, na página 118.

A falta de esperança e os pensamentos suicidas de Marisa diminuíram depois que ela fez o plano de ação e começou a segui-lo. Observe que ela adotou vários passos diferentes para melhorar seu desempenho no trabalho. Como sua depressão estava dificultando seu bom funcionamento, recrutou a ajuda de outras pessoas por um curto espaço de tempo. De seu patrão, solicitou um nível apropriado de ajuda e o fez lembrar-se do bom trabalho que ela havia realizado anteriormente. Também pediu a ajuda de sua amiga Marta e prometeu fazer algo em retribuição. Esses passos ajudaram Marisa a começar a se sentir no controle novamente a ponto de conseguir ver uma luz no fim do túnel.

O exemplo de Marisa mostra como usar um plano de ação quando as evidências apoiam um pensamento angustiante. Também podemos usar planos de ação sempre que identificarmos um problema que precisa ser solucionado.

VÍTOR: *Desenvolvendo um plano de ação para melhorar seu casamento.*

Com o tempo, Vítor foi ficando mais confiante de que Júlia realmente se importava com ele e queria que permanecesse sóbrio. Entretanto, ela se queixava há muitos anos de sentir-se frustrada pelas frequentes explosões de raiva dele. Além disso, Júlia disse que sentia saudades das gentilezas que ele costumava ter com ela no início do relacionamento. Vítor amava Júlia, e concordou que sua raiva estava causando problemas reais em seu casamento; também admitiu que poderia ser mais gentil com ela. Ele realmente queria melhorar seu casamento, então decidiu desenvolver um plano de ação, conforme ilustrado na Figura 10.2, nas páginas 119 e 120.

Vítor escreveu dois objetivos que melhorariam seu casamento. Primeiro, faria mais coisas positivas para Júlia a fim de demonstrar que gostava dela. Segundo, queria parar de ter explosões de raiva. Trabalhando com seu terapeuta, Vítor desenvolveu o plano de ação apresentado na Figura 10.2 para ajudar a guiar seu progresso. É importante ser específico em um plano de ação para obter o maior benefício possível com ele. Vítor definiu uma data para começar a trabalhar em seu plano, previu problemas que poderiam interferir em seu sucesso e criou estratégias para a solução dos problemas para que pudesse seguir em frente. Além disso, a folha do plano de ação fornece um espaço para Vítor registrar seu progresso.

O casamento de Vítor melhorou depois que ele começou a aumentar suas interações positivas com Júlia e a reduzir suas explosões de raiva. Ele, na verdade, usou as sugestões da coluna "Estratégias para solucionar os problemas" em seu plano de ação para ajudá-lo a passar por situações que, em semanas anteriores, o teriam levado a explosões de raiva. Os planos de enfrentamento específicos para lidar com sua raiva em diferentes intensidades, que desenvolveu com seu terapeuta, tiveram sucesso na redução das explosões.

Vítor seguiu seu plano de ação durante algumas semanas até que aprendeu a lidar com a maior parte das situações sem perder a paciência. Quando acontecia de ficar com raiva nas semanas seguintes, usava esses reveses para compreender de forma mais acertada sua raiva e desenvolver planos adicionais mais eficientes a fim de controlá-la e expressá-la.

**OBJETIVO:** Salvar meu emprego

| Medidas a serem tomadas | Data para começar | Possíveis problemas | Estratégias para solucionar os problemas | Progresso |
|---|---|---|---|---|
| Falar com meu supervisor sobre estresse, história prévia de trabalho positivo, problemas apenas temporários, desejo de manter meu emprego, agradecer a ajuda dele. | Quarta-feira, depois da reunião de equipe. | O supervisor pode estar muito ocupado para falar comigo. | Pedir com antecedência ao supervisor uma reunião de 15 minutos. | Terça-feira – O supervisor concordou com a reunião de quarta-feira. |
| | | O supervisor pode dizer que é tarde demais para salvar meu emprego. | Lembrá-lo dos resultados positivos em meus trabalhos anteriores. Pedir que ele reconsidere e me dê 30 dias para melhorar. | Quarta-feira – A reunião correu muito bem! Chorei, o que não queria ter feito, mas ele pareceu satisfeito por eu ter falado com ele e garantiu-me que eu poderia ter mais algumas semanas para melhorar meu trabalho. |
| Pedir a Marta para revisar meu trabalho. | Terça-feira, no almoço. | Vai prejudicar nossa amizade. | Posso prometer ajudá-la no próximo verão quando ela sair de férias. Posso molhar as plantas dela. | Marta concordou em ajudar. |
| Chegar ao trabalho na hora. Deixar o despertador do outro lado do quarto para que eu tenha de levantar da cama. Separar as roupas na noite anterior para não perder tempo tomando decisões. Sair de casa com 10 minutos de antecedência e me recompensar com um tempo para um café no escritório antes de começar a trabalhar. | Terça-feira de manhã. | Vou acabar voltando para a cama depois de ter desligado o despertador. | Criar uma regra de que tenho de tomar banho e me vestir antes de "descansar mais alguns minutos". | Terça-feira – Cheguei na hora.<br><br>Quarta-feira – Cheguei 5 minutos antes do horário.<br><br>Quinta-feira – Cheguei 8 minutos antes do horário e desfrutei meu café. |

**FIGURA 10.1** Plano de ação de Marisa.

**OBJETIVO:** Melhorar meu casamento

| Medidas a serem tomadas | Data para começar | Possíveis problemas | Estratégias para solucionar os problemas | Progresso |
|---|---|---|---|---|
| Fazer cinco coisas positivas por dia para Júlia, como beijá-la, elogiá-la, ajudá-la, sorrir para ela, massagear seu pescoço, perguntar sobre seu dia, ligar do escritório para dizer: "Eu te amo", levar uma xícara de café para ela. | Hoje quando eu chegar à minha casa e todas as manhãs, começando ao acordar. | Posso estar sentindo raiva dela. | Se eu estiver com raiva, posso fazer coisas mais fáceis (como ajudar com a louça, levar café para ela). Usar um Registro de Pensamentos ou estratégias, como fazer uma pausa ou imagens mentais (do Cap. 15 de A mente vencendo o humor) para ver se consigo reduzir minha raiva. | 10/06 – Fiz 6 coisas positivas à noite. Senti-me bem. 10/07 – Fiz 5 coisas positivas. Júlia me abraçou por eu ajudá-la. 10/08 – Senti raiva, mas fiz 3 coisas positivas mesmo assim. Um Registro de Pensamentos me ajudou. |
| Reduzir as explosões de raiva (frequência e duração). Reduzir para não mais de 3 na primeira semana, 2 na segunda, 1 na terceira e não mais que 1 por mês depois disso. Tentar fazer uma pausa para não ficar com Júlia por mais de 2 minutos quando estou com raiva. | Agora | Um mau dia no trabalho, pois chego em casa de mau humor. | Fazer um Registro de Pensamentos antes de sair do escritório. Fazer um plano para lidar com os problemas de trabalho antes de deixar o escritório. Ouvir boa música no caminho para casa. Ficar sentado no carro e relaxar até me sentir suficientemente calmo para entrar em casa. Dizer a Júlia que foi um mau dia e que estou tentando ficar calmo. Pedir que ela me ajude. | 10/06 – Nenhum problema. 10/07 – Fiz um plano para lidar com um conflito no trabalho antes de deixar o escritório. Cheguei em casa bem relaxado. 10/09 – Ouvi música no caminho para casa. Relaxei por 2 minutos na frente de casa antes de entrar. Isso me ajudou a lidar com o choro das crianças sem ficar irritado. |

**FIGURA 10.2** Plano de ação de Vítor. (*continua*)

## OBJETIVO: Melhorar meu casamento

| Medidas a serem tomadas | Data para começar | Possíveis problemas | Estratégias para solucionar os problemas | Progresso |
|---|---|---|---|---|
| Reduzir as explosões de raiva (frequência e duração). Reduzir para não mais de 3 na primeira semana, 2 na segunda, 1 na terceira e não mais que 1 por mês depois disso. Tentar fazer uma pausa para não ficar com Júlia por mais de 2 minutos quando estou com raiva. | Agora | Quando fico irritado, estouro muito rápido. | Em conversas com Júlia, avaliar minha raiva de 0-10 a cada minuto quando percebo que está aumentando. Quando minha raiva chegar a 3, dizer que preciso parar por alguns minutos para me manter calmo. Quando minha raiva chegar a 5, parar e escrever um Registro de Pensamentos. Escrever o que ouvi Júlia dizer e o que acredito ser a verdade. Mostrar a ela esse resumo para verificar se entendemos bem um ao outro. Se minha raiva atingir mais de 5 nas avaliações, dizer a Júlia que preciso de um descanso maior. Retornar à conversa quando a raiva estiver abaixo de 3. Dar uma caminhada. Revisar meu Registro de Pensamentos. Lembrar de que Júlia me ama, que já solucionamos muitos problemas antes e que provavelmente poderemos resolver este problema também. | 10/06 – Nenhuma raiva. 10/07 – Comecei a sentir raiva, fiz 3 intervalos e conseguimos terminar a conversa. Júlia parecia impressionada por eu estar mantendo meu plano. 10/09 – Perdi a paciência e gritei com Júlia. Ao menos, pedi desculpas depois. |

**FIGURA 10.2** Plano de ação de Vítor. (*continuação*)

### EXERCÍCIO: Fazendo um plano de ação

Identifique um problema em sua vida que você gostaria de mudar e escreva seu objetivo na linha de cima da Folha de Exercícios 10.2. Complete o plano de ação, tornando-o o mais específico possível. Marque uma data para começar, identifique os problemas que podem interferir na realização de seu plano, desenvolva estratégias para lidar com os problemas, caso eles surjam, e mantenha um acompanhamento por escrito do progresso que fizer. Complete planos de ação adicionais (no Apêndice podem ser encontradas mais cópias da Folha de Exercícios 10.2) para outras áreas problemáticas de sua vida que você gostaria de mudar.

## FOLHA DE EXERCÍCIOS 10.2  Plano de ação

**OBJETIVO:** _____

| Medidas a serem tomadas | Data para começar | Possíveis problemas | Estratégias para solucionar os problemas | Progresso |
|---|---|---|---|---|
|  |  |  |  |  |
|  |  |  |  |  |

*A mente vencendo o humor*, segunda edição. © 2016 Dennis Greenberger e Christine A. Padesky. Os compradores deste livro podem fazer cópias e/ou *download* de cópias adicionais desta folha de exercícios (ver quadro no final do Sumário).

## ACEITAÇÃO

Quando podemos fazer algo para solucionar um problema, um plano de ação pode nos ajudar a descobrir o que fazer. Algumas vezes, os problemas que temos não podem ser solucionados. Outras vezes, podemos experimentar circunstâncias na vida que são muito difíceis de suportar, mas não são problemas para os quais podemos buscar a solução com um Registro de Pensamentos ou um plano de ação. Por exemplo, podemos ficar muito doentes, alguém muito próximo pode morrer ou podemos ter uma tarefa desagradável a realizar. Nesses casos, o desenvolvimento de uma atitude de aceitação pode nos ajudar a enfrentar o problema e a nos sentir melhor.

Examinemos Lupe, que foi diagnosticada com câncer cerebral seis meses atrás. Inicialmente, ela recusou-se a aceitar o diagnóstico. Procurou freneticamente uma segunda, uma terceira e até uma quarta opinião sobre sua condição e seu prognóstico. Os médicos que consultou foram unânimes ao informar que poderiam fazer muito pouco, porque o câncer estava espalhado e havia progredido além do ponto em que um tratamento poderia ajudar. Lupe ficou chocada e com raiva por estar com câncer. Logo depois, sua raiva foi combinada com medo. Aos 59 anos, ela achava que era muito nova para morrer, mesmo seus médicos afirmando que seu câncer era terminal.

É fácil compreender suas reações. Mesmo assim, cerca de um mês após receber o diagnóstico, Lupe começou a se sentir com menos raiva e menos assustada. Foi assim que ela descreveu sua mudança de humor a uma amiga: "Não quero morrer. Mas se vou morrer logo, o que parece provável, quero morrer com dignidade. Vou tornar estes últimos meses os melhores e mais significativos para mim, minha família e meus amigos". Essa nova atitude a ajudou a levantar seu ânimo e a melhorar seu humor. Ela ainda estava enfrentando a morte, mas a aceitação de sua doença tornou possível que focasse no que era importante para ela em seus meses finais. Depois que aceitou que tinha câncer terminal, Lupe foi capaz de pensar em como queria passar os dias que lhe restavam. Sua maior prioridade era passar o maior tempo possível com sua família e amigos para criar experiências memoráveis com eles. A aceitação foi o ponto de virada para Lupe, pois a ajudou a sair do desespero e a focar sua atenção em como desejava viver a vida.

A aceitação também foi muito importante para Rodinei, que visitava seu pai idoso todos os fins de semana. O pai de Rodinei tinha demência e não o reconhecia mais como seu filho. A cada semana quando o visitava, seu pai perguntava: "Quem é você? Conheço você?". Inicialmente, Rodinei explicava: "Sou seu filho. Você não me reconhece?". Seu pai ficava muito agitado e perturbado quando ele dizia isso. Algumas vezes, seu pai chorava e dizia: "Não conheço você" ou "Você não é meu filho!". Era muito triste e doloroso para Rodinei dar-se conta de que seu pai não sabia mais quem ele era. A dor e a tristeza de Rodinei poderiam ter facilmente preenchido todo o tempo que restava com o pai.

Uma enfermeira da casa de repouso ajudou Rodinei a desenvolver a aceitação. Ela disse: "Seu pai não sabe quem você é. Se você entender isso e deixar que ele o perceba como um homem bom que vem visitá-lo, então talvez você ainda possa desfrutar de sua companhia algumas vezes". Ele levou isso em consideração e decidiu tentar aceitar essa nova realidade em seu relacionamento com o pai. Quando seu pai perguntava: "Quem é você? Eu conheço você? ", Rodinei respondia: "Meu nome é Rodinei. Gosto de vir aqui e conversar com as pessoas. Você se importa se eu conversar com você hoje?." Isso satisfazia seu pai, e eles sentavam juntos, conversando e, às vezes, discutindo acontecimentos muito distantes no passado de seu pai. Essas conversas ainda eram dolorosas para Rodinei, porque ele sentia saudades de ter um relacionamento pleno com o pai. Passar um tempo junto ao pai, fazia Rodinei lembrar-se de muitas coisas que havia perdido de seu relacionamento anterior com ele, como o humor fácil e as discussões animadas sobre esportes. Porém, Rodinei descobriu um novo prazer ao ser capaz de demonstrar respeito pelo pai e levantar ânimo dele durante aquelas visitas semanais.

Como demonstram as experiências de Lupe e Rodinei, aceitação não significa que precisamos pensar positivamente sobre eventos negativos ou nos sentirmos felizes em relação a coisas que estamos vivenciando. *A mente vencendo o humor* e a TCC não sugerem que é uma boa ideia simplesmente substituir um pensamento negativo por um pensamento positivo. Não faria bem algum para Lupe dizer: "Não tenho câncer" ou "Não me importo em morrer". Ao contrário, a aceitação das circunstâncias negativas e dos estados de humor penosos pode criar uma base sobre a qual avançar de forma que empreste um significado pessoal a circunstâncias infelizes. Aceitação significa que reconhecemos as dificuldades na vida, procuramos conhecê-las e descobrimos como conviver com elas de forma que sejam coerentes com nossos valores e com o que é importante para nós.

Essas mesmas ideias se aplicam a experiências cotidianas que são muito menos dramáticas. Fazemos muitas coisas que são desagradáveis, como, por exemplo, acordar mais cedo do que gostaríamos para ir trabalhar ou, se um filho está doente, cancelar planos sociais e ficar em casa. Aceitamos essas experiências porque temos valores que são mais importantes para nós do que nosso desconforto. Com frequência, deixamos em suspenso nossas necessidades de curto prazo por causa de nossa família, nosso trabalho ou por outras coisas que valorizamos.

As atitudes que temos enquanto estamos fazendo atividades desagradáveis exercem uma grande influência sobre como nos sentimos. Por exemplo, se todos os dias quando nos acordamos cedo para ir trabalhar nos detemos no quanto estamos cansados e em como gostaríamos de continuar na cama, provavelmente ficamos de mau humor. Entretanto, se acordamos cedo e dizemos: "Oh, estou cansado e queria poder dormir mais um pouco. Mas estou feliz por ter esse emprego porque ele ajuda a sustentar a minha família", nosso humor provavelmente será muito melhor. Ter em mente nossos valores e o que é importante para nós representa uma ajuda real quando enfrentamos tarefas difíceis.

A aceitação dos pensamentos e estados de humor é, por vezes, uma alternativa valiosa para a identificação, a avaliação e a mudança dos pensamentos. A aceitação envolve a observação de pensamentos, estados de humor e reações físicas sem fazer julgamentos. Por exemplo, muitas pessoas acham útil conseguir simplesmente observar seus pensamentos enquanto eles aparecem e desaparecem. A aceitação dos pensamentos não deve ser confundida com acreditar que eles são corretos ou adaptativos. Aceitação simplesmente significa que você reconhece que esses pensamentos estão presentes e que pode observá-los sem acrescentar algum significado ou julgamento a eles.

Por exemplo, Saulo entendeu que um passo importante no aprendizado do manejo da ansiedade era entrar em situações que o deixavam ansioso para testar seus medos e praticar o enfrentamento. Inicialmente, quando se sentia ansioso nessas situações, ele julgava-se de modo negativo: "O que há de errado comigo? Sou tão fraco. Quero que esta ansiedade acabe". Na verdade, tais pensamentos levaram a um aumento na sua ansiedade. Ironicamente, ele descobriu que um dos passos para o manejo de sua ansiedade era aceitar esse estado de humor: "Estou me sentindo ansioso agora que estou aqui. Bem, isso é esperado. Vou permanecer nesta situação e observar o que acontece com minha ansiedade enquanto enfrento isto. Vou tentar compreender minhas reações, em vez de tentar afastá-las". Uma atitude de aceitação, sem julgamento, manteve o foco de Saulo em seus pensamentos e estados de humor e em seu objetivo de aprender a manejar a ansiedade de uma forma nova e melhor.

Conforme mostram os exemplos a seguir, existem diversos caminhos para a aceitação.

**1.** Podemos simplesmente observar nossos pensamentos e sentimentos sem julgá-los ou tentar mudá-los. Essa foi a forma como Saulo abordou sua ansiedade. Como disse uma mulher: "Posso *ver* meus pensamentos e não *ser* meus pensamentos".

**2.** Podemos colocar nossos pensamentos e sentimentos em perspectiva, pensando em um quadro mais amplo. Por exemplo, o supervisor de Marisa tinha o hábito de dizer todas as manhãs à sua equipe: "Vamos nos animar, meninas". Isso incomodava todo o grupo, porque parecia tão falso, e era especialmente irritante para Marisa quando ela se sentia deprimida. Marisa achou útil ter uma visão do quadro mais amplo. Quando se detinha em sua irritação, seu humor realmente ficava abalado. Ela ponderou que aquela situação correspondia a apenas um minuto de cada dia e pensou em como seu supervisor estava disposto a ajudá-la a manter o emprego. O pensamento sobre o quadro mais amplo a ajudou a aceitar o comentário irritante como um preço pequeno a ser pago por um supervisor que, de modo geral, era apoiador e bom para ela.

**3.** Algumas vezes, é mais fácil aceitar as reações internas ou as circunstâncias externas quando associamos nossa aceitação dos pensamentos e sentimentos a valores que são importantes para nós. Rodinei fez isso quando colocou seu amor e carinho pelo pai acima de seu sofrimento porque seu pai não o reconhecia mais. Embora Rodinei ainda ficasse desolado quando se sentava com seu pai, ele não permitia que isso o impedisse de desfrutar da companhia dele. Rodinei reconheceu seu pesar e sua tristeza em relação ao declínio da saúde do pai, mas, ainda assim, tinha momentos de amor e carinho ao lado dele. Pesar, amor e carinho faziam parte da experiência de Rodinei. Com o tempo, o valor dessas horas passadas com seu pai se tornou mais significativo conforme Rodinei conseguiu aceitar esse período como uma fase final de seu relacionamento com ele.

### EXERCÍCIO: Aceitação

Use a Folha de Exercícios 10.3 para ajudá-lo na aceitação de situações como as discutidas anteriormente.

## FOLHA DE EXERCÍCIOS 10.3 Aceitação

Identifique uma situação externa (p. ex., família, trabalho, saúde, relacionamento) na qual você acredita que seja útil desenvolver maior aceitação. Leve em conta situações que não podem ser mudadas ou solucionadas facilmente. Ou então anote algumas experiências internas (pensamentos ou estados de humor) frequentemente recorrentes que afetam de modo negativo seu humor.

**Situação:** _____

_____

**Pensamentos:** _____

_____

**Estados de humor:** _____

_____

Experimente um ou mais dos seguintes caminhos para a aceitação. Não é necessário experimentar cada caminho para cada situação, pensamento ou estado de humor. Com o tempo, conforme praticar a aceitação, você poderá experimentar cada uma dessas abordagens pelo menos uma vez para ver se são úteis.

1. Observe seus pensamentos e estados de humor (sobre a situação que você escreveu há pouco) sem julgar, criticar ou tentar mudá-los. Apenas os observe enquanto ocorrem. Seja curioso em vez de crítico. Procure fazer essas observações por alguns minutos todos os dias, durante uma semana. Isso é muito mais difícil do que parece. Não tem problema se você ficar frustrado, distraído, aborrecido ou crítico. Quando observar isso, apenas volte sua atenção para os pensamentos e estados de humor originais que está examinando.

2. Pense no quadro mais amplo. Quais são os benefícios de aceitar isso em vez de ficar angustiado? Você está focando apenas as partes negativas dessa experiência e não está reconhecendo outras dimensões? Existem outros aspectos na situação que compensam as partes negativas? Se você conseguir aceitar as partes que produzem angústia, poderá desfrutar ou aceitar o resto de sua experiência com mais facilidade?

3. Algumas vezes, prestar muita atenção em nosso sofrimento nos impede de atingir nossos objetivos ou viver de acordo com valores que são importantes para nós.

    a. Nessa situação, há algum valor ou objetivo que seja mais importante e significativo para você do que seu sofrimento? Em caso afirmativo, escreva aqui esse valor ou objetivo: _____

    _____

    b. Pense no quanto esse valor ou objetivo é importante para você.

    c. Como você pode usar as habilidades de *A mente vencendo o humor* para ajudá-lo a manejar sua situação, seu pensamento ou seu humor angustiante de modo que consiga abordar ou atingir seus valores ou objetivos? _____

    _____

    d. Você consegue avançar na direção de seus valores e objetivos enquanto aceita o sofrimento que está experimentado?

Se você seguiu o primeiro, o segundo ou o terceiro caminho para a aceitação, escreva o que aprendeu com este exercício:

_____

*A mente vencendo o humor*, segunda edição. © 2016 Dennis Greenberger e Christine A. Padesky. Os compradores deste livro podem fazer cópias e/ou *download* de cópias adicionais desta folha de exercícios (ver quadro no final do Sumário).

Neste capítulo, você aprendeu e praticou três passos comuns que podem ser dados depois de ter identificado e testado pensamentos associados a seus estados de humor: fortalecer novos pensamentos, usar planos de ação e desenvolver a aceitação. Cada um desses passos depende em alguma medida dos pensamentos nos quais você está trabalhando. Fortalecer novos pensamentos reunindo mais evidências é particularmente útil quando você tem dificuldade em acreditar nos pensamentos alternativos e compensatórios, mesmo que esses pensamentos se ajustem à sua experiência de vida. Os planos de ação são um passo seguinte excelente quando as evidências a partir de sua experiência de vida sugerem que você tem um problema real que precisa ser solucionado. A aceitação é com frequência o melhor caminho se os problemas não podem ser solucionados, se você está em meio a dificuldades que precisa enfrentar ou se quer colocar seu sofrimento em perspectiva para que possa avançar na direção daquilo mais valoriza. Frequentemente, vários desses passos podem ser usados em combinação para ajudá-lo a desenvolver uma nova perspectiva de forma que você se sinta mais confiante de que é capaz de manejar situações e estados de humor problemáticos.

## VERIFICAÇÃO DO HUMOR

Antes de passar para o próximo capítulo, avalie novamente seus estados de humor e escreva os escores nas respectivas folhas de avaliação.

- Depressão/infelicidade: Inventário de Depressão de *A mente vencendo o humor*, Folha de Exercícios 13.1, página 186, e Folha de Exercícios 13.2, página 187.
- Ansiedade/nervosismo: Inventário de Ansiedade de *A mente vencendo o humor*, Folha de Exercícios 14.1, página 213, e Folha de Exercícios 14.2, página 214.
- Outros estados de humor/felicidade: Avaliando e acompanhando meus estados de humor, Folha de Exercícios 15.1, página 246, e Folha de Exercícios 15.2, página 247.

## VERIFICAÇÃO DOS OBJETIVOS

Este é um bom momento para revisar os objetivos que você estabeleceu na Folha de Exercícios 5.1, na página 36. Ao manter esses objetivos em mente enquanto continua a praticar as habilidades de *A mente vencendo o humor*, você provavelmente fará progressos em direção e esses objetivos. Você também pode revisar a Folha de Exercícios 5.4, na página 39, Sinais de melhora, para ver que mudanças já ocorreram. Você pode até mesmo fazer um plano de ação para descrever os passos que pode dar para atingir seus objetivos mais rapidamente.

## Resumo do Capítulo 10

▶ Inicialmente, você pode não acreditar por completo em seus pensamentos compensatórios ou alternativos.

▶ Você pode fortalecer novos pensamentos compensatórios ou alternativos reunindo evidências que os apoiam. E esse processo é contínuo.

▶ Conforme sua crença em seus pensamentos compensatórios ou alternativos aumenta, seu humor melhorado se estabiliza cada vez mais.

▶ Os planos de ação ajudam a solucionar problemas que você identificou.

▶ Os planos de ação são específicos e incluem as medidas a serem tomadas, uma data para começar, possíveis problemas com estratégias para solucioná-los e um registro por escrito do progresso.

▶ A aceitação dos pensamentos e estados de humor é, algumas vezes, uma alternativa valiosa para a identificação, a avaliação e a mudança de pensamentos.

▶ O desenvolvimento de uma atitude de aceitação é útil quando você está em meio a circunstâncias de vida que não podem ser mudadas ou que são difíceis de suportar.

▶ Três caminhos para a aceitação são: observar seus pensamentos e estados de humor em vez de julgá-los; ter em mente o quadro mais amplo; e agir de acordo com seus valores, mesmo quando você estiver angustiado.

# 11

# Pressupostos Subjacentes e Experimentos Comportamentais

Susana e Tito estavam casados há um ano e estavam muito apaixonados. Mas, apesar da afeição que tinham um pelo outro, havia muita tensão entre eles e frequentemente discutiam quando estavam se arrumando para ir a festas. Tito estava sempre pronto 10 minutos antes da hora de saírem de casa e se postava junto à porta, batendo o pé com impaciência. A cada intervalo de tempo, mandava uma mensagem de texto para Susana perguntando se ela sabia que horas eram e lembrando-a de que estava na hora de saírem. Susana ficava incomodada e frustrada com os lembretes de Tito e não conseguia entender por que ele sempre tinha tanta pressa.

Nos Capítulos 6 a 9, você aprendeu a usar um Registro de Pensamentos para identificar e testar pensamentos automáticos – os pensamentos que vêm à sua mente automaticamente em situações específicas. Além dos pensamentos automáticos, cada um de nós tem crenças situadas silenciosamente abaixo da superfície. Com frequência, não estamos conscientes desses pensamentos, mas eles também têm forte influência sobre nossos estados de humor, comportamento e reações físicas. Como esses pensamentos geralmente operam em um nível abaixo de nossa consciência, costumamos denominá-los "pressupostos subjacentes". Pressupostos subjacentes são as regras segundo as quais vivemos. Cada um de nós tem centenas de pressupostos subjacentes, e cada um pode ser expresso como uma afirmação "Se..., então...".

Por exemplo, as reações de Tito e Susana ao se arrumarem para uma festa parecem um pouco desconcertantes. Por que Tito continuava ao lado da porta e mandava lembretes para Susana quando podia ver claramente que isso a incomodava? Por que Susana esperava tanto para se aprontar quando sabia que isso irritava Tito? Os pressupostos subjacentes de Tito e Susana podem nos ajudar a entender as respostas deles.

Tito cresceu em uma família que valorizava a pontualidade e operava segundo a regra de que um convite para uma festa ou uma reunião às 7 horas significava que era esperado que os convidados chegassem às 7 horas. Na família de Tito, chegar depois das 7 horas era um sinal de desrespeito. Portanto, ele tinha o pressuposto subjacente "Se não chegarmos na hora, então isso será um desrespeito e os outros ficarão incomodados conosco". No entanto, na família de Susana, a hora de início de uma festa era vista apenas como uma sugestão. Ninguém esperava estar lá na hora de começar. Na verdade, em sua família, chegar na hora determinada para o início era inesperado e seria uma pressão sobre os anfitriões, os quais provavelmente ainda estariam se preparando para a festa. O pressuposto subjacente de Susana era "Se chegarmos na hora, isso irá pressionar os anfitriões". É fácil ver como cada um dos pressupostos subjacentes guiava o comportamento deles. No entanto, como Tito e Susana ainda não estavam conscientes desses pressupostos, seus pressupostos conflitantes produziam tensão em seu relacionamento.

A identificação de nossos pressupostos subjacentes possibilita a compreensão das raízes de nossos comportamentos e pensamentos automáticos. A identificação de nossos pressupostos nos dá a oportunidade de avaliar se eles são úteis ou inúteis e a chance de encarar a possibilidade da construção de novos pressupostos que possam funcionar de modo mais adequado em nossa vida.

Ao contrário dos pensamentos automáticos, os pressupostos subjacentes operam em muitas situações, guiando as ações e os estados de humor. Imagine que você está em uma grande reunião de família. Um dos primos anda pela sala conversando com todos, e outro primo permanece sentado, em um canto, em silêncio, conversando apenas com aqueles que se aproximam e puxam conversa. O que provocaria comportamentos tão diferentes? Será mais fácil perambular entre as pessoas e conversar livremente se você tiver pressupostos subjacentes como "Se eu conversar com as pessoas, então vou me divertir mais, porque quando conheço pessoas elas geralmente gostam de mim" ou então "Se todos aqui fazem parte da família, então teremos muito o que conversar e vamos gostar da companhia uns dos outros". Todavia, o primo mais quieto pode ter pressupostos subjacentes como "Se eu começar uma conversa, então arrisco dizer algo errado, portanto é melhor esperar até que alguém se aproxime de mim para conversar" ou " Se alguém for idoso como eu, então os membros mais jovens da família devem se aproximar e começar uma conversa comigo para demonstrar respeito". Observe que muitos pressupostos subjacentes diferentes podem explicar o mesmo comportamento. É impossível saber quais são os pressupostos subjacentes das pessoas simplesmente observando seu comportamento ou conhecendo seus estados de humor.

Felizmente, mesmo que em geral operem abaixo da superfície, os pressupostos subjacentes são fáceis de identificar. Os sinais de que pressupostos podem estar presentes são situações em que você acha que sempre reage com o mesmo humor ou tem o mesmo comportamento. Por exemplo, se está sempre arrumando a casa, então provavelmente tem um pressuposto subjacente que você pode compreender ao colocar seu comportamento na parte "Se..." da frase: "Se eu mantiver todas as peças de minha casa arrumadas, então...". Uma pessoa poderia terminar essa frase assim: "Se eu mantiver todas as peças de minha casa arrumadas, então a minha casa vai parecer aconchegante se alguns amigos derem uma passada para conversar". Outra pessoa poderia achar: "Se eu mantiver todas as peças da minha casa arrumadas, então vou relaxar e poderei encontrar as coisas quando precisar delas".

Igualmente, se você sempre reage com tristeza ao ficar sozinho em casa no sábado à noite, esse é um sinal de que um pressuposto subjacente está operando como pano de fundo. Você pode estar presumindo: "Se é sábado à noite, então eu deveria estar fazendo alguma coisa divertida. Se estou em casa e não estou fazendo algo divertido, então isso significa que sou um perdedor". Uma pessoa que tem um pressuposto subjacente diferente pode sentir satisfação em vez de tristeza: "Se é sábado à noite, então posso fazer o que eu quiser. Ficar em casa sozinho é uma chance para relaxar e ter uma noite tranquila".

Os pressupostos subjacentes são, algumas vezes, o nível mais importante do pensamento a ser identificado e testado.

- Quando estamos ansiosos, muitos de nossos pensamentos mais "quentes" são pressupostos do tipo "Se..., então...", como "Se eu conversar, então vou passar por tolo", "Se meu coração acelerar, então significa que estou tendo um ataque cardíaco" ou "Se algo ruim acontecer, então não vou conseguir lidar com isso".

- Em nossos relacionamentos, ocorrem muitos mal-entendidos, porque cada pessoa tem pressupostos subjacentes diferentes. Por exemplo, um dos parceiros pode pressupor "Se você gosta de mim, então irá saber o que quero sem que precise me perguntar", mas o outro parceiro pode pressupor "Se você quiser algo, então irá me dizer".

- Comportamentos que levamos até extremos, como o abuso de álcool ou drogas, comer em excesso e até mesmo o perfeccionismo, são frequentemente estimulados por pressupostos subjacentes: "Se eu beber, então vou ficar mais sociável", "Se eu tive um dia difícil, então mereço comer uma sobremesa enorme" ou "Se algo não for perfeito, então não terá valor".

Os pressupostos subjacentes podem ser identificados e testados assim como os pensamentos automáticos. No entanto, geralmente não usamos um Registro de Pensamentos (Caps. 6 a 9) para esse propósito, porque esses registros são concebidos para testar pensamentos em uma situação única, e pressupostos subjacentes se aplicam a muitas situações. A forma ideal de testar um pressuposto subjacente é fazer uma série de experimentos comportamentais. Experimentos comportamentais são testes ativos para verificar se a regra "Se..., então..." prediz com precisão o que acontece. Existem muitos tipos de experimentos comportamentais, como executar a parte "Se..." da crença e ver se a parte "então..." acontece ou não, tentando um novo comportamento para descobrir o que acontece ou entrevistando outras pessoas para descobrir se elas têm os mesmos pressupostos. Este capítulo ensina a identificar pressupostos subjacentes e a testá-los com experimentos comportamentais.

MÁRCIA: *Não há nada a temer a não ser o próprio medo.*

Como você pode lembrar, quando o coração de Márcia começou a acelerar, ela entrou em pânico porque achou que estava tendo um ataque cardíaco. Quando completou um Registro de Pensamentos (ver Fig. 9.4, no Cap. 9, p. 107), o pensamento alternativo de Márcia, com base nas evidências que ela reuniu, era de que a taquicardia e a transpiração eram causadas por ansiedade e não por um ataque cardíaco. Embora suas experiências apoiassem essa nova ideia, Márcia não acreditava completamente na nova explicação para seus sintomas. Enquanto estava sentada no consultório do terapeuta, estava convencida de que suas alterações corporais eram meramente sintomas de ansiedade. Mas, em meio a um ataque de pânico fora do consultório, ainda acreditava que estava morrendo devido a um ataque cardíaco quando seu coração acelerava e ela começava a transpirar. Simplesmente usar um Registro de Pensamentos não era suficiente, porque Márcia apenas acreditava nos pensamentos alternativos quando não estava ansiosa.

Quando temos problema em acreditar em um pensamento alternativo mesmo que as evidências o apoiem, é provável que nosso pensamento "quente" seja estimulado por um pressuposto subjacente. No caso de Márcia, antes de começar a terapia, ela tinha o seguinte pressuposto subjacente: "Se seu coração está acelerado e você está transpirando, então você está tendo um ataque cardíaco". Ela e o terapeuta desenvolveram um pressuposto subjacente alternativo: "Se seu coração está acelerado e você está transpirando, mas seu coração é saudável, então um coração acelerado não é perigoso".

Havia muitas evidências para apoiar esse novo pressuposto subjacente de que seu coração acelerado e sua transpiração não eram perigosos. Quando ela foi ao pronto-socorro durante um ataque de pânico, os médicos examinaram seu coração e disseram que ele era saudável e que ela não estava tendo um ataque cardíaco. Márcia e o terapeuta comentaram que o coração é um músculo e os músculos ficam mais fortes quando são exercitados. Ela não achava que estava em perigo quando estava se exercitando, e seu coração começava a acelerar e ela começava a transpirar. Mas Márcia ainda acreditava que seu coração acelerado e sua transpiração eram sinais de um ataque cardíaco, caso ocorressem quando não estivesse se exercitando.

Para testar seu novo pressuposto subjacente "Mesmo se meu coração acelerar, então não vou estar em perigo", Márcia e seu terapeuta planejaram uma série de experimentos comportamentais. Primeiro, fizeram uma variedade de experimentos nos quais ela aumentava seu batimento cardíaco e sua transpiração. Ao respirar rapidamente ou recordando um ataque de pânico recente, em poucos minutos Márcia conseguiu criar todos os sintomas que a apavoravam. Eles fizeram isso inúmeras vezes e discutiram suas experiências. Quando ela examinou o resumo escrito desses experimentos comportamentais feitos no consultório do terapeuta, percebeu que, mesmo quando seu batimento cardíaco era muito alto durante vários minutos, ele retornava ao normal dentro de um breve período de tempo, ela parava de transpirar e se sentia calma. Isso aumentou sua confiança em seu novo pressuposto de que um batimento rápido não é perigoso, mas ela não tinha certeza de como pensaria nisso fora do consultório do terapeuta.

Em uma segunda série de experimentos, Márcia e seu terapeuta decidiram que ela provocaria propositalmente esses sintomas fora do consultório. Todos os dias, ela aumentava seu batimento cardíaco e sua transpiração respirando rapidamente por alguns minutos, e então avaliava sua confiança de que não estava sofrendo um ataque cardíaco. Se tivesse pensamentos como "Estou bem, mas se respirar rápido por mais tempo, então posso sofrer um ataque cardíaco", ela testava essa ideia respirando rapidamente por mais tempo. (Márcia fez outro exame físico antes de começar seus experimentos comportamentais de aceleração da respiração, e seu médico confirmou que ela não tinha problemas cardíacos e que era medicamente seguro para ela respirar de modo rápido e fazer seu coração acelerar, mesmo que nem sempre ela acreditasse que estava segura.)

A seguir, o terapeuta a encorajou a imaginar voos de avião do início ao fim até que elevasse seu batimento cardíaco e começasse a transpirar devido à ansiedade. Esses experimentos comportamentais ajudaram a convencê-la de que sua imaginação e ansiedade podiam produzir batimento cardíaco aumentado e transpiração. Durante esses voos imaginários, Márcia convenceu-se mais firmemente de que seus sintomas eram causados pela ansiedade em vez de por um ataque cardíaco. Finalmente, ela começou a programar os voos de avião que, até então, adiava.

No caminho para o aeroporto para pegar o voo, Márcia esperava que seus experimentos comportamentais anteriores impedissem que se sentisse ansiosa. Ela ficou surpresa ao notar que seu coração começou a bater intensamente desde o momento em que saiu de casa na manhã do voo. O coração de Márcia acelerou, e ela começou a transpirar. Márcia se lembrou de todas as vezes em que se sentiu assim quando respirava rapidamente ou se sentia ansiosa e como ela nunca havia sofrido um ataque cardíaco, mesmo quando achava que sofreria. Para testar a possibilidade de que os sintomas no caminho para o aeroporto eram de ansiedade e não um ataque cardíaco, ela se distraiu para parar de focar seu corpo, concentrando-se em um relatório que precisava revisar durante a viagem. Depois de 10 minutos de concentração no relatório, notou que seu ritmo cardíaco havia abrandado. Já que a distração pode reduzir a ansiedade, mas não um ataque cardíaco, Márcia começou a respirar com mais facilidade. Ela não estava morrendo, estava apenas ansiosa.

Durante os meses seguintes e depois de inúmeras viagens, Márcia já achava mais fácil andar de avião. Ocasionalmente ficava ansiosa, em especial quando o avião passava por alguma turbulência. No entanto, seu ataque de pânico era interrompido quando ela ganhava confiança no pressuposto de que seus sintomas indicavam ansiedade, não um ataque cardíaco. A Figura 11.1 ilustra como ela planejou e organizou dois de seus experimentos, usando a Folha de Exercícios 11.2, "Experimentos para testar um pressuposto subjacente", apresentada posteriormente neste capítulo.

| PRESSUPOSTO TESTADO | Se meu coração acelerar e eu transpirar, então não é perigoso: provavelmente é causado por respiração rápida, ansiedade ou outros fatores. | | | | |
|---|---|---|---|---|---|
| Experimento | Previsão | Possíveis problemas | Estratégias para solucionar estes problemas | Resultado do experimento | O que aprendi com o experimento sobre este pressuposto? |
| No consultório do meu terapeuta, aumentar meu batimento cardíaco respirando rapidamente. | Quando eu parar de respirar rapidamente, o batimento cardíaco voltará ao normal. | Posso acreditar que estou tendo um ataque cardíaco e ficar muito apavorada para continuar. | Vou dizer ao terapeuta que acho que estou tendo um ataque cardíaco e que estou apavorada; o terapeuta irá me ajudar a avaliar como prosseguir. | Meu batimento cardíaco aumentou logo depois que comecei a respirar rapidamente e voltou ao normal cerca de 10 minutos depois que parei. | Meu coração pode acelerar e isso não ser perigoso ou causar um ataque cardíaco. Não preciso ter tanto medo de um ataque cardíaco como eu pensava. |
| Vou me imaginar entrando em um avião, decolando e tendo um ataque de pânico e não conseguindo descer do avião. | Meu batimento cardíaco vai aumentar e vou começar a transpirar enquanto estou imaginando esta cena. Meu batimento cardíaco e minha transpiração voltarão ao normal depois que eu parar o exercício de imaginação. | Posso interromper este experimento se meu coração começar a bater muito rápido. Posso começar a entrar em pânico e achar que estou tendo um ataque cardíaco. | Se meu coração começar a acelerar muito, então esta será uma boa chance de testar meus medos. Meu terapeuta vai me encorajar a continuar com o exercício de imaginação pelo máximo de tempo possível. | Meu batimento cardíaco aumentou e comecei a transpirar quanto mais absorvida eu ficava em minha imaginação. Quando parei de imaginar, meu batimento cardíaco voltou ao normal e parei de transpirar. | Um batimento cardíaco acelerado pode ser causado apenas por pensar em algo e sentir medo. Quando paro de imaginar pensamentos assustadores, meu batimento cardíaco e minha transpiração voltam ao normal. Isso não é perigoso, apenas desconfortável. |
| PRESSUPOSTO ALTERNATIVO QUE SE AJUSTA AO(S) RESULTADO(S) DE MEU(S) EXPERIMENTO(S) | Se meu coração acelerar e eu transpirar, então isso não é perigoso: provavelmente é causado por respiração rápida, ansiedade ou outros fatores. | | | | |

**FIGURA 11.1** Folha de Exercícios "Experimentos para testar um pressuposto subjacente" de Márcia.

Mesmo depois que a ansiedade se tornou menos frequente, Márcia continuou a realizar experimentos comportamentais para fortalecer sua crença de que seus sintomas não eram perigosos, apenas desconfortáveis. Ela ocasionalmente deixava que seu coração continuasse acelerado por 10 minutos ou mais para que se lembrasse de que um coração acelerado não era perigoso. Márcia soube que havia vencido a ansiedade quando ganhou sua primeira passagem aérea grátis de "cliente frequente" e, na verdade, ficou muito feliz por conseguir programar outro voo – desta vez de férias!

As experiências de Márcia oferecem boas diretrizes para o planejamento de experimentos comportamentais:

---

### Diretrizes para o planejamento de experimentos comportamentais

#### 1. Escreva o pressuposto que você está testando

Na próxima parte deste capítulo, apresentamos algumas dicas de como escolher um pressuposto a ser testado. Conforme mostra a Figura 11.1, Márcia escreveu o novo pressuposto subjacente que estava testando: "Se meu coração acelerar e eu transpirar, então isto não é perigoso: provavelmente é causado por respiração rápida, ansiedade ou outros fatores".

#### 2. Faça previsões específicas

Certifique-se de que os experimentos que você planeja irão levantar novas informações que o ajudarão a avaliar seu pressuposto. Uma forma de obter isso é **fazer previsões específicas** daquilo que seu antigo ou novo pressuposto diz que irá acontecer. Márcia decidiu respirar rapidamente para aumentar sua frequência cardíaca e provocar transpiração. Para um segundo experimento, ela planejou um exercício de imaginação, o qual achou que também provocaria coração acelerado e transpiração. Para os dois experimentos, ela previu que o batimento cardíaco e a transpiração voltariam ao normal logo depois que o experimento terminasse.

#### 3. Divida os experimentos em pequenas etapas

Pequenos passos são mais fáceis de dar, e o que você aprende em cada pequeno passo ajuda a dar os passos maiores posteriormente. Márcia iniciou seus experimentos comportamentais no consultório de seu terapeuta provocando seus sintomas com uma respiração rápida. A seguir, praticou a respiração rápida em casa para fazer o experimento sem a presença do terapeuta. Finalmente, começou a fazer experimentos nos quais seus sintomas eram causados pela ansiedade – primeiro na imaginação, depois em voos reais de avião. Suas muitas experiências com um coração acelerado causado pela respiração rápida (o primeiro pequeno passo) a ajudaram a enfrentar um coração acelerado provocado pela ansiedade (passo maior).

#### 4. Realize vários experimentos

Geralmente, precisamos realizar inúmeros experimentos antes de acreditar verdadeiramente em uma nova forma de pensar sobre as coisas. Márcia acreditou que seus sintomas não eram perigosos quando não estava ansiosa. Mas foram necessários muitos experimentos e voos de avião para que ela acreditasse em seu novo pressuposto ("Um coração acelerado pode ser causado por ansiedade e não é perigoso") não só quando estava calma, mas também quando estava ansiosa. Vários experimentos também a ajudaram a adquirir habilidades para lidar com sua ansiedade a fim de que não precisasse evitar situações nas quais antecipava que se sentiria ansiosa.

---

*continua*

- - - - - - - - - - - - - - - - - - - - - - - - - - - - - - - - - - - - - - - - - -

**Diretrizes para o planejamento de experimentos comportamentais (*continuação*)**

*5. Solucione o problema, não desista*

Quando os experimentos não correm como esperamos, é a hora de solucionar o problema, e não de desistir. Também é uma boa ideia antecipar problemas que poderiam ocorrer antes de você iniciar os experimentos para que possa planejar como lidar com eles. Na Figura 11.1, Márcia escreveu os problemas nas colunas "Possíveis problemas" e "Estratégias para solucionar estes problemas". Como teve um grau de ansiedade surpreendentemente alto em seu primeiro voo de avião, ela fez algumas alterações em seu plano de enfrentamento enquanto planejava sua segunda viagem. Primeiro, tomou um copo de leite em vez de café antes de sair para o aeroporto. Segundo, saiu de casa com meia hora de antecedência para não ter de correr e ter bastante tempo para se acalmar caso ficasse ansiosa. Essas duas alterações reduziram duas causas naturais de aumento do batimento cardíaco (cafeína e pressa). Ela também reservou alguns minutos para relaxamento antes de sair de casa; isso reduziu seu batimento cardíaco pré-aeroporto, o que tornou mais fácil o enfrentamento de sua ansiedade. Embora fosse importante que experimentasse uma aceleração cardíaca para testar seus pressupostos, Márcia achou mais fácil abordar as situações que ativavam sua ansiedade quando não estivesse apressada e tivesse tempo para focar seus experimentos.

*6. Escreva seus experimentos e resultados*

É muito útil anotar seus experimentos e os resultados deles. Registrar seus experimentos torna mais provável que você aprenda com eles. Quando fazia voos antes de ter iniciado seus experimentos formais, Márcia apenas se considerava "com sorte" se tudo corria bem no voo e "um caso mental" se tivesse um ataque de pânico. Ao escrever seus experimentos, ela foi capaz de aprender tanto com as boas quanto com as más experiências.

- - - - - - - - - - - - - - - - - - - - - - - - - - - - - - - - - - - - - - - - - -

*A mente vencendo o humor*, segunda edição. © 2016 Dennis Greenberger e Christine A. Padesky. Os compradores deste livro podem fazer cópias deste quadro para uso pessoal ou para uso em pacientes individuais.

Os esforços de Márcia a ajudaram a enfrentar seu primeiro voo com sucesso. Para ela, sucesso não significava não ter ansiedade; significava saber o que fazer quando se sentisse ansiosa. Ela também teve sucesso porque fortaleceu seu pressuposto de que seu batimento cardíaco acelerado não era perigoso; ele era causado por ansiedade e não era um ataque cardíaco.

# IDENTIFICANDO PRESSUPOSTOS SUBJACENTES

Muito embora os pressupostos subjacentes estejam "abaixo da superfície", eles são fáceis de identificar se você souber onde procurá-los. Uma vez que guiam nossos comportamentos e reações emocionais, sabemos que os pressupostos subjacentes estão ativos quando queremos mudar um comportamento, mas achamos muito difícil fazê-lo, quando estamos evitando algo e/ou quando temos fortes reações emocionais.

Para identificar seus pressupostos subjacentes nessas circunstâncias, coloque o comportamento ou a situação que desencadeia sua reação (esquiva ou forte emoção) em uma frase que inicie com "Se..." seguido de "então..." – e deixe sua mente completá-la. Também é útil escrever uma frase que diga o oposto: "Se eu não..., então...". Apresentamos aqui alguns exemplos.

Rita: *Não consigo dar início ao meu plano de exercícios.*

Rita quer fazer exercícios para perder peso, mas não consegue entender por que, mesmo tendo as melhores intenções, nunca começa. Ela identifica seu pressuposto subjacente escrevendo:

**Se** eu fizer exercícios para perder peso, **então**...

Quando Rita olha para essa frase, sua mente rapidamente a completa assim:

**Se** eu fizer exercícios para perder peso, **então** vou recuperar tudo de novo, portanto, de que adianta?

Ela também considera que o pressuposto "Se eu não..., então..." seria:

**Se** eu não fizer exercícios para perder peso, **então** não vou ter que me levantar tão cedo pela manhã.

Esses dois pressupostos a ajudam a entender por que ainda não iniciou seu plano de exercícios.

Eduardo: *Preciso ser perfeito.*

Eduardo é um perfeccionista. Ele passa horas e horas trabalhando em um projeto no trabalho, mas nunca o entrega porque "ainda poderia ficar melhor". Qual é seu pressuposto subjacente? Ele descobre escrevendo:

**Se** eu entregar meu projeto antes que ele esteja perfeito, **então**...

Depois de alguns segundos pensando, completa seu pressuposto assim:

**Se** eu entregar meu projeto antes que ele esteja perfeito, **então** serei criticado e meu gerente nunca vai me considerar para uma promoção.

Keila: *Tenho tanta vergonha.*

Keila não quer que as pessoas saibam o que está acontecendo em sua vida pessoal, porque tem vergonha de estar desempregada e ainda ser solteira aos 35 anos. Como isso é algo que ela aceita pessoalmente, não entende por que tem tanta vergonha que os outros saibam. Seus pressupostos subjacentes a ajudam a entender essa situação:

**Se** os outros souberem que estou desempregada e solteira, **então** vão achar que sou um fracasso, vão fofocar sobre mim e postar comentários desagradáveis na internet.

**Se** eu não deixar que eles saibam que estou desempregada e solteira, **então** não vou me sentir ansiosa e vou me sentir melhor.

Você, na verdade, não tem como saber quais são os pressupostos subjacentes das outras pessoas simplesmente observando seu comportamento ou suas reações emocionais. Por exemplo, Eduardo é perfeccionista porque teme críticas. Outras pessoas podem ser perfeccionistas porque sentem prazer em fazer algo melhor do que qualquer outro indivíduo e esperam ser elogiadas. Só você é quem sabe quais são seus pressupostos subjacentes.

> **EXERCÍCIO:** Identificando pressupostos subjacentes
> A Folha de Exercícios 11.1 pode ajudá-lo a identificar alguns de seus pressupostos.

## FOLHA DE EXERCÍCIOS 11.1 Identificando pressupostos subjacentes

Para os itens 1 e 2, identifique comportamentos que você continua realizando mesmo quando seria melhor se não o fizesse (p. ex., ficar acordado até tarde assistindo à televisão, beber álcool em excesso, comer em excesso, criticar alguém, namorar com o tipo errado de pessoa, limpar a casa o tempo todo). Escreva cada comportamento na parte da frase "Se..." e depois complete a parte da frase "então...". Faça o mesmo para a parte "Se eu não...".

1. Se eu _____ ,
   então _____ .
   Se eu não _____ ,
   então _____ .

2. Se eu _____ ,
   então _____ .
   Se eu não _____ ,
   então _____ .

Para os itens 3 e 4, identifique coisas que você geralmente evita e veja quais pressupostos subjacentes podem ajudá-lo a explicar sua esquiva:

3. Se eu evitar _____ ,
   então _____ .
   Se eu não evitar _____ ,
   então _____ .

4. Se eu evitar _____ ,
   então _____ .
   Se eu não evitar _____ ,
   então _____ .

Para os itens 5 e 6, identifique alguns momentos específicos em que você tem emoções especialmente fortes (p. ex., alguém o critica, você comete um erro, as pessoas chegam atrasadas, você é interrompido, alguém tenta se aproveitar de você, um operador de *telemarketing* liga para você). Quais os pressupostos subjacentes que podem explicar sua reação? Escreva a situação que desencadeia sua emoção na seção "Se..." e depois complete as demais seções.

5. Se _____ ,
   então significa que _____ .
   Se isto não acontecer,
   então significa que _____ .

6. Se _____ ,
   então significa que _____ .
   Se isto não acontecer,
   então significa que _____ .

*A mente vencendo o humor*, segunda edição. © 2016 Dennis Greenberger e Christine A. Padesky. Os compradores deste livro podem fazer cópias e/ou *download* de cópias adicionais desta folha de exercícios (ver quadro no final do Sumário).

Você conseguiu identificar pelo menos alguns pressupostos nesse exercício? Em caso afirmativo, seus pressupostos ajudam a compreender com mais precisão seu comportamento e suas reações emocionais? Pressupostos subjacentes, assim como pensamentos automáticos, podem ser testados e até mesmo mudados. Como consistem em previsões do tipo "Se..., então...", a maneira mais adequada de testar pressupostos subjacentes é realizar experimentos comportamentais. Um tipo de experimento é fazer a parte "Se..." e ver se a parte "então..." sempre a acompanha. Outro tipo de experimento é observar outras pessoas e ver se sua regra "Se..., então..." se aplica a elas. Algumas vezes fazemos o oposto de nosso pressuposto subjacente para saber o que acontece quando mudamos nosso comportamento. Os exemplos a seguir ilustram esses três tipos de experimento.

## EXPERIMENTO 1: "Então..." sempre acompanha "se..."?

Miguel sentia muita ansiedade em situações sociais. Quando estava em reuniões de trabalho, evitava o contato visual na esperança de que seu supervisor não o chamasse para falar. Em festas, queria conhecer outras pessoas, mas se sentia muito tímido e ficava afastado porque temia parecer tolo. Ele identificou seus pressupostos subjacentes como sendo os seguintes:

> Se eu disser alguma coisa, então vou parecer tolo e as pessoas vão rir de mim ou dizer algo negativo.
>
> Se eu falar com alguma pessoa nova, então ela vai me achar entediante.

Miguel decidiu realizar alguns experimentos para testar seu pressuposto de parecer tolo e as pessoas rirem dele. Conforme mostra a Figura 11.2, decidiu realizar um experimento três vezes. Ele queria começar por um experimento relativamente fácil, então planejou falar sobre seus planos para o fim de semana com vendedores nas lojas onde fazia suas compras. Em vez de evitar o contato visual, decidiu olhar diretamente para cada vendedor a fim de observar se estavam rindo dele ou, de alguma forma, julgando-o negativamente. Miguel previu que pelo menos dois dos vendedores zombariam dele ou diriam algo negativo.

Conforme mostra a Figura 11.2, embora ele estivesse nervoso, nenhum dos vendedores riu de Miguel ou lhe disse alguma coisa negativa. Na verdade, dois deles pareceram ter gostado genuinamente de falar com Miguel sobre o fim de semana. Ele ficou agradavelmente surpreso com esses resultados. Sua previsão "...então vou parecer tolo e as pessoas vão rir de mim ou dizer algo negativo" não se concretizou. Em vez disso, seus experimentos apoiaram o pressuposto alternativo: "Se eu conversar com as pessoas, algumas vezes elas vão mostrar-se genuinamente interessadas e não vai parecer que estão me criticando". Com base nesses resultados, ele planejou experimentos adicionais no trabalho e em outras situações sociais para ver se esse novo pressuposto previa o que ocorreria na maioria das vezes.

| PRESSUPOSTO TESTADO | Se eu disser alguma coisa, então vou parecer tolo e as pessoas vão rir de mim ou dizer algo negativo. |||||
|---|---|---|---|---|---|
| Experimento | Previsão | Possíveis problemas | Estratégias para solucionar estes problemas | Resultado do experimento | O que aprendi com o experimento sobre este pressuposto? |
| Conversar sobre meus planos para o fim de semana com três vendedores de loja. | Vou parecer tolo e pelo menos dois dos vendedores vão zombar de mim ou dizer alguma coisa negativa. | Vou me sentir muito nervoso e vou acabar evitando fazer isso. Posso evitar o contato visual e não obter as evidências de que preciso. | Lembrar-me de que é importante testar meu pressuposto. Não tem problema se eu ficar nervoso, e isso vai terminar em poucos minutos. O terapeuta me disse que ficar nervoso significa que estou no caminho certo. Não deixar de olhar para o vendedor enquanto estivermos conversando. | Primeiro vendedor: Sorriu e me contou seus planos para o fim de semana. Segundo vendedor: Pareceu ouvir, mas não disse muita coisa. Terceiro vendedor: Brincou comigo, mas não pareceu que estava rindo de mim. Ele só estava sendo amigável. | Mesmo eu estando nervoso, não aconteceu qualquer coisa que apoiasse minha previsão de que eu pareceria tolo. Nenhum dos vendedores riu de mim ou disse algo negativo. Dois vendedores pareceram gostar de conversar comigo. |
| PRESSUPOSTO ALTERNATIVO QUE SE AJUSTA AO(S) RESULTADO(S) DE MEU(S) EXPERIMENTO(S) | Se converso com as pessoas, algumas vezes elas mostram-se genuinamente interessadas e não parecem estar me criticando. |||||

**FIGURA 11.2** Folha de Exercícios "Experimentos para testar um pressuposto subjacente" de Miguel.

# EXPERIMENTO 2: Observe outras pessoas e veja se a regra "Se..., então..." se aplica a elas

Cláudia era mãe solteira e trabalhava como garçonete para sustentar sua filha. Ela impunha padrões perfeccionistas a si mesma e à filha. Exigia que a menina tirasse as melhores notas na escola; limpava a casa todos os dias para deixá-la impecável; certificava-se de que ela e a filha estivessem perfeitamente arrumadas sempre; e corria o tempo todo durante o dia de trabalho para garantir que todos os pedidos fossem entregues rapidamente e sem nenhum erro. Embora sempre se sentisse impelida a dar o melhor de si, Cláudia frequentemente se sentia muito cansada, e o relacionamento com a filha estava ficando tenso. Com o incentivo do terapeuta, ela identificou os seguintes pressupostos subjacentes:

*Se o que eu fizer não for perfeito, então sou um fracasso.*

*Se alguma coisa não for perfeita, então ela não terá valor.*

O terapeuta a encorajou a considerar um experimento para testar esses pressupostos e ver se imperfeição sempre a levava a um fracasso ou a um sentimento de desvalorização. Cláudia não conseguia se imaginar tentando fazer coisas menos do que perfeitamente. O terapeuta sugeriu que, como primeiro passo, ela observasse outras pessoas fazendo coisas menos do que perfeitamente e visse se suas regras se aplicavam a elas. Cláudia não tinha problemas em identificar erros cometidos por outras pessoas, portanto achou que esse experimento seria fácil.

No começo, ela se mostrou crítica com os erros das demais garçonetes. Mas quando escreveu os resultados desses erros na Folha de Exercícios "Experimentos para testar um pressuposto subjacente", percebeu que suas previsões não se concretizaram. As outras garçonetes não pareciam achar que não tinham valor; na verdade, os clientes até davam boas gorjetas mesmo depois de seus erros. Portanto, evidentemente os clientes achavam que o serviço das garçonetes tinha valor mesmo que não fosse perfeito. Nenhuma das garçonetes parecia se sentir um fracasso após cometer algum erro; de fato, uma delas até achava graça disso, conforme mostra a Figura 11.3. Isso sugeria que nem todos tinham os mesmos pressupostos relativos a ser perfeito. Mesmo não estando completamente convencida, Cláudia teve de admitir que é possível que pessoas ou atividades tenham valor mesmo quando são menos do que perfeitas. Essa ideia a deixou mais interessada em realizar alguns experimentos em que fazia coisas menos do que perfeitamente.

## EXPERIMENTO 3: Faça o oposto e veja o que acontece

Gabriela preocupava-se constantemente com seus filhos. Sempre que a filha mais velha, Angelina, saía com seus amigos adolescentes, Gabriela ficava sentada em casa, preocupada, até que ela retornasse. Imaginava sua filha se envolvendo em um acidente de carro, sendo raptada, fazendo más escolhas, falando com estranhos ou sendo vítima de um crime violento. A preocupação constante de Gabriela a mantinha acordada à noite e angustiada durante o dia.

Quando colocou sua preocupação na frase "Se..., então...", ela identificou os seguintes pressupostos:

*Se me preocupar, então posso antecipar coisas ruins e proteger meus filhos.*

*Se não me preocupar, então meus filhos ficarão mais vulneráveis.*

*Se não me preocupar, então não estarei sendo uma boa mãe.*

Embora seus pressupostos fizessem sua preocupação parecer uma coisa boa, ela estava ansiosa o tempo todo. Gabriela se perguntava se poderia proteger seus filhos e ser uma boa mãe sem que tivesse de pagar um preço tão alto pela angústia e pela tensão. Por exemplo, observou que sua irmã parecia uma boa mãe sem ficar nem um pouco ansiosa ou preocupada. Quando conversou com ela sobre isso, a irmã disse: "Procuro não me preocupar demais. As coisas com que me preocupei no passado não aconteceram, e sobre as coisas ruins que ocorreram, eu nunca havia pensado em me preocupar! Mas consegui lidar com elas quando aconteceram. Portanto, tento lidar com as coisas conforme elas se apresentam".

Depois dessa conversa com a irmã, Gabriela decidiu realizar um experimento no qual faria o oposto de se preocupar para ver se a preocupação era necessária para proteger seus filhos ou ser uma boa mãe. Ela decidiu que o oposto de se preocupar seria algo que a ajudasse a relaxar. Mais ainda, achou que a ajudaria fazer algo prazeroso e significativo

| PRESSUPOSTO TESTADO | Se alguma coisa não for perfeita, então ela não terá valor e a pessoa que a fizer será um fracasso. | | | | |
|---|---|---|---|---|---|
| Experimento | Previsão | Possíveis problemas | Estratégias para solucionar estes problemas | Resultado do experimento | O que aprendi com o experimento sobre este pressuposto? |
| Observar outras garçonetes no restaurante cometendo erros. | Quando as garçonetes cometerem um erro, seu trabalho não terá valor e elas serão um fracasso. | Posso estar muito ocupada para notar os erros delas. | No intervalo, posso perguntar às garçonetes se tiveram algum problema com seus pedidos ou clientes. | Uma garçonete levou a comida para a mesa errada. O cliente disse que estava errado. A garçonete se desculpou e trouxe a refeição correta. O cliente foi compreensivo e até deu uma boa gorjeta. | É possível que alguma coisa seja menos do que perfeita e ainda tenha valor (ela até ganhou uma boa gorjeta). Cometer um erro não significa que você é um fracasso. Aquela garçonete riu de seu erro, e o cliente não pareceu se importar. Acho que nem todos têm as mesmas regras que eu sobre perfeição. |
| PRESSUPOSTO ALTERNATIVO QUE SE AJUSTA AO(S) RESULTADO(S) DE MEU(S) EXPERIMENTO(S) | É possível que alguma coisa seja menos do que perfeita e ainda tenha valor. Se eu cometer um erro, então isso não significa que sou um fracasso. | | | | |

**FIGURA 11.3** Folha de Exercícios "Experimentos para testar um pressuposto subjacente" de Cláudia.

para si mesma. Quando sua filha saísse no fim de semana seguinte, ela planejaria atividades divertidas em casa que manteriam sua mente ocupada para que provavelmente se preocupasse menos. Falou com seus filhos mais moços sobre terem uma "noite de jogos" e convidou alguns vizinhos para se reunirem a eles. Gabriela colocou uma música e fez alguns petiscos para ajudar a criar uma atmosfera de festa.

Para obter o máximo de benefícios de seu experimento, Gabriela preencheu a Folha de Exercícios "Experimentos para testar um pressuposto subjacente". Como ilustrado na Figura 11.4, suas previsões foram "Se não me preocupar, alguma coisa ruim irá acontecer com Angelina. Mesmo que não aconteça algo ruim, vou me sentir uma mãe horrível por não me preocupar". Ela reconheceu que teria dificuldades para evitar se preocupar, e escreveu isso em sua Folha de Exercícios, juntamente aos planos de enfrentamento dos pensamentos de preocupação que chamassem sua atenção para os jogos e focassem os filhos menores e o quanto eles estariam se divertindo.

Gabriela teve sucesso na redução de sua preocupação e desfrutou da noite de jogos. Apesar das suas previsões, nada de ruim aconteceu à filha só porque se preocupou menos. Em vez de se sentir uma mãe má, Gabriela, na realidade, sentiu-se orgulhosa por ter conseguido se divertir em vez de ficar perturbada a noite inteira. Ela concluiu que ficar preocupada cada vez que seus filhos saem não é uma exigência para ser uma boa mãe. De fato, começou a achar que era uma boa mãe porque estava disponível se algum de seus filhos precisasse dela e, além disso, havia passado momentos agradáveis com os filhos mais moços naquela noite. Também percebeu que havia ensinado seus filhos durante anos a serem responsáveis quando estavam sozinhos. Ela começou a formar um novo pressuposto subjacente: "Não preciso preocupar-me constantemente para ser uma boa mãe. Se ensinei meus filhos a fazerem boas escolhas e a ficarem em segurança, então isso faz parte de ser uma boa mãe".

| PRESSUPOSTO TESTADO | Se não me preocupar, alguma coisa ruim vai acontecer com Angelina. Se eu não me preocupar, então não estarei sendo uma boa mãe. ||||| 
|---|---|---|---|---|---|
| Experimento | Previsão | Possíveis problemas | Estratégias para solucionar estes problemas | Resultado do experimento | O que aprendi com o experimento sobre este pressuposto? |
| Em vez de me preocupar enquanto Angelina está fora com seus amigos, vou me divertir em uma festa noturna de jogos com meus outros filhos e os vizinhos. | Se não me preocupar, alguma coisa ruim irá acontecer com Angelina. Mesmo que não aconteça algo ruim, vou me sentir uma mãe horrível por não me preocupar. | Mesmo estando na festa, ainda assim vou começar a me preocupar com Angelina. | Quando começar a me preocupar, posso desviar minha atenção para os jogos. Se eu focar os filhos mais moços e o quanto estão se divertindo, isso poderá ajudar a me manter focada na festa. | Preocupei-me muito menos do que normalmente. Quando imagens horríveis vinham à minha mente, consegui focar minha atenção de volta nos jogos. Quando Angelina voltou para casa, ela disse que se divertiu. Nada de ruim parece ter acontecido. Não me senti uma mãe horrível. Na verdade, fiquei com orgulho de mim mesma. | Quando não me preocupo, isso não deixa as crianças mais vulneráveis. Não preciso me preocupar o tempo todo em ser uma boa mãe. Se alguma coisa ruim acontecer, a minha preocupação não vai protegê-la. Eu estava em casa caso Angelina precisasse de mim, e a ensinei a fazer boas escolhas e a se manter em segurança. Portanto, não tem problema se eu relaxar quando ela sair. |
| PRESSUPOSTO ALTERNATIVO QUE SE AJUSTA AO(S) RESULTADO(S) DE MEU(S) EXPERIMENTO(S) | Não preciso preocupar-me constantemente para ser uma boa mãe. Se ensinei meus filhos a fazerem boas escolhas e a ficarem em segurança, então isso faz parte de ser uma boa mãe. |||||

**FIGURA 11.4** Folha de Exercícios "Experimentos para testar um pressuposto subjacente" de Gabriela.

### EXERCÍCIO: Experimentos para testar seus pressupostos subjacentes

No início deste capítulo, você identificou uma série de pressupostos subjacentes que guiam seu comportamento (ver p. 137). Escolha um desses pressupostos que você acha que seria útil testar. Pense no tipo de experimento que estaria disposto a experimentar para testar seu pressuposto:

1. "Então..." sempre acompanha "Se..."?

2. Observe outras pessoas e veja se sua regra "Se..., então..." se aplica a elas.

3. Faça o oposto e veja o que acontece.

Ou talvez você pense em um tipo diferente de experimento para testar seu pressuposto. Por exemplo, em vez de observar outras pessoas, você pode decidir entrevistar alguns amigos íntimos e descobrir se eles seguem a mesma regra "Se..., então..." que você.

O importante em relação aos experimentos é que você faça observações ou então realize algo para testar se as suas previsões subjacentes se concretizam ou não em diversas situações. Para fazer um teste imparcial, geralmente é útil realizar pelo menos três experimentos comportamentais antes de tirar uma conclusão. Portanto, será útil pensar em pequenos experimentos que sejam fáceis de realizar diariamente.

Na Folha de Exercícios 11.2, escreva o pressuposto subjacente que você está testando no alto das três cópias da Folha de Exercícios. Há duas cópias adicionais da Folha de Exercícios 11.2 no Apêndice deste livro. Na primeira coluna de cada página, descreva um dos experimentos que planeja realizar. Você pode fazer o mesmo experimento três vezes ou descrever três diferentes experimentos nas três folhas. Na coluna seguinte de cada Folha de Exercícios, escreva as previsões do que irá acontecer, com base em seu pressuposto subjacente. Então identifique possíveis problemas que podem interferir na realização do experimento, bem como o plano do que você pode fazer para solucionar esses problemas.

Depois de ter completado essas quatro primeiras colunas, faça os experimentos e anote com o maior número de detalhes possível o que realmente acontece a fim de comparar os resultados com as previsões. Responda às perguntas a seguir na coluna "Resultados...".

- O que aconteceu (comparado com suas previsões)?

- Os resultados correspondem ao que você previu?

- Aconteceu algo inesperado?

- Se as coisas não aconteceram como você queria, como lidou com isso?

Depois de realizar cada experimento, escreva o que você aprendeu na coluna final.

## FOLHA DE EXERCÍCIOS 11.2 — Experimentos para testar um pressuposto subjacente

| PRESSUPOSTO TESTADO | |
|---|---|

| Experimento | Previsões | Possíveis problemas | Estratégias para solucionar estes problemas | Resultado do experimento | O que aprendi com o experimento sobre este pressuposto? |
|---|---|---|---|---|---|
| | | | | O que aconteceu (comparado com suas previsões)?<br><br>Os resultados correspondem ao que você previu?<br><br>Aconteceu algo inesperado?<br><br>Se as coisas não aconteceram como você queria, como lidou com isso? | |
| **PRESSUPOSTO ALTERNATIVO QUE SE AJUSTA AO(S) RESULTADO(S) DE MEU(S) EXPERIMENTO(S)** | | | | | |

*A mente vencendo o humor*, segunda edição. © 2016 Dennis Greenberger e Christine A. Padesky. Os compradores deste livro podem fazer cópias e/ou *download* de cópias adicionais desta folha de exercícios (ver quadro no final do Sumário).

No Capítulo 9, você aprendeu a desenvolver um pensamento alternativo a seu pensamento "quente" original após reunir e examinar as evidências. De forma similar, depois de realizar os experimentos, você pode ver se um pressuposto alternativo se ajusta melhor às suas experiências do que seu pressuposto original. Por exemplo, depois que Miguel fez seus experimentos conversando com os vendedores de loja (ver Fig. 11.2), ele escreveu um pressuposto alternativo: "Se converso com as pessoas, algumas vezes elas mostram-se genuinamente interessadas e não parecem estar me criticando". Quando Cláudia observou as outras garçonetes para seu experimento (ver Fig. 11.3), ela concluiu: "É possível que alguma coisa seja menos do que perfeita e ainda tenha valor. Se eu cometer um erro, então isso não significa que sou um fracasso". Gabriela encontrou o seguinte pressuposto alternativo com base em seu experimento (ver Fig. 11.4): "Não preciso preocupar-me constantemente para ser uma boa mãe. Se ensinei meus filhos a fazerem boas escolhas e a ficarem em segurança, então isso faz parte de ser uma boa mãe".

Depois de realizar seus experimentos, avalie se eles apoiam seu pressuposto subjacente ou não. Examine as cópias da Folha de Exercícios 11.2. Se as suas previsões não se concretizaram, tente escrever um pressuposto alternativo que melhor se ajuste aos resultados de seus experimentos. Você pode escrever esse pressuposto alternativo na parte inferior da Folha de Exercícios 11.2.

Frequentemente, aprendemos nossos pressupostos subjacentes originais com nossas famílias ou com as comunidades e culturas nas quais crescemos. Em geral, não estamos conscientes de nossos pressupostos, e com frequência nos surpreendemos ao saber que nem todos operam segundo o mesmo conjunto de regras.

Algumas vezes, pressupostos que antes serviram para um bom propósito já não funcionam muito bem ou até mesmo atuam como barreiras às mudanças positivas que queremos fazer. A boa notícia é que, como pressupostos são aprendidos, podemos aprender novos pressupostos. Identificar nossos pressupostos subjacentes e fazer experimentos para testá-los são passos que nos ajudam a descobrir novos pressupostos – os quais podem levar a uma mudança significativa e maior felicidade. Algumas pessoas passam um mês ou mais testando vários de seus pressupostos. Além disso, você pode retornar a este capítulo sempre que quiser testar outros pressupostos subjacentes em sua vida.

## VERIFICAÇÃO DO HUMOR

Antes de passar para o próximo capítulo, avalie seus estados de humor e escreva os escores nas respectivas folhas de avaliação.

- Depressão/infelicidade: Inventário de Depressão de *A mente vencendo o humor*, Folha de Exercícios 13.1, página 186, e Folha de Exercícios 13.2, página 187.

- Ansiedade/nervosismo: Inventário de Ansiedade de *A mente vencendo o humor*, Folha de Exercícios 14.1, página 213, e Folha de Exercícios 14.2, página 214.

- Outros estados de humor/felicidade: Avaliando e acompanhando meus estados de humor, Folha de Exercícios 15.1, página 246, e Folha de Exercícios 15.2, página 247.

## Resumo do Capítulo 11

▶ Pressupostos subjacentes são crenças do tipo "Se..., então..." que guiam nosso comportamento e nossas reações emocionais em um nível mais profundo do que os pensamentos automáticos.

▶ Os pressupostos subjacentes podem ser identificados e testados, da mesma forma que os pensamentos automáticos.

▶ Para identificar pressupostos subjacentes, coloque um comportamento ou uma situação que desencadeie uma emoção intensa em uma frase que comece com "Se..." seguido de "então..." e deixe sua mente completar essa frase.

▶ Os pressupostos subjacentes podem ser testados por meio do uso de experimentos comportamentais.

▶ Existem muitos tipos de experimentos comportamentais, incluindo fazer a parte "Se..." de seus pressupostos e ver se ocorre a parte "então...", observando outras pessoas para verificar se a regra se aplica a elas, e experimentando o comportamento oposto e observando o que acontece.

▶ Em geral, é necessário realizar inúmeros experimentos comportamentais para testar imparcialmente os pressupostos existentes e desenvolver pressupostos alternativos que se ajustem às suas experiências na vida.

▶ O desenvolvimento de novos pressupostos pode levar a uma mudança significativa e maior felicidade.

# 12
# Crenças Nucleares

Em muitos aspectos, os pensamentos automáticos são semelhantes às flores e ervas daninhas de um jardim. Os Registros de Pensamentos (Caps. 6 a 9), bem como os planos de ação e a aceitação (Cap. 10), são instrumentos que possibilitam a você arrancar as ervas daninhas (pensamentos automáticos negativos) pela raiz, dando espaço em seu jardim para que as flores cresçam. Com a prática, esses instrumentos irão trabalhar a seu favor pelo resto de sua vida. Sempre que crescerem ervas daninhas em seu jardim, você saberá como arrancá-las novamente. Para muitas pessoas, as habilidades aprendidas nos Capítulos 1 a 10 são suficientes para o enfrentamento dos problemas de forma eficaz.

Outras pessoas descobrem que, mesmo depois de terem usado esses instrumentos, ainda existem mais ervas daninhas do que flores ou que cada vez que se livram de uma erva daninha, duas outras ocupam seu lugar. No Capítulo 11, você aprendeu a identificar pressupostos subjacentes e a testá-los com experimentos. Quando você descobre que seus pressupostos não são verdadeiros e os descarta, isso equivale a arrancar as ervas daninhas pela raiz. Novos pressupostos podem ser plantados e cultivados para manter mais flores em seu jardim. Em geral, são necessárias muitas semanas ou meses antes que você possa de fato acreditar em novos pressupostos, portanto é importante que você se detenha o tempo que for necessário no Capítulo 11 para fortalecer sua crença em novos pressupostos. Com frequência, as pessoas precisam passar vários meses realizando os experimentos descritos no Capítulo 11 antes de ter um alto grau de confiança em novos pressupostos.

Muitas pessoas notam uma grande melhora no humor depois que integram e aplicam as habilidades ensinadas nos capítulos sobre estados de humor (Caps. 13 a 15) e os capítulos anteriores deste livro (Caps. 1 a 11). É preciso tempo e repetição das práticas para que essas habilidades afetem sua vida de modo significativo. Depois que você dedicar esse tempo, a recompensa será que pensamentos e pressupostos alternativos passarão a ser suas novas respostas automáticas, e muitas áreas de sua vida irão melhorar como consequência. Você irá notar melhoras em seus estados de humor, relacionamentos e sentimento global de bem-estar. Se esse for o caso, o presente capítulo é opcional. Mesmo que decida que não precisa concluir este capítulo, você ainda poderá achar interessante ler e completar as seções sobre gratidão e atos de gentileza (p. 170 a 181), porque essas seções ensinam formas de estimular seus estados de humor positivos.

No entanto, se você usou o tempo necessário para desenvolver proficiência com os Registros de Pensamentos (Caps. 6 a 9), planos de ação e aceitação (Cap. 10) e experimentos (Cap. 11), e ainda está em luta com seus estados de humor, então a solução pode estar em aprender a identificar e trabalhar com suas "crenças nucleares".

O diagrama a seguir ilustra as conexões entre três níveis diferentes de pensamento: pensamentos automáticos, pressupostos subjacentes e crenças nucleares. Os pensamentos automáticos, com os quais você já trabalhou nos Capítulos 6 a 9, são o nível mais fácil de identificar. Os pensamentos automáticos constituem a parte das ervas daninhas ou flores que está acima do solo. Os pensamentos automáticos estão enraizados abaixo da superfície nos pressupostos subjacentes e crenças nucleares. Observe que as setas no diagrama apontam nas duas direções. Isso acontece porque cada um dos três níveis está conectado aos outros dois. Portanto, quando você trabalhar em qualquer nível de pensamento, também estará afetando os outros dois níveis. É por isso que faz sentido trabalhar primeiro nos níveis mais simples (pensamentos automáticos e pressupostos subjacentes). Para muitas pessoas, depois que elas mudam os dois níveis superiores, as crenças nucleares assumem o controle de si mesmas, e isso é tudo o que elas precisam para promover mudanças positivas e duradouras no humor.

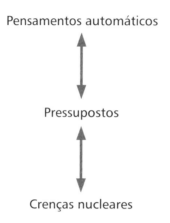

Pensamentos automáticos podem ser descritos como palavras ou imagens que entram em nossa mente automaticamente. Conforme você aprendeu no Capítulo 11, os pressupostos subjacentes não são tão óbvios, mas pode-se aprender a identificá-los colocando um comportamento ou uma situação que desencadeia uma emoção forte dentro de uma frase que comece com "Se..." seguido de "então..." e deixando a mente completá-la.

Crenças nucleares são afirmações do tipo "tudo ou nada" sobre você mesmo, os outros ou o mundo. As crenças nucleares de Marisa sobre si mesma incluíam "Sou inútil", "Não mereço ser amada" e "Sou inadequada". Suas crenças nucleares sobre outras pessoas incluíam "Os outros são perigosos", "As pessoas vão me magoar" e "As pessoas são más". Ela também acreditava que "O mundo está cheio de problemas insuperáveis". Todas essas crenças são do tipo "tudo ou nada"– não existem qualificações. Marisa não pensava "Às vezes sou inútil"; ela acreditava em "Sou inútil" (de forma absoluta).

Todas as pessoas têm crenças nucleares negativas e positivas. Isso é normal. Nossas crenças nucleares são ativadas quando experimentamos estados de humor fortes ou temos experiências que são muito positivas ou muito negativas. Quando estamos nos sentindo bem, nossas crenças nucleares positivas estão ativas ("Sou inteligente"), quando temos estados de humor negativos, nossas crenças nucleares negativas são ativadas ("Sou estúpido"). Depois de ativadas, nossas crenças nucleares afetam a forma como vemos as coisas, dando origem a pensamentos automáticos (positivos ou negativos) e pressupostos relacionados. Por exemplo, quando estamos com um humor positivo e cometemos um erro, podemos pensar "Se cometi um erro, posso consertá-lo porque sou inteligente". Quando cometemos algum erro em um dia em que estamos com um humor negativo, podemos pensar "Se cometi um erro, isso mostra o quanto sou estúpido".

Em geral, trabalhamos primeiro com os pensamentos automáticos e os pressupostos subjacentes, porque as mudanças nesses níveis de pensamento ocorrem mais rapidamente e costumam se adaptar a nossos estados de humor. É por isso que Registros de Pensamentos, planos de ação, aceitação e experimentos são os primeiros passos ideais para melhorar o humor. Quando as mudanças nos níveis dos pensamentos automáticos e pressupostos subjacentes não criam as alterações no humor que você espera, pode ser um sinal de que as crenças nucleares positivas são muito mais fracas do que suas crenças nucleares negativas e, portanto, precisam ser fortalecidas.

Assim como aprendeu a identificar e a avaliar seus pensamentos automáticos (Caps. 6 a 9) e pressupostos subjacentes (Cap. 11), você pode aprender a identificar e avaliar suas crenças nucleares. Se você tem crenças nucleares negativas que estão ativas na maior parte do tempo, pode aprender a identificar e fortalecer suas crenças nucleares positivas. Depois que suas crenças nucleares positivas estiverem mais ativas, você provavelmente se sentirá melhor e desfrutará uma vida mais gratificante. Por exemplo, enquanto se via como uma pessoa que não era digna de ser amada (uma crença nuclear negativa), Marisa não permitiu que outros chegassem a conhecê-la. Ela se comportava de forma retraída e defensiva. Quando desenvolveu uma nova crença nuclear positiva, "Mereço ser amada", ficou mais disposta a se aproximar das pessoas. Com essa nova crença, Marisa tornou-se mais relaxada com o passar do tempo e pôde ter interações mais positivas com as outras pessoas.

De onde vêm as crenças nucleares? Muito frequentemente, temos essas crenças desde nossa infância. Inicialmente, aprendemos sobre nós mesmos e sobre o mundo com nossos familiares e outras pessoas que estão à nossa volta. Eles nos ensinam coisas como "O céu é azul", "Isto é um cachorro", "Você é inútil". Muitas dessas mensagens são corretas ("O céu é azul", "Isto é um cachorro") e acabamos acreditando em todas as coisas que são ditas, mesmo aquelas que podem estar incorretas ("Você é inútil").

As crianças também tiram suas próprias conclusões baseadas no que vivenciam. Algumas podem ouvir "Você é inútil" e perceber que uma criança mais velha na família recebe tratamento especial, que os meninos são mais valorizados do que as meninas ou que as crianças esportistas são mais populares do que as estudiosas. Elas podem ter um entendimento dessas experiências decidindo: "Não sou tão bom quanto [uma criança mais velha, um menino ou uma criança esportista]". Com o tempo, essa ideia pode ser armazenada em sua mente como "Não sou boa", "Sou culpada" ou "Sou um fracasso".

Nem todas as crenças nucleares dizem respeito a nós mesmos. Baseadas na experiência, as crianças adquirem muitas crenças nucleares como "Cachorros mordem" ou "Cachorros são amigos", que guiam seu comportamento (elas aprendem a ficar a distância ou a se aproximar de cachorros desconhecidos). Elas também aprendem regras com as pessoas que estão à sua volta (p. ex., "Meninos não choram", "Fogões são quentes").

As regras e crenças que uma criança desenvolve não são necessariamente verdadeiras (p. ex., meninos e homens de todas as idades, na verdade, choram), mas uma criança pequena ainda não tem a habilidade mental para pensar de modo mais flexível. As regras assumem uma qualidade absoluta para uma criança. Uma menina de 3 anos pode acreditar "É errado bater nas pessoas" e ficar muito brava com sua mãe por bater nas costas de seu irmão quando ele está se engasgando com um pedaço de comida. Uma criança mais velha será capaz de ver a diferença entre bater para machucar e bater para ajudar.

Na maioria das áreas de nossas vidas, desenvolvemos regras e crenças mais flexíveis conforme nos tornamos mais velhos. Aprendemos a nos aproximar de cães que estão abanando o rabo e a evitar os que estão rosnando. Também aprendemos que um mesmo comportamento pode ser "bom" ou "mau", dependendo do contexto. Entretanto, algumas de nossas crenças da infância permanecem absolutas mesmo na idade adulta.

As crenças absolutas podem permanecer fixas caso sejam desenvolvidas a partir de circunstâncias muito traumáticas ou se experiências precoces na vida nos convencem de que tais crenças são verdadeiras mesmo quando chegamos à vida adulta. Por exemplo, como sofreu abuso quando criança, Marisa concluiu que era má e que as pessoas eram perigosas. Crianças pequenas têm a tendência a achar que tudo o que acontece é sua responsabilidade. Portanto, mesmo que nenhuma criança mereça ser abusada, muitas crianças que sofreram abuso concluem que foi sua culpa e que aquilo aconteceu porque são más. Infelizmente, essas crenças podem persistir na vida adulta, em especial quando uma pessoa não passa por experiências significativas que lhe mostrem uma mensagem diferente. Como Marisa também foi abusada fisicamente em seus relacionamentos com os dois maridos, com o tempo, suas crenças nucleares negativas se fortaleceram ainda mais.

Vítor cresceu com um irmão mais velho, Douglas, que era um atleta de sucesso e aluno nota 10. Não importava o quanto Vítor se saísse bem na escola e nos esportes, ele nunca era tão bem-sucedido quanto Douglas. Apesar dos próprios sucessos, Vítor cresceu com uma crença nuclear de que era inadequado. Essa crença parecia verdadeira para ele porque, segundo sua visão, nenhum resultado tinha valor a não ser que fosse absolutamente o melhor (i.e., melhor do que os resultados de Douglas). Em sua mente, essa crença era apoiada quando ouvia seus pais, professores e treinadores descreverem os feitos de Douglas com orgulho.

Como as crenças nucleares nos ajudam a compreender o mundo desde uma idade tão tenra, pode nunca nos ocorrer avaliar se elas são a forma mais correta ou útil de compreender nossas experiências adultas. Ao contrário, quando adultos, agimos, pensamos e sentimos como se essas crenças ainda fossem 100% verdadeiras. Isso é compreensível, especialmente porque algumas de nossas crenças nucleares podem ter sido corretas e úteis quando éramos crianças. Por exemplo, se crescemos em lares abusivos e alcoolistas como a casa de Marisa, pode ser adaptativo perceber outras pessoas como perigosas e nos manter constantemente alertas aos sinais de agressão. No entanto, essas mesmas crenças nucleares que ajudaram a proteger Marisa em relacionamentos abusivos interfeririam em sua capacidade de formar relacionamentos íntimos e de confiança com pessoas que não causavam sofrimento. Com uma crença nuclear fixa de que "As pessoas são perigosas", ela estava em risco de interpretar erroneamente comportamentos do dia a dia como negativos e agressivos.

Seria muito útil que Marisa desenvolvesse novas crenças nucleares positivas – por exemplo, que muitas pessoas são amáveis e gentis. O desenvolvimento dessa crença nuclear positiva concomitante proporcionaria a ela flexibilidade mental para lançar mão da crença nuclear que fosse mais adequada e adaptativa para a pessoa com quem estava em determinado momento ("As pessoas são perigosas", "As pessoas são gentis"). Se temos ambos os tipos de crenças nucleares (positivas e negativas), somos capazes de viver nossas vidas dentro de um *continuum* – desde o que é muito negativo até o que é muito positivo. Quando temos somente crenças nucleares negativas, cada experiência do dia a dia se torna de alguma forma negativa, porque é vista por meio de lentes negativas e inflexíveis.

# IDENTIFICANDO CRENÇAS NUCLEARES: A TÉCNICA DA SETA DESCENDENTE

Um modo de identificar crenças nucleares é denominado "a técnica da seta descendente". No Capítulo 7, você aprendeu a fazer perguntas sobre o significado dos eventos: "O que isso significa sobre mim?", para identificar seus pensamentos automáticos (consultar Dicas Úteis, p. 55). Depois de ter identificado os pensamentos automáticos, você pode se fazer a mesma pergunta ou perguntas similares para reconhecer crenças nucleares. Por exemplo, você pode se questionar a respeito de determinado pensamento automático: "Se for verdade, o que isso significa sobre mim?".

Algumas vezes, perguntar a si mesmo repetidamente "O que isso significa sobre mim?" ajuda a revelar crenças nucleares sobre si mesmo que estão subjacentes aos pensamentos automáticos que você identificou previamente.

Por exemplo, se Marisa tivesse o pensamento automático "Acho que Maria não gosta de mim", e esse pensamento contribuísse para seu humor depressivo, a técnica da seta descendente a ajudaria a encontrar sua crença nuclear da seguinte maneira:

Acho que Maria não gosta de mim.
(Se for verdade, o que isso significa sobre mim?)

Sempre que me aproximo, as pessoas acabam não gostando de mim.
(Se for verdade, o que isso significa sobre mim?)

Nunca vou ter um relacionamento íntimo.
(Se for verdade, o que isso significa sobre mim?)

Sou desagradável.

Nesse exemplo de técnica da seta descendente, o pensamento automático ("Acho que Maria não gosta de mim") foi a respeito de uma situação particular. Quando Marisa identificou sua crença nuclear relacionada a seu humor depressivo ("Sou desagradável"), essa foi uma afirmação absoluta que ela acreditou ser verdadeira para todas as situações em sua vida.

O exemplo anterior ilustra como identificar crenças nucleares sobre si mesmo. Também temos crenças nucleares sobre os outros e o mundo. Ao modificarmos as perguntas, a técnica da seta descendente pode ser usada para identificar crenças nucleares sobre os outros ou o mundo.

Por exemplo, crenças sobre outras pessoas podem ser identificadas com a técnica da seta descendente ao fazermos a seguinte pergunta:

"Se for verdade, o que isso significa ou diz sobre outras pessoas?"

Pressupostos ou crenças nucleares a respeito do mundo podem ser identificados ao perguntarmos:

"Se for verdade, o que isso diz ou significa sobre
o mundo e sobre como ele funciona?"

Apresentamos, a seguir, exemplos do uso da técnica da seta descendente para identificar crenças nucleares sobre os outros e sobre o mundo:

**Situação:** Vítor e seus colegas receberam novas metas de vendas.
**Pensamento automático de Vítor:** Todos conseguirão atingir essas metas, menos eu.
**Seta descendente:**
(O que isso diz ou significa sobre outras pessoas?)

Elas são capazes de fazer o trabalho com mais facilidade do que eu.
(Se for verdade, o que isso diz ou significa sobre outras pessoas?)

Os outros são mais competentes do que eu.

**Situação:** Marisa é chamada por seu supervisor para uma reunião de avaliação.
**Pensamento automático de Marisa:** Cometi algum erro novamente. Ele vai me demitir.
**Seta descendente:**
(O que isso diz ou significa sobre o mundo e sobre como ele funciona?)

Coisas ruins estão sempre acontecendo comigo.
(Se for verdade, o que isso diz ou significa sobre o mundo e sobre como ele funciona?)

O mundo é difícil e punitivo.
(Se for verdade, o que isso diz ou significa sobre o mundo e sobre como ele funciona?)

O mundo funciona contra mim.

Algumas vezes, a identificação das crenças nucleares sobre você mesmo é suficiente para ajudá-lo a compreender um problema recorrente em sua vida. Entretanto, com frequência, as crenças nucleares sobre você mesmo contam apenas parte da história. A identificação das crenças nucleares sobre outras pessoas e sobre o mundo pode completar sua compreensão de por que uma situação é tão angustiante. Por exemplo, Vítor ficaria muito menos preocupado por não conseguir atingir as metas de vendas se tivesse pensado que os outros também fracassariam. A visão das outras pessoas como mais competentes do que ele foi intensificada por sua angústia e somou-se à percepção de si mesmo como inadequado.

As crenças nucleares de Marisa de que "O mundo é difícil e punitivo" e "O mundo funciona contra mim" certamente se somaram à sua depressão e à sua desesperança. Ela tinha dificuldade em se empenhar no dia a dia devido à crença de que, no final, seu mundo desmoronaria apesar de seus melhores esforços. Na verdade, aquele era um testemunho da coragem de Marisa em continuar a trabalhar arduamente em sua vida, apesar de suas crenças a respeito do mundo.

É compreensível que crenças negativas sobre o mundo possam se desenvolver em pessoas que testemunharam ou viveram um trauma; que passaram por condições econômicas difíceis ou sem assistência; que cresceram sob circunstâncias caóticas e imprevisíveis; que sofreram discriminação persistente; ou que tiveram experiências na vida de todo o tipo que eram constantemente prejudiciais ou punitivas. Crianças que passaram por esses tipos de experiências parecem particularmente vulneráveis ao desenvolvimento de crenças nucleares negativas a respeito do mundo. No entanto, experiências negativas poderosas podem ajudar a criar crenças nucleares negativas em qualquer idade.

Do mesmo modo, crenças nucleares negativas sobre as pessoas em geral se desenvolvem a partir de interações traumáticas ou persistentemente negativas com outras pessoas. Algumas vezes, como vimos com Vítor, uma experiência indireta, como observar um irmão altamente bem-sucedido, pode criar uma visão dos demais que causa sofrimento. A visão positiva que Vítor tinha dos outros ("Eles são competentes"), associada à sua crença nuclear negativa sobre si mesmo ("Sou inadequado"), ajuda a explicar seu alto nível de ansiedade.

É importante lembrar que é saudável ter crenças nucleares negativas e positivas. As crenças nucleares negativas só representam problema quando se tornam fixas e perdemos nossa flexibilidade para ver nós mesmos, os outros e o mundo de forma positiva. Igualmente, crenças nucleares positivas podem ser problemáticas se perdemos a flexibilidade para perceber aspectos negativos em nós mesmos, nos outros e no mundo. Por exemplo, se alguém está tentando se aproveitar de você, é útil que você seja capaz de reconhecer a intenção negativa dessa pessoa. É útil ter consciência de que alguns cães mordem.

A seguir, apresentamos diversos exercícios (Folhas de Exercícios 12.1 a 12.4) para ajudá-lo a descobrir algumas de suas crenças nucleares. Veja se consegue descobrir crenças nucleares sobre você mesmo, sobre os outros e o mundo que estão ligadas às dificuldades em que está trabalhando enquanto usa *A mente vencendo o humor*. Se tiver dificuldade em identificar uma crença nuclear em uma dessas áreas, isso pode significar que as situações que escolheu não envolvem tal tipo de crença nuclear. A Folha de Exercícios 12.1 é uma abordagem simples para a identificação de crenças nucleares. As Folhas de Exercícios 12.2 a 12.4 são abordagens mais detalhadas que usam a técnica da seta descendente. Você é quem decide quais abordagens (simples ou da seta descendente) ajudam a identificar crenças nucleares com mais facilidade.

> **EXERCÍCIO: Identificando crenças nucleares**
>
> Pense em uma situação recente na qual você experienciou um estado de humor intenso. Imagine-a vividamente, como se a estivesse revivendo agora. Quando você imagina essa situação, com esses estados de humor intensos ativados, como vê a si mesmo, os outros e o mundo?

## FOLHA DE EXERCÍCIOS 12.1  Identificando crenças nucleares

1. Sou _____

_____

2. Os outros são _____

_____

3. O mundo é _____

_____

*A mente vencendo o humor*, segunda edição. © 2016 Dennis Greenberger e Christine A. Padesky. Os compradores deste livro podem fazer cópias e/ou *download* de cópias adicionais desta folha de exercícios (ver quadro no final do Sumário).

EXERCÍCIO: Identificando crenças nucleares sobre si mesmo

Pense em outra situação recente na qual você experienciou um estado de humor intenso. Complete a Folha de Exercícios 12.2 para essa situação. Termine o exercício quando chegar a uma afirmação absoluta, do tipo "tudo ou nada", sobre si mesmo. Você talvez precise continuar a se fazer a pergunta "Se for verdade, o que isso diz ou significa sobre mim?" mais vezes do que está impresso na folha, ou pode chegar a uma crença nuclear depois de se fazer a pergunta apenas uma ou duas vezes.

**FOLHA DE EXERCÍCIOS 12.2 Técnica da seta descendente: identificando crenças nucleares sobre si mesmo**

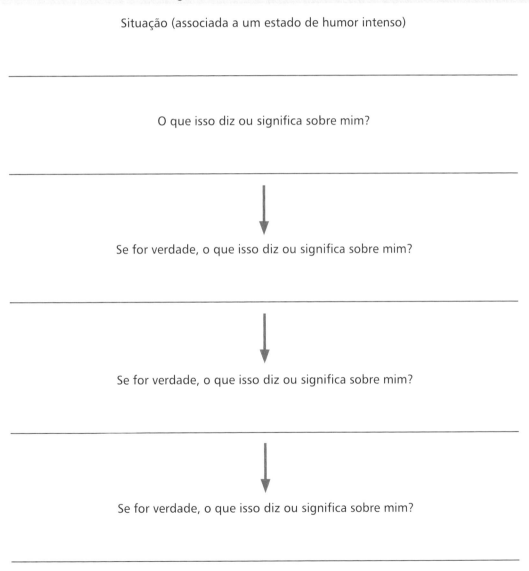

Situação (associada a um estado de humor intenso)

_____

O que isso diz ou significa sobre mim?

_____

↓

Se for verdade, o que isso diz ou significa sobre mim?

_____

↓

Se for verdade, o que isso diz ou significa sobre mim?

_____

↓

Se for verdade, o que isso diz ou significa sobre mim?

_____

*A mente vencendo o humor*, segunda edição. © 2016 Dennis Greenberger e Christine A. Padesky. Os compradores deste livro podem fazer cópias e/ou *download* de cópias adicionais desta folha de exercícios (ver quadro no final do Sumário).

> **EXERCÍCIO:** Identificando crenças nucleares sobre outras pessoas
>
> Complete a Folha de Exercícios 12.3, usando a mesma situação empregada na Folha de Exercícios 12.2 ou outra situação recente na qual você experienciou um estado de humor intenso que estava relacionado a uma ou mais pessoas. Termine o exercício quando chegar a uma afirmação absoluta, do tipo "tudo ou nada", sobre outras pessoas. Você talvez precise continuar a se fazer a pergunta "Se for verdade, o que isso diz ou significa em relação a outras pessoas?" mais vezes do que está impresso na folha, ou pode chegar a uma crença nuclear depois de se fazer a pergunta apenas uma ou duas vezes.

**FOLHA DE EXERCÍCIOS 12.3 Técnica da seta descendente: identificando crenças nucleares sobre outras pessoas**

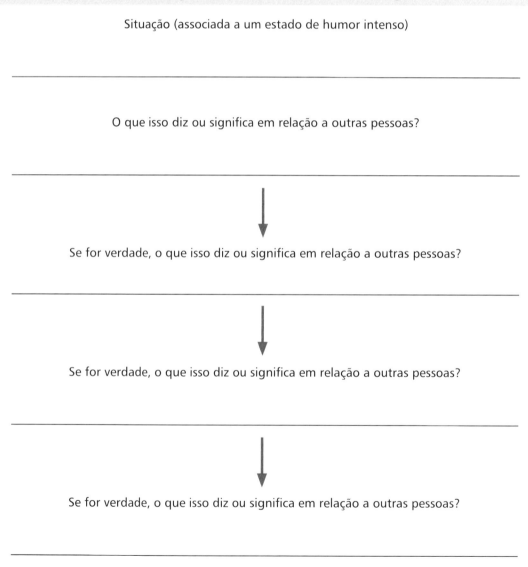

Situação (associada a um estado de humor intenso)

___

O que isso diz ou significa em relação a outras pessoas?

___

Se for verdade, o que isso diz ou significa em relação a outras pessoas?

___

Se for verdade, o que isso diz ou significa em relação a outras pessoas?

___

Se for verdade, o que isso diz ou significa em relação a outras pessoas?

___

*A mente vencendo o humor*, segunda edição. © 2016 Dennis Greenberger e Christine A. Padesky. Os compradores deste livro podem fazer cópias e/ou *download* de cópias adicionais desta folha de exercícios (ver quadro no final do Sumário).

> **EXERCÍCIO:** Identificando crenças nucleares sobre o mundo (ou minha vida)
>
> Complete a Folha de Exercícios 12.4, usando a mesma situação empregada nas Folhas de Exercícios 12.2 e 12.3 ou outra situação recente na qual você experienciou um estado de humor intenso. Termine o exercício quando chegar a uma afirmação absoluta, do tipo "tudo ou nada", sobre o mundo. Você talvez precise continuar a se fazer a pergunta "Se for verdade, o que isso diz ou significa em relação ao mundo?" mais vezes do que está impresso na folha, ou pode chegar a uma crença nuclear depois de se fazer a pergunta apenas uma ou duas vezes. Se esta pergunta em relação ao mundo não fizer sentido para você, você poderá perguntar: "Se for verdade, o que isso diz ou significa em relação à minha vida?".

## FOLHA DE EXERCÍCIOS 12.4 Técnica da seta descendente: identificando crenças nucleares sobre o mundo (ou minha vida)

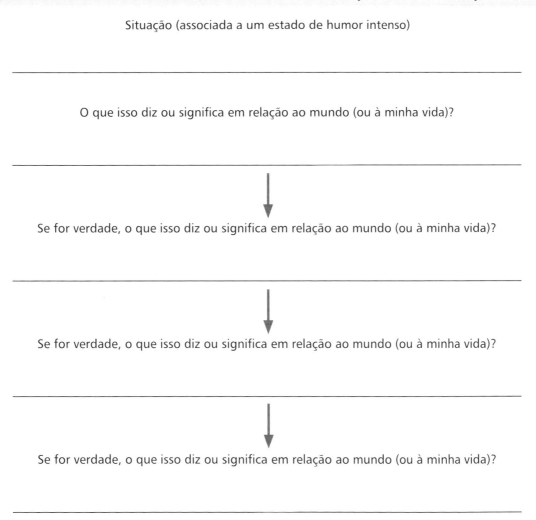

Situação (associada a um estado de humor intenso)

_____

O que isso diz ou significa em relação ao mundo (ou à minha vida)?

_____

↓

Se for verdade, o que isso diz ou significa em relação ao mundo (ou à minha vida)?

_____

↓

Se for verdade, o que isso diz ou significa em relação ao mundo (ou à minha vida)?

_____

↓

Se for verdade, o que isso diz ou significa em relação ao mundo (ou à minha vida)?

_____

*A mente vencendo o humor*, segunda edição. © 2016 Dennis Greenberger e Christine A. Padesky. Os compradores deste livro podem fazer cópias e/ou *download* de cópias adicionais desta folha de exercícios (ver quadro no final do Sumário).

Quaisquer que sejam as origens das crenças nucleares que contribuem para sua angústia, as duas próximas seções deste capítulo ensinam métodos para mudá-las. Para Marisa, uma mudança nas crenças nucleares significava aprender a ver que o mundo nem sempre era difícil e punitivo, e que as coisas, às vezes, estavam a seu favor. Uma crença de que as coisas, algumas vezes, estavam a seu favor a encorajou a procurar relacionamentos e ambientes com os quais pudesse contar como fonte de apoio mais constante. Ela aprendeu a usar esses apoios para lidar com os relacionamentos e situações mais difíceis em sua vida. Para Vítor, uma mudança nas crenças nucleares significava aprender a se sentir bem mesmo quando não era "o melhor". Ele também se beneficiou ao aprender a encontrar um meio-termo entre ser o melhor e ser "um total fracasso".

## TESTANDO AS CRENÇAS NUCLEARES

Você pode achar que, assim como usamos os Registros de Pensamentos para testar pensamentos automáticos, também podemos testar as crenças nucleares reunindo evidências que apoiam e evidências que não apoiam tais crenças. Entretanto, essa abordagem não funciona tão bem para as crenças nucleares. Como vemos as experiências por meio das lentes da crença nuclear que está ativa, frequentemente não percebemos ou acreditamos em experiências que não apoiam tal crença.

Marisa, por exemplo, acreditava que não merecia ser amada. Quando tentou testar essa ideia, ela não avaliou evidências como convites para o almoço feitos por outras pessoas do trabalho, saudações carinhosas de vários colegas quando chegava ao trabalho, o amor que recebia dos filhos ou o grande apreço que alguns de seus amigos tinham por ela – mesmo quando eles diziam o quanto gostavam dela. Essas eram evidências importantes de que Marisa merecia ser amada, mas ela desconsiderava isso porque pensava: "Eles só estavam sentindo pena de mim" ou "Eles não me conhecem bem ainda". Quando uma crença nuclear está ativa, distorcemos nossas experiências para adequá-las à crença.

Em vez de testar nossas crenças nucleares negativas, geralmente é mais útil (1) identificar novas crenças nucleares que gostaríamos de ter e (2) procurar evidências que apoiam ou fortalecem essas novas crenças nucleares. Isso nos dá a possibilidade de encarar nossas experiências na vida de novas maneiras. Se acharmos que existem muitas evidências que apoiam nossas novas crenças nucleares, então começaremos a acreditar nelas. Não precisamos nos livrar de nossas crenças nucleares negativas. Quando novas crenças nucleares são tão fortes quanto nossas crenças nucleares negativas, podemos ser mais flexíveis em nosso pensamento. As crenças nucleares que são adequadas à determinada situação têm maior probabilidade de ser ativadas, em vez de sempre compreendermos as experiências por meio de nossas crenças nucleares negativas.

## IDENTIFICANDO NOVAS CRENÇAS NUCLEARES

A vantagem de identificar uma nova crença nuclear ("Mereço ser amada") como uma alternativa para tentar testar e mudar uma crença nuclear negativa ("Não mereço ser amada"), é que ter um par de crenças nucleares nos permite ser mais flexíveis em nosso pensamento e compreender as experiências de modo que nos ajudem a obter maior satisfação e felicidade. Se uma única crença nuclear for ativada o tempo todo, a maior parte de nossa experiência será vista por meio das lentes dessa crença nuclear. Em vez disso, quando temos o equilíbrio de duas crenças nucleares, algo interessante acontece. Com duas crenças nucleares, podemos avaliar nossas experiências com mais flexibilidade e ver qual crença se adapta melhor a uma situação. Além disso, quando temos duas crenças nucleares interagindo, podemos compreender melhor e aceitar uma variedade de experiências na vida. Por exemplo, quando os colegas sorriem para Marisa, ela poderia aceitar e processar isso como uma experiência positiva, sem filtrá-la por meio das crenças nucleares sobre o merecimento de ser ou não amada. Ela poderia simplesmente desfrutar de uma interação agradável.

Além de nos oferecer maior flexibilidade na forma com vemos as coisas, a identificação de novas crenças nos permite lembrar de experiências positivas com mais facilidade. Se não temos uma crença nuclear positiva, isso será como possuir um reservatório de armazenagem com um buraco no fundo. Podemos despejar o líquido (experiências positivas) dentro do reservatório e desfrutar dele por um curto período de tempo, mas o líquido drenará rapidamente e será perdido. A identificação de uma nova crença nuclear cria um novo reservatório para armazenar essas experiências positivas. Depois que temos uma nova crença nuclear, podemos capturar, armazenar e lembrar de nossas experiências positivas por um longo tempo. Isso nos ajuda a vivenciar e nos apegar a uma maior felicidade.

Por exemplo, se a crença nuclear negativa "Não mereço ser amada" sempre for ativada, tudo o que acontecer será compreendido nesses termos e será armazenado naquele reservatório. Lembre-se de que, mesmo que as pessoas parecessem gostar dela, Marisa distorcia sua experiência para adequá-la à crença nuclear "Não mereço ser amada" ("Eles só estavam sentindo pena de mim" ou "Eles não me conhecem bem ainda"). Como só estava vendo o mundo por meio das lentes da crença nuclear negativa, ela adaptou todas as suas experiências ao reservatório "Não mereço ser amada". Se criasse a nova crença nuclear "Mereço ser amada", Marisa teria a opção de usar essa crença para compreender e armazenar experiências. Com o tempo, conforme mais experiências foram armazenadas no reservatório "Mereço ser amada", a nova crença de Marisa se fortaleceu.

Algumas vezes, uma nova crença nuclear é o oposto da crença nuclear inicial. Por exemplo, Marisa mudou sua crença de "Não mereço ser amada" para "Mereço ser amada". Essa nova crença não significava que ela esperava que todos a amassem; significava simplesmente que merecia ser amada e que tinha muitas qualidades, independentemente de as pessoas gostarem ou não dela. Outras vezes, uma nova crença nuclear pode mudar uma crença absoluta para uma crença qualificada. Por exemplo, Marisa mudou sua crença de que "As pessoas vão me magoar" para "Embora algumas pessoas sejam ofensivas, a maioria das pessoas é gentil e prestativa". Outras vezes ainda, uma nova crença nuclear pode avaliar a experiência a partir de uma perspectiva completamente diferente. Por exemplo, Vítor mudou sua crença de que seu sucesso e valor dependiam de ser "o melhor" para uma crença de que ele era aceitável independentemente de seu desempenho.

Algumas vezes, uma crença nuclear inclui uma perspectiva de aceitação. Por exemplo, você pode optar por mudar da crença "As pessoas não são confiáveis" para a crença "Tudo bem se as pessoas não forem confiáveis, porque sou capaz de lidar com isso". Nesse caso, uma crença nuclear positiva sobre si mesmo ajuda a aceitar uma crença nuclear negativa sobre os outros. Como mostram esses exemplos, uma nova crença nuclear nem sempre envolve mudança para uma palavra oposta (p. ex., "não ser amado" para "ser amado"). Ela pode mudar para uma nova palavra, como fez Marisa ao modificar sua visão dos outros de "ofensivos" para "gentis e prestativos", ou como fez Vítor ao mudar sua crença nuclear a respeito de si mesmo de "inútil" para "aceitável".

> **EXERCÍCIO: Identificando uma nova crença nuclear**
>
> Use a Folha de Exercícios 12.5 para identificar uma nova crença nuclear.

### FOLHA DE EXERCÍCIOS 12.5 Identificando uma nova crença nuclear

Examine as crenças nucleares negativas que você identificou nas Folhas de Exercícios 12.1 a 12.4. Você reconhece uma dessas crenças como aquela que está frequentemente ativa em sua vida? Escreva-a na linha referente à crença nuclear negativa.

Agora, identifique uma nova crença nuclear. Que palavra ou palavras definem de modo mais adequado como você gostaria de pensar a respeito disso?

| Crença nuclear negativa | Nova crença nuclear |
|---|---|
| _____ | _____ |

---

*A mente vencendo o humor*, segunda edição. © 2016 Dennis Greenberger e Christine A. Padesky. Os compradores deste livro podem fazer cópias e/ou *download* de cópias adicionais desta folha de exercícios (ver quadro no final do Sumário).

Depois de identificar novas crenças nucleares, você pode procurar evidências que as apoiem, porque levará algum tempo antes que consiga acreditar nessas novas crenças nucleares de forma tão intensa quanto acredita atualmente em suas crenças nucleares negativas. Na próxima seção, você irá aprender a perceber e a criar experiências, de modo que possa começar a fortalecer suas novas crenças nucleares.

## FORTALECENDO NOVAS CRENÇAS NUCLEARES

> **EXERCÍCIO: Registrando evidências que apoiam sua nova crença nuclear**
>
> No topo da Folha de Exercícios 12.6, escreva uma nova crença nuclear registrada na Folha de Exercícios 12.5.
>
> Durante as próximas semanas, observe e anote pequenos eventos e experiências que apoiam sua nova crença nuclear. Durante os próximos meses, continue a procurar e a anotar experiências que apoiam essa nova crença.
>
> Tenha em mente que as evidências que você está procurando podem ser muito sutis. Por exemplo, as evidências que Marisa registrou para sua "amabilidade" incluíam as pessoas sorrirem e parecerem felizes em vê-la, as pessoas a convidarem para passar um tempo juntas ou aceitarem seus convites para passar um tempo juntas e os cumprimentos que recebia.

**FOLHA DE EXERCÍCIOS 12.6** **Registro de crença nuclear: registrando evidência que apoiam uma nova crença nuclear**

**Nova crença nuclear:** _____

**Evidências ou experiências que apoiam minha nova crença:**

1. _____
2. _____
3. _____
4. _____
5. _____
6. _____
7. _____
8. _____
9. _____
10. _____
11. _____
12. _____
13. _____
14. _____
15. _____
16. _____
17. _____
18. _____
19. _____
20. _____
21. _____
22. _____
23. _____
24. _____
25. _____

*A mente vencendo o humor*, segunda edição. © 2016 Dennis Greenberger e Christine A. Padesky. Os compradores deste livro podem fazer cópias e/ou download de cópias adicionais desta folha de exercícios (ver quadro no final do Sumário).

### DICAS ÚTEIS

**Para perceber esses pequenos eventos, faça a você mesmo as seguintes perguntas:**

- Hoje você fez sozinho ou com outras pessoas algo que se enquadra nesta nova crença nuclear?
- Outras pessoas agiram com você com pequenos ou grandes gestos que se enquadram nesta nova crença nuclear?
- Existem hábitos que você segue todos os dias que se enquadram nesta nova crença nuclear?
- Hoje aconteceu algo positivo que se enquadra em sua nova crença nuclear?

Escreva todas as experiências, não importando o quão pequenas sejam, que se enquadram na nova crença nuclear. Se perceber que está pensando "Isto é muito pequeno ou atípico que não conta", anote mesmo assim. As pequenas experiências se somam, e você não deve desprezar ou ignorar qualquer experiência na vida. As chances são de que você esteja altamente consciente dos pequenos eventos negativos, portanto é importante que também se torne consciente dos pequenos eventos positivos.

Para fazer o acompanhamento de como suas crenças estão mudando, é útil avaliar sua confiança na nova crença em uma escala similar à que você usou no Capítulo 3 para examinar seus estados de humor. Por exemplo, quando começou a examinar a crença de que merecia ser amada, Marisa acreditava que aquilo não valia para ela, portanto sua escala de amabilidade era assim:

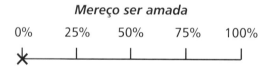

Depois de ter completado o Registro de Crença Nuclear (Folha de Exercícios 12.6) para sua nova crença nuclear durante 10 semanas, a escala de Marisa era assim:

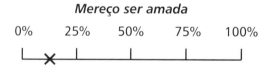

Mesmo que possa parecer pequena, essa mudança foi muito importante para Marisa. Essa foi a primeira vez em sua vida que ela se sentiu digna de ser amada. Mesmo essa pequena confiança em seu merecimento de ser amada permitiu que começasse a realmente se sentir amada por seus filhos e amigos. Ela se manteve atenta aos pequenos e grandes sinais de sua "amabilidade" durante um ano, e sua avaliação chegou a 70%. Quando sua nova crença nuclear se fortaleceu, Marisa começou a observar cada vez mais experiências positivas que sempre haviam feito parte de sua vida, mas que nunca havia notado ou havia desconsiderado ou distorcido no passado. Quando começou a observar e a valorizar essas experiências positivas, Marisa sentiu maior alegria e felicidade consigo mesma e em seus relacionamentos.

## EXERCÍCIO: Avaliando a confiança em novas crenças nucleares ao longo do tempo

Na primeira linha da Folha de Exercícios 12.7, escreva uma nova crença nuclear que você identificou na Folha de Exercícios 12.6 e foi fortalecida. Depois, coloque a data e classifique a nova crença nuclear colocando um "X" na escala, abaixo do número que mais combina com o quanto você acredita que essa nova crença se adapta às suas experiências atuais. Se não acredita nem um pouco na nova crença nuclear, marque o "X" abaixo do zero na escala. Se tiver total confiança em sua nova crença nuclear, coloque o "X" abaixo de 100 na escala. Para medir seu progresso no fortalecimento da nova crença nuclear, reavalie essa crença todas as semanas.

### FOLHA DE EXERCÍCIOS 12.7 Avaliando a confiança em minha nova crença nuclear

**Nova crença nuclear:** _____

**Avaliações da confiança em minha crença**

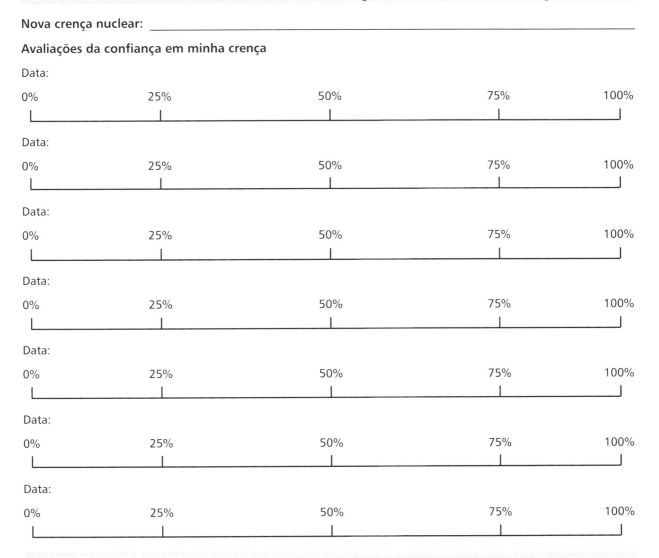

*A mente vencendo o humor*, segunda edição. © 2016 Dennis Greenberger e Christine A. Padesky. Os compradores deste livro podem fazer cópias e/ou *download* de cópias adicionais desta folha de exercícios (ver quadro no final do Sumário).

Conforme você registrar mais experiências nas Folhas de Exercícios 12.6 e 12.7 e fizer os demais exercícios deste capítulo, sua nova crença nuclear provavelmente se tornará mais aceitável para você. A confiança em uma nova crença nuclear em geral leva meses para ser desenvolvida, portanto não desanime se a classificação de sua confiança aumentar muito lentamente – ou até mesmo estagnar por muito tempo. Quanto mais experiências você escrever para apoiar a nova crença, mais chance terá de começar a confiar nela. Com essa nova confiança, você começará a se sentir melhor em muitas áreas de sua vida. Com o tempo, em geral fica mais fácil ver cada vez mais experiências positivas, o que aumenta a satisfação e a felicidade em sua vida.

Não é necessário estar 100% confiante em sua nova crença nuclear. Na verdade, a maioria das pessoas começa a se sentir melhor quando sua confiança na nova crença atinge um ponto médio na escala. A classificação nas escalas da Folha de Exercícios 12.7 o ajuda a se dar crédito por seus sucessos parciais e também por seu progresso.

### DICAS ÚTEIS

Este capítulo apresenta uma variedade de exercícios que podem ajudá-lo a construir novas crenças nucleares para que você possa atingir maior felicidade e satisfação na vida. Diferentemente das Folhas de Exercícios apresentadas em capítulos anteriores, a maioria dos exercícios de crença nuclear (Folhas de Exercícios 12.5 a 12.9) requer que você faça registros durante semanas ou meses a fim de reunir evidências suficientes para fortalecer suas novas crenças nucleares. Não espere preencher todas essas folhas simultaneamente. Trabalhe em uma folha por algum tempo, escreva o que aprender e a seguir passe para outra.

Como você passará muitas semanas preenchendo as Folhas de Exercícios deste capítulo, lembre-se de completar suas avaliações do humor a cada uma ou duas semanas para que possa acompanhar seu progresso. Veja a página 145 com instruções para Verificação do humor.

Vítor: *Usando escalas para classificar mudanças positivas no comportamento.*

Algumas vezes, podemos fortalecer nossas novas crenças nucleares mais rapidamente se praticarmos novos comportamentos ou fizermos mudanças compatíveis com nossas novas crenças nucleares. Por exemplo, Vítor queria acreditar que era aceitável, independentemente do quanto fazia bem alguma coisa. Ele observou que se sentia mal quando "falhava" em algo ou não realizava uma tarefa perfeitamente. Fazia sentido para Vítor ser capaz de se sentir aceitável ao realizar uma tarefa no trabalho ou em casa, mesmo que não fosse perfeita. Entretanto, não estava seguro se não deveria se sentir culpado e inaceitável sempre que explodia de raiva com sua esposa, Júlia. Ele não queria se comportar daquela maneira e sabia que sua raiva era um problema, porque suas explosões eram destrutivas para seu casamento e sua autoestima. Vítor sabia que, se conseguisse mudar positivamente seu comportamento de raiva, começaria a ver a si mesmo como mais aceitável. Mais importante ainda, tinha certeza de que mudar isso iria melhorar seu relacionamento com Júlia.

Vítor estabeleceu, então, o objetivo de mudar seu comportamento quando estava com raiva. Ele desejava manter o controle de seu comportamento e não ter atitudes ou usar palavras ameaçadoras. Em vez disso, queria se manter conectado com Júlia e conversar sobre suas discordâncias de forma respeitosa. Isso significava que queria ouvir mais o que ela tinha a dizer, mesmo quando eles discordavam, e também expressar seus pontos de vista com assertividade, sem criticá-la. Como tinha tendência a ser perfeccionista, Vítor aprendeu a usar escalas de classificação para reduzir seu perfeccionismo. Por exemplo, o terapeuta o ensinou a classificar sua raiva no trabalho e em casa em uma escala de "controle da raiva". A escala a seguir mostra como Vítor classificou o controle de sua raiva em uma conversa com Júlia.

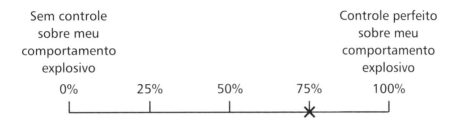

Durante a conversa, Vítor ficou irritado e, por várias vezes, levantou a voz. Até mesmo deu um soco na mesa. Mas não criticou Júlia, não saiu de casa e nem se comportou de forma que ela considerasse ameaçadora. Ele se manteve no tema e fez uma pausa de três minutos para se acalmar quando começou a sentir que sua raiva estava ficando fora de controle.

Antes de aprender a avaliar suas experiências, Vítor teria julgado a conversa como um "fracasso" no controle da raiva, porque não estava em perfeito controle o tempo inteiro. Avaliar essa experiência como um "fracasso" o teria desencorajado e talvez se somasse à sua falta de esperança em aprender a controlar seu comportamento explosivo. A utilização da escala mudou a perspectiva de Vítor. Ele foi capaz de ver que não era um fracasso: teve 75% de sucesso. Embora tivesse ficado muito irritado, não explodiu nem se retirou ou magoou Júlia. Ouviu o que ela tinha a dizer e também conversou com ela sobre o que era importante para ele. Mesmo quando sua raiva aumentou, ele foi capaz de retomar a conversa após uma pausa de três minutos. Por essas razões, ele e Júlia consideraram seus esforços valiosos, mesmo ele não tendo mostrado um controle perfeito. O reconhecimento desse sucesso parcial mostrou a Vítor que estava progredindo e o ajudou a se sentir melhor em relação ao que estava fazendo bem.

Classificar suas experiências em uma escala também é um procedimento útil na busca por mudanças positivas. Se há mudanças que você está tentando fazer ou experiências que tende a desconsiderar ou vê como "fracassos" se não forem perfeitas, tente classificá-las em uma escala. Veja que diferença faz você se concentrar nos aspectos parciais positivos da experiência em vez de ver unicamente os aspectos negativos.

## LEMBRETE

Utilize uma escala para classificar as experiências que você tende a ver em termos de "tudo ou nada" ou como "sucesso ou fracasso". Use também uma escala para acompanhar seu progresso na mudança de um comportamento ou humor. Observe como é o sentimento de olhar para a parte positiva da escala. Tente dar crédito a si mesmo por qualquer progresso representado na escala.

> **EXERCÍCIO:** Classificando comportamentos em uma escala em vez de em termos de "tudo ou nada"
>
> Na Folha de Exercícios 12.8, identifique alguns de seus comportamentos relacionados à sua nova crença nuclear. Por exemplo, se está tentando desenvolver uma nova crença nuclear de que merece ser amado, você pode avaliar seu comportamento social ou coisas que faz e que acha que o tornariam merecedor de ser amado. Se está tentando desenvolver uma nova crença nuclear de que "Sou uma pessoa de valor", você pode se concentrar nos comportamentos que acha que demonstram seu valor. Escolha comportamentos que você tem a tendência a avaliar em termos de "tudo ou nada". Para cada escala, descreva a situação e escreva o comportamento que está avaliando. Observe como é classificar seu comportamento em uma escala em vez de se avaliar em termos de "tudo ou nada". Depois de ter classificado vários comportamentos nessas escalas, resuma o que você aprendeu na parte inferior da Folha de Exercícios 12.8. Por exemplo, Vítor escreveu: "Sou aceitável mesmo quando tenho sucessos parciais, porque esses são passos na direção certa. Meus esforços para melhorar são um sinal de aceitabilidade, mesmo que eu não seja perfeito".

## FOLHA DE EXERCÍCIOS 12.8 Classificando comportamentos em uma escala

Situação:                                                    Comportamento que estou avaliando:
0%            25%            50%            75%            100%
|——————————————|——————————————|——————————————|——————————————|

Situação:                                                    Comportamento que estou avaliando:
0%            25%            50%            75%            100%
|——————————————|——————————————|——————————————|——————————————|

Situação:                                                    Comportamento que estou avaliando:
0%            25%            50%            75%            100%
|——————————————|——————————————|——————————————|——————————————|

Situação:                                                    Comportamento que estou avaliando:
0%            25%            50%            75%            100%
|——————————————|——————————————|——————————————|——————————————|

Situação:                                                    Comportamento que estou avaliando:
0%            25%            50%            75%            100%
|——————————————|——————————————|——————————————|——————————————|

Situação:                                                    Comportamento que estou avaliando:
0%            25%            50%            75%            100%
|——————————————|——————————————|——————————————|——————————————|

**Resumo:** _____
_____
_____
_____

*A mente vencendo o humor*, segunda edição. © 2016 Dennis Greenberger e Christine A. Padesky. Os compradores deste livro podem fazer cópias e/ou *download* de cópias adicionais desta folha de exercícios (ver quadro no final do Sumário).

# FORTALECENDO CRENÇAS NUCLEARES COM EXPERIMENTOS COMPORTAMENTAIS

No Capítulo 11, você aprendeu a usar experimentos comportamentais para testar seus pressupostos subjacentes. Experimentos comportamentais também podem ajudar a fortalecer novas crenças nucleares. É difícil desenvolver confiança em uma nova crença nuclear simplesmente pensando sobre ela. Geralmente, nossa confiança em uma nova crença nuclear só aumenta depois que começamos a experimentar novos comportamentos que estão associados a ela. Por exemplo, Vítor desenvolveu a confiança de que conseguiria controlar sua raiva somente depois de experimentar comportamentos que o ajudavam a manter o controle.

Carla tinha uma visão de si mesma como inaceitável e sem importância. Achava que os outros eram mais importantes do que ela e, portanto, sempre fazia o que as outras pessoas queriam e colocava as necessidades delas acima das suas. Também evitava conflitos em seus relacionamentos, porque se sentia mal quando outras pessoas ficavam contrariadas com ela. Isso era especialmente verdadeiro porque, sempre que havia conflito, ela presumia que era sua culpa e se sentia muito mal. Enquanto se empenhava no trabalho com as Folhas de Exercícios deste capítulo, Carla decidiu que queria construir três novas crenças nucleares: "Minhas necessidades também são importantes", "Conflito é normal nos relacionamentos, porque pessoas diferentes frequentemente querem coisas diferentes" e "Se me posicionar e tolerar meu desconforto, vou me sentir melhor em longo prazo". Ela decidiu realizar um ou mais dos seguintes experimentos comportamentais todos os dias:

1. "Vou prestar atenção ao que quero e falarei por mim."

2. "Quando discordar de alguém, vou expressar meu ponto de vista. Vou tolerar meu desconforto e não vou ceder diante de outra pessoa só para evitar conflito."

3. "Vou passar mais tempo todos os dias fazendo algo que seja importante para mim."

Carla fez previsões baseadas em suas antigas e novas crenças a respeito do que aconteceria nesses experimentos. Suas antigas crenças nucleares previam que as pessoas ficariam contrariadas ou a criticariam quando fizesse essas coisas, e ela se sentiria pior ainda. Suas novas crenças nucleares previam que, embora pudesse haver desconforto em curto prazo, ela se sentiria melhor em relação a si mesma em longo prazo.

Como Carla era especialmente preocupada com o que seus amigos mais próximos e familiares pensariam dela caso fizesse essas mudanças, praticou seus experimentos durante as primeiras semanas com estranhos. Várias coisas a surpreenderam quando se comportou assim com comerciantes, vendedores e pessoas novas que conheceu. Primeiro, contrariamente às suas previsões, na maior parte do tempo as pessoas não reagiam mal quando ela se posicionava e deixava claro o que queria. Algumas até mesmo respondiam favoravelmente e diziam coisas como: "*OK, entendo seu ponto de vista*".

Com esses resultados encorajadores, ela decidiu fazer experimentos comportamentais similares com familiares e amigos. Nesses relacionamentos, algumas vezes recebeu respostas positivas ou neutras, mas notou que certos membros da família ficaram muito contrariados quando foi assertiva. Quando continuou a se posicionar, Carla ficou surpresa porque, mesmo sentindo algum desconforto inicialmente, ela, às vezes, sentia-se um pouco melhor mesmo quando a divergência continuava. Estava começando a perceber que não havia problema em expressar suas necessidades, mesmo que nem todos os membros da família concordassem. Além disso, reconheceu que poderia ser aceitável e que expressar suas necessidades era importante, mesmo quando os demais membros da família não concordavam com ela.

Ao pensar sobre seus experimentos, Carla se deu conta de que alguns de seus familiares acreditavam que ela sempre cederia a suas opiniões e preferências. Quando não fazia isso, reagiam de forma negativa. Logo, decidiu conversar com eles e explicar que queria ser mais direta na expressão de seus desejos e necessidades. Isso levou algum tempo, mas gradualmente ela mudou seu papel na família. Quando passou a expressar sua opinião com maior regularidade, ela descobriu que os outros frequentemente estavam dispostos a entrar em acordo e a resolver as diferenças de modo a atender às necessidades dela e também às deles.

Esses experimentos exigiram que Carla tolerasse o desconforto, especialmente no começo. Ela ficou agradavelmente surpresa ao ver que seu desconforto não durou muito tempo e que diminuía ainda mais conforme realizava mais experimentos. Depois de concluir a realização de seus experimentos, sua confiança aumentou conforme as pessoas prestavam atenção nela e acompanhavam o que estava dizendo. Quando as pessoas não respondiam às suas solicitações, Carla conseguia ver que as diferenças de opinião não significavam que ela não era importante. Ela foi capaz de compreender que conflito é parte integrante dos relacionamentos, porque mesmo pessoas que se gostam com frequência querem coisas diferentes.

> EXERCÍCIO: **Experimentos comportamentais para fortalecer novas crenças nucleares**
>
> A esta altura, você já está pronto para realizar alguns experimentos comportamentais a fim de fortalecer suas novas crenças nucleares. Use a Folha de Exercícios 12.9 para fazer o seguinte:
>
> 1. Escreva dois ou três comportamentos que estão associados à sua nova crença nuclear. Provavelmente você vai se sentir um pouco nervoso ou hesitante em realizar esses comportamentos. Este é um sinal de que você provavelmente está no caminho certo.
>
> 2. Faça previsões sobre o que irá acontecer com base em suas crenças nucleares antigas e novas.
>
> 3. Se possível, primeiro experimente esses comportamentos com pessoas estranhas (p. ex., vendedores de loja). Isso é útil porque os estranhos não esperam que você aja de um modo particular.
>
> 4. Depois de ter realizado os experimentos inúmeras vezes com estranhos, experimente esses novos comportamentos com pessoas que você conhece. Se apropriado, pode dizer a seus familiares e amigos quais são os novos comportamentos que está experimentando e por que isso é importante para você.
>
> 5. Escreva o resultado de seus experimentos e o que você aprendeu com eles, especialmente quando relacionados às suas novas crenças nucleares e suas previsões (ver item 2). Os novos comportamentos e os resultados apoiam suas novas crenças nucleares mesmo que parcialmente?

**FOLHA DE EXERCÍCIOS 12.9** **Experimentos comportamentais para fortalecer novas crenças nucleares**

Escreva a(s) crença(s) central(is) que você quer fortalecer: _____

Liste dois ou três novos comportamentos que são adequados à sua nova crença nuclear. Podem ser comportamentos que você realizaria se tivesse confiança em sua nova crença nuclear. Podem ser comportamentos que você se sente relutante em executar, mas que fortaleceriam sua nova crença nuclear se os executasse: _____

_____

Faça previsões sobre o que irá acontecer, com base em suas crenças nucleares antigas e novas.

    Minha previsão baseada na antiga crença nuclear:

_____

_____

    Minha previsão baseada na nova crença nuclear:

_____

_____

Resultados de meus experimentos com estranhos (escreva o que você fez, com quem fez e o que aconteceu):




Resultados de meus experimentos com pessoas que conheço (escreva o que você fez, com quem fez e o que aconteceu):




O que aprendi (os resultados apoiam minhas novas crenças nucleares, mesmo que parcialmente?):




Experimentos futuros que desejo realizar:

*A mente vencendo o humor,* segunda edição. © 2016 Dennis Greenberger e Christine A. Padesky. Os compradores deste livro podem fazer cópias e/ou *download* de cópias adicionais desta folha de exercícios (ver quadro no final do Sumário).

# GRATIDÃO

Até aqui, você vem trabalhando na identificação e no fortalecimento de novas crenças nucleares. Você deve estar lembrado de que as crenças nucleares vêm em pares. Uma vez que tiver uma crença nuclear positiva e uma negativa, cada uma poderá estar ativa em determinado momento. Você pode estar se perguntando se existe alguma maneira de influenciar sua mente para que suas crenças nucleares e seus estados de humor positivos estejam ativos mais frequentemente do que as crenças e estados de humor negativos. Acrescentar mais gratidão à sua vida pode ser um caminho para o fortalecimento de crenças nucleares e estados de humor positivos.

Várias pesquisas recentes mostram que uma atitude de gratidão pode levar a maior felicidade, melhora em diversos estados de humor e até mesmo aprimoramento do bem-estar físico. É interessante notar que a gratidão tem um papel em todas as principais religiões. Aparentemente, a gratidão pode ser considerada um valor humano universal que permeia as culturas e tem sido importante ao longo do tempo. "Gratidão" significa pensar a respeito e ser grato pelas experiências ou qualidades em nós mesmos, nas outras pessoas e no mundo. Quando conseguimos identificar coisas pelas quais somos gratos ou que apreciamos, temos mais chance de ativar e fortalecer nossas crenças nucleares positivas. Portanto, uma coisa que cada um de nós pode fazer para melhorar o humor é desenvolver uma prática regular de gratidão. A gratidão oferece um caminho para o reconhecimento e a apreensão de experiências positivas. Quando seguimos esse caminho e cultivamos tal mentalidade, ficamos mais próximos das melhores partes de nossa natureza e experimentamos estados de humor mais positivos.

A focalização em coisas que apreciamos frequentemente resulta na mudança de uma perspectiva negativa para uma perspectiva positiva. Considere Luíza, que está almoçando com uma amiga. A comida de Luíza não está tão quente quanto ela gostaria, e o sabor está um pouco decepcionante para ela. Se focar esses aspectos de sua experiência, provavelmente ela irá experimentar uma mudança negativa em seu humor. No entanto, Luíza é grata por alguém ter cozinhado o almoço para ela, porque a comida, de modo geral, está boa e ela gosta de estar com sua amiga e de ter uma conversa animada, então Luíza provavelmente irá experienciar um humor positivo.

Gratidão não significa ignorar as coisas negativas. Luíza poderia pedir que o garçom providenciasse o aquecimento de sua comida ou trouxesse outra coisa. No entanto, escolheu manejar esse e outros aspectos negativos de sua vida praticando a gratidão, o que significa aceitar os aspectos negativos e ativamente olhar além deles para identificar as dimensões positivas das experiências que ela valoriza.

As Folhas de Exercícios desta parte do capítulo são concebidas para ajudá-lo a desenvolver uma prática de gratidão em sua vida. Algumas pessoas experimentam o impacto desse exercício imediatamente, outras podem não notar os efeitos até que tenham executado os exercícios por várias semanas. Se este exercício for útil para você, você poderá desenvolver o hábito da gratidão como uma prática regular pelo resto de sua vida.

> EXERCÍCIO: **Começando um diário de gratidão**
>
> Durante as próximas seis semanas, reserve cinco minutos por semana para concentrar sua atenção em coisas pelas quais você é grato. Podem ser pequenas coisas, como perceber a força de seus braços ou o calor do sol, ou coisas maiores, como sentir o amor de um filho ou até mesmo a eleição de um bom líder. Faça esses registros nas Folhas de Exercícios 12.10 a 12.12. Como você está realizando este exercício apenas uma vez por semana, é útil fazer uma anotação no calendário ou em uma agenda eletrônica para lembrá-lo. Se o espaço reservado nas folhas fornecidas neste livro for pouco, continue em uma folha de agenda ou em um arquivo eletrônico.
>
> Aqui, apresentamos alguns exemplos dos itens que Luíza escreveu em seu diário de gratidão:
>
> *Moro em um bairro seguro. Gosto que meus vizinhos me conheçam e acenem quando me veem. Gosto de observar as crianças brincando e de ouvir seus risos. [Mundo]*
>
> *Gostei de levar minha cachorra para passear. Ela sempre fica animada quando pego a coleira para irmos caminhar. É muito bom, depois de um dia difícil, saber que ela ficará feliz em me ver. Ela se aninha junto a mim no sofá, e gosto de ficar acariciando seu pelo. [Outros]*
>
> *Levou um bom tempo a ajuda que dei a meu vizinho idoso. Ele estava podando algumas plantas e não conseguia alcançar as mais altas. Valorizo muito ajudar os outros, e isso fez eu me sentir bem em fazer algo sem esperar nada em retribuição. Na verdade, gostei de fazer isso. Também me senti feliz porque o humor dele melhorou por eu estar ali e porque tivemos uma conversa agradável enquanto trabalhávamos juntos. [Eu mesmo]*
>
> Utilize as categorias nas Folhas de Exercícios 12.10 a 12.12 para ajudá-lo. Elas o estimulam a pensar sobre gratidão em três áreas ligadas às crenças nucleares em que você está trabalhando neste capítulo: o mundo e sua vida, as pessoas e você mesmo. Observe coisas pelas quais você é grato, revise o que já escreveu e acrescente novos itens a cada semana.
>
> Como no exemplo de Luíza, é mais útil escrever sobre alguns poucos sentimentos com maior profundidade do que tentar fazer uma longa lista das coisas pelas quais você é grato. Portanto, tente escrever poucas coisas em detalhes todas as semanas, mesmo que seja apenas um item para cada Folha de Exercícios. Haverá semanas em que você poderá escrever sobre vários itens em uma ou duas folhas em vez de escrever em todas as três folhas. Assim também está ótimo.
>
> Lembre-se de usar as três Folhas de Exercícios por, no mínimo, seis semanas (Folhas de Exercícios 12.10 a 12.12). Então, depois de preenchê-las por seis semanas, responda às perguntas contidas na Folha de Exercícios 12.13.

## FOLHA DE EXERCÍCIOS 12.10 Gratidão sobre o mundo e minha vida

Coisas no mundo e em minha vida que reconheço e pelas quais sou grato:

1. _____
2. _____
3. _____
4. _____
5. _____
6. _____
7. _____
8. _____
9. _____
10. _____
11. _____
12. _____
13. _____
14. _____
15. _____
16. _____
17. _____
18. _____
19. _____
20. _____

*A mente vencendo o humor*, segunda edição. © 2016 Dennis Greenberger e Christine A. Padesky. Os compradores deste livro podem fazer cópias e/ou *download* de cópias adicionais desta folha de exercícios (ver quadro no final do Sumário).

## FOLHA DE EXERCÍCIOS 12.11 — Gratidão sobre os outros

Coisas sobre os outros (família, amigos, colegas, mascotes, etc.) que reconheço e pelas quais sou grato:

1. _____
2. _____
3. _____
4. _____
5. _____
6. _____
7. _____
8. _____
9. _____
10. _____
11. _____
12. _____
13. _____
14. _____
15. _____
16. _____
17. _____
18. _____
19. _____
20. _____

*A mente vencendo o humor*, segunda edição. © 2016 Dennis Greenberger e Christine A. Padesky. Os compradores deste livro podem fazer cópias e/ou *download* de cópias adicionais desta folha de exercícios (ver quadro no final do Sumário).

## FOLHA DE EXERCÍCIOS 12.12  Gratidão sobre mim mesmo

Coisas sobre mim mesmo (qualidades, pontos fortes, valores, boas ações, etc.) que reconheço e pelas quais sou grato:

1. _____
2. _____
3. _____
4. _____
5. _____
6. _____
7. _____
8. _____
9. _____
10. _____
11. _____
12. _____
13. _____
14. _____
15. _____
16. _____
17. _____
18. _____
19. _____
20. _____

*A mente vencendo o humor*, segunda edição. © 2016 Dennis Greenberger e Christine A. Padesky. Os compradores deste livro podem fazer cópias e/ou *download* de cópias adicionais desta folha de exercícios (ver quadro no final do Sumário).

## FOLHA DE EXERCÍCIOS 12.13  Aprendendo com meu diário de gratidão

1. Fazer este diário mudou minha perspectiva em relação à minha vida, às outras pessoas ou a mim mesmo de alguma maneira? Em caso afirmativo, como?

2. Como isso afetou meu humor, caso tenha afetado?

3. Tive algum benefício ao revisar o que já havia escrito, mesmo que não tenha acrescido muita coisa naquela semana?

4. Com o tempo foi ficando mais fácil notar coisas pelas quais sou grato?

5. Como a confecção deste diário afetou minha consciência de gratidão durante a semana?

6. Os efeitos parecem ter durado mais conforme eu continuava essa prática?

7. Fazer este diário de gratidão informa meu trabalho no fortalecimento de minhas novas crenças nucleares? Em caso afirmativo, como?

8. É útil eu continuar praticando a gratidão? Em caso afirmativo, como?

*A mente vencendo o humor*, segunda edição. © 2016 Dennis Greenberger e Christine A. Padesky. Os compradores deste livro podem fazer cópias e/ou *download* de cópias adicionais desta folha de exercícios (ver quadro no final do Sumário).

Se seu diário de gratidão ajudou a estimular seus estados de humor positivos, você pode optar por continuar escrevendo o diário após completar as seis semanas. A vantagem desse diário é que você pode ler e revisar o que o deixa grato nos dias em que seu humor está um pouco deprimido, e isso o ajudará a se sentir melhor. Algumas pessoas preferem simplesmente pensar sobre o que as deixa gratas e, se isso for útil para você, também é válido.

## EXPRESSANDO GRATIDÃO AOS OUTROS

A maioria das pessoas encontra benefícios genuínos na manutenção de um diário de gratidão. Ter consciência de coisas em nossa vida pelas quais podemos ser gratos é um passo importante. Algumas vezes, isso pode ter um valor agregado se expressamos nossa gratidão aos outros. Existem várias vantagens potenciais em expressar nossa gratidão a outras pessoas. Primeiramente, isso nos dá mais tempo para nos concentrarmos na gratidão, porque estende o momento de gratidão. Segundo, quando falamos a outras pessoas de coisas pelas quais somos gratos, elas também podem nos falar de coisas que as deixam gratas. Isso pode desencadear conversas mais positivas, o que ajuda a melhorar nosso humor. Terceiro, dizer diretamente às pessoas que somos gratos por algo que elas fizeram, ou simplesmente por estarem em nossa vida, aprofunda nossa experiência de gratidão e melhora nossos relacionamentos. Ter relações mais positivas com outras pessoas é outro caminho para a felicidade. De modo geral, as expressões de gratidão nos mantêm dentro de uma estrutura mental mais positiva.

### EXERCÍCIO: Expressando gratidão aos outros

Enquanto continua a fazer o registro semanal de seu diário de gratidão, examine o que já escreveu e considere quais dessas coisas você poderia expressar para outras pessoas. Existem dois tipos diferentes de gratidão que você pode expressar aos outros. Primeiro, você pode comentar (mesmo com estranhos) a respeito de coisas que aprecia no mundo e em sua vida (Folha de Exercícios 12.10). Por exemplo, "Sinto-me com tanta sorte por estarmos com um clima tão bom hoje quando outras pessoas estão sujeitas a tempestades terríveis". Segundo, você pode revisar sua Folha de Exercícios 12.11 "Gratidão sobre os outros", e escolher alguém em sua vida sobre quem escreveu ali. A seguir, fale diretamente com essa pessoa ou escreva uma mensagem para ela que expresse gratidão. Reserve algum tempo para considerar de que formas essa pessoa afetou positivamente sua vida. Você pode escrever sobre o que agradece em forma de carta, mesmo que opte por não enviá-la à pessoa.

Se decidir dizer a alguém o quanto você é agradecido, há muitas formas de fazê-lo: frente a frente, ao telefone ou em uma mensagem de agradecimento. Você pode também visitar a pessoa e ler uma carta ou falar sobre como se sente.

Registre quais foram as pessoas a quem você expressou gratidão e o que aconteceu como resultado. A seguir, apresentamos alguns exemplos de Luíza:

*Agradeci à vendedora da loja por ser tão prestativa e encontrar o xampu que eu estava procurando.*

O que aconteceu?

*Ela pareceu ficar muito satisfeita por eu ter reconhecido sua ajuda. Senti-me bem por deixá-la animada com um gesto tão simples.*

---

*Mencionei, durante o intervalo do almoço, o quanto eu apreciava o tempo agradável que estava fazendo.*

O que aconteceu?

*Isso fez todos começarem a falar sobre as coisas divertidas que planejavam fazer ao ar livre no fim de semana. Foi uma conversa mais positiva do que normalmente temos na hora do almoço.*

---

*Escrevi uma carta para minha professora de piano de alguns anos atrás. Disse a ela o quanto ainda gosto de tocar piano e agradeci pela paciência e gentileza que teve comigo.*

O que aconteceu?

*Senti uma grande emoção positiva enquanto escrevia a carta. Ainda não tive notícias dela, mas imagino que receber aquela carta inesperada alegrou seu dia.*

A Folha de Exercícios 12.14 tem um espaço reservado para você registrar suas expressões de gratidão e o que aconteceu. Procure observar os efeitos que isso causou em seu estado de humor, em outras pessoas e/ou em seus relacionamentos. Algumas vezes, os efeitos podem ser rápidos e momentâneos; outras vezes, mais duradouros.

## FOLHA DE EXERCÍCIOS 12.14  Expressando gratidão

1. A quem expressei minha gratidão: _____

   O que eu disse ou escrevi: _____

   _____

   O que aconteceu? _____

   _____

2. A quem expressei minha gratidão: _____

   O que eu disse ou escrevi: _____

   _____

   O que aconteceu? _____

   _____

3. A quem expressei minha gratidão: _____

   O que eu disse ou escrevi: _____

   _____

   O que aconteceu? _____

   _____

4. A quem expressei minha gratidão: _____

   O que eu disse ou escrevi: _____

   _____

   O que aconteceu? _____

   _____

5. A quem expressei minha gratidão: _____

   O que eu disse ou escrevi: _____

   _____

   O que aconteceu? _____

   _____

*A mente vencendo o humor*, segunda edição. © 2016 Dennis Greenberger e Christine A. Padesky. Os compradores deste livro podem fazer cópias e/ou *download* de cópias adicionais desta folha de exercícios (ver quadro no final do Sumário).

## ATOS DE GENTILEZA

Além de sermos gratos pelas coisas positivas em nossas vidas, outra forma de ativar e apoiar nossas novas crenças nucleares positivas é fazer coisas gentis para outras pessoas. Quando somos gentis com os outros, frequentemente vivenciamos uma melhora em nosso estado de humor e maior felicidade. Em um estudo, pessoas que realizaram atos de gentileza para outros todos os dias durante quatro semanas se sentiram mais felizes e mais satisfeitas em suas relações. Os tipos de atos de gentileza que produziram essas mudanças incluíam pequenas ações, como abrir a porta para alguém, pagar o almoço para um amigo, sorrir para um estranho, deixar alguém passar à sua frente em uma fila, visitar um amigo doente, fazer um elogio e ajudar um vizinho com as compras ou com algum conserto doméstico. Quando realizamos esses atos de gentileza, temos a tendência, ao longo do tempo, a nos sentir melhores, conectados mais positivamente com outras pessoas e mais felizes.

Cristina fez um experimento com atos de gentileza. Quando começou a frequentar um novo posto dos correios, notou que todos lá pareciam insatisfeitos e irritados por terem de esperar pelo atendimento. Ela decidiu aproveitar cada ida sua como uma oportunidade de sorrir para as pessoas, cumprimentar os funcionários cordialmente e incluir quem estava na fila em conversas agradáveis. Depois de algumas semanas, observou que os funcionários dos correios a cumprimentavam com um sorriso cordial quando ela chegava. Tal cordialidade se estendeu aos demais clientes. Com o tempo, o posto dos correios se transformou em um lugar de bom humor, cordialidade e sorrisos, em vez de insatisfação. As experiências de Cristina demonstram uma ideia importante: atos de gentileza ajudam as outras pessoas a se sentir melhor, bem como a nós mesmos. Esses atos também podem transformar os lugares onde vamos em oportunidades de melhorar o humor e manter conexões positivas com os outros.

> **EXERCÍCIO: Realizando atos de gentileza**
>
> Durante as próximas semanas, planeje realizar atos de gentileza constantes. Podem ser pequenas coisas que você faz para a família, amigos, colegas, vizinhos, estranhos ou animais. Anote o que fizer na Folha de Exercícios 12.15. Depois de várias semanas, você poderá escrever na parte inferior da Folha de Exercícios o que observou quanto aos efeitos desses atos em seu humor e seus relacionamentos. Além disso, observe se suas crenças nucleares positivas sobre você mesmo, sobre outras pessoas ou o mundo são ativadas quando realiza atos de gentileza.

## FOLHA DE EXERCÍCIOS 12.15 Atos de gentileza

Meus atos de gentileza:

1. _____
2. _____
3. _____
4. _____
5. _____
6. _____
7. _____
8. _____
9. _____
10. _____
11. _____
12. _____
13. _____
14. _____
15. _____
16. _____
17. _____
18. _____
19. _____
20. _____
21. _____
22. _____

Como esses atos gentis afetaram meus estados de humor (negativos e positivos)?

Como esses atos gentis afetaram minhas relações?

Quais das minhas crenças nucleares positivas estavam ativas (sobre mim mesmo, outras pessoas, o mundo)?

*A mente vencendo o humor*, segunda edição. © 2016 Dennis Greenberger e Christine A. Padesky. Os compradores deste livro podem fazer cópias e/ou *download* de cópias adicionais desta folha de exercícios (ver quadro no final do Sumário).

As experiências aprendidas neste capítulo plantam as sementes para novas crenças nucleares positivas. As crenças nucleares positivas o ajudam a se sentir mais feliz e, conforme se fortalecerem, você terá menos pensamentos automáticos negativos. Contudo, ainda poderá haver muitos momentos na vida em que você sentirá níveis mais elevados de depressão, ansiedade, raiva ou outros estados de humor angustiantes. Durante momentos de angústia, os pensamentos negativos e as crenças nucleares negativas podem retornar. Nesses momentos, é útil revisar as Folhas de Exercícios que você completou ao longo deste livro, especialmente seus registros e avaliações da nova crença nuclear positiva (Folhas de Exercícios 12.6 e 12.7), seu diário de gratidão (Folhas de Exercícios 12.10 a 12.12) e os registros de suas expressões de gratidão aos outros e seus atos de gentileza (Folhas de Exercícios 12.14 e 12.15). Durante períodos difíceis, é aconselhável retomar os exercícios que foram úteis no passado. Melhor ainda, esses exercícios podem se tornar hábitos familiares, e você observará que automaticamente consegue perceber experiências positivas, sentir e expressar gratidão e agir em oportunidades nas quais pode ser gentil com os outros.

## VERIFICAÇÃO DO HUMOR

Use as mesmas medidas e Folhas de Exercícios para marcar seus escores de humor, como você já usou antes:

- Depressão/infelicidade: Inventário de Depressão de *A mente vencendo o humor*, Folha de Exercícios 13.1, página 186, e Folha de Exercícios 13.2, página 187.

- Ansiedade/nervosismo: Inventário de Ansiedade de *A mente vencendo o humor*, Folha de Exercícios 14.1, página 213, e Folha de Exercícios 14.2, página 214.

- Outros estados de humor/felicidade: Avaliando e acompanhando meus estados de humor, Folha de Exercícios 15.1, página 246, e Folha de Exercícios 15.2, página 247.

É especialmente importante que você avalie sua felicidade, já que muitos dos exercícios neste capítulo provavelmente irão afetar seu nível de felicidade.

## O QUE FAZER A SEGUIR?

Uma vez que existem muitas ordens diferentes em que podem ser lidos os capítulos de *A mente vencendo o humor*, você já pode ter lido todo o livro. Se atingiu seus objetivos e se sente melhor agora, este é um bom momento para avançar até o Capítulo 16, "Mantendo seus ganhos e experimentando mais felicidade".

Se você vem trabalhando um estado de humor e ainda encontra dificuldades com ele ou com outros estados de humor, este é um bom momento para revisar os capítulos referentes ao respectivo estado de humor (Cap. 13 para depressão; Cap. 14 para ansiedade; e Cap. 15 para raiva, culpa e vergonha). Esses capítulos sobre estados de humor guiam você até as habilidades em *A mente vencendo o humor* que são mais úteis para cada humor.

Ainda que seus estados de humor tenham melhorado, se você ainda não leu todos os capítulos deste livro e deseja aprender habilidades adicionais, este é um bom momento para ler os demais capítulos.

## Resumo do Capítulo 12

▶ Se você ainda está encontrando dificuldades com seus estados de humor depois da prática com os Registros de Pensamentos (Caps. 6 a 9), planos de ação (Cap. 10) e experimentos comportamentais (Cap. 11), então deve identificar e trabalhar as crenças nucleares.

▶ Crenças nucleares são afirmações do tipo "tudo ou nada" a respeito de nós mesmos, de outras pessoas ou do mundo.

▶ Crenças nucleares são as raízes de nossos pressupostos subjacentes e pensamentos automáticos.

▶ As crenças nucleares vêm em pares. Quando temos crenças nucleares negativas que estão ativas a maior parte do tempo, é útil identificar e fortalecer novas crenças nucleares positivas.

▶ As crenças nucleares podem ser identificadas por meio do uso da técnica da seta descendente ou completando as sentenças "Sou... ", "Outras pessoas são..." e "O mundo é...".

▶ Novas crenças nucleares positivas podem ser fortalecidas por meio do registro de experiências que são compatíveis com a nova crença nuclear, avaliando sua confiança na nova crença nuclear, classificando comportamentos associados às novas crenças nucleares e conduzindo experimentos comportamentais para testar essa nova crença.

▶ As crenças nucleares modificam-se gradualmente, mas, com o passar do tempo, vão se tornando mais fortes e mais estáveis, e exercem uma influência poderosa na forma como pensamos, sentimos e nos comportamos.

▶ Manter um diário de gratidão e expressar gratidão fortalece nossas crenças nucleares positivas e traz maior felicidade.

▶ Realizar atos de gentileza aumenta nossa felicidade e melhora nossos relacionamentos.

# 13

# Compreendendo sua Depressão

Se você está lendo este capítulo ao começar a usar *A mente vencendo o humor*, provavelmente é porque está se sentindo deprimido. Ao longo deste livro, você aprende formas de manejar a depressão, acompanhando as histórias de Paulo, Vítor e Marisa. Cada um deles ficou deprimido de uma forma diferente.

Paulo viveu a maior parte de sua vida sem ficar gravemente deprimido. Sua depressão surgiu durante um ano difícil em que um de seus melhores amigos morreu e sua esposa, Sílvia, foi diagnosticada com câncer. Embora o tratamento de Sílvia tenha corrido bem e ela tenha se recuperado completamente, Paulo começou a se sentir desanimado e sem esperança quanto a seu futuro e a ter cada vez mais pensamentos negativos sobre si mesmo e suas atividades. Com o tempo, ele perdeu o apetite, parou de fazer coisas que gostava e, em certos dias, era difícil para ele até mesmo sair da cama. A depressão de Paulo começou lenta e gradualmente e foi aumentando até que se estendesse um véu negro sobre cada dia.

Vítor, por sua vez, experimentava um sentimento de inutilidade desde sua infância. Na maior parte da vida, havia lutado contra o alcoolismo, mas vinha conseguindo se manter sóbrio nos últimos anos com o apoio de sua esposa e dos Alcoólicos Anônimos (AA). Vítor nunca foi vencido pela depressão. Entretanto, na maior parte do tempo, tinha um nível baixo de depressão, que consistia, sobretudo, de insegurança e um sentimento de inadequação.

Marisa já havia vivenciado depressão grave muitas vezes durante sua vida. Ela foi abusada sexualmente por seu pai quando criança e, depois, fisicamente por dois maridos. Quando sua depressão era grave, ela lutava contra impulsos de se machucar, apresentando inclusive duas tentativas de suicídio. Desde tenra idade, aprendeu a pensar em si de forma negativa. Sua depressão era perturbadora em sua vida e dificultava sua concentração no trabalho. Algumas vezes, a depressão era tão intensa que ela chegava tarde no trabalho e tinha dificuldade de se concentrar; em consequência, estava correndo risco de perder o emprego.

Conforme esses três casos ilustram, a depressão pode ter diferentes faces: pode ter início rápido ou lento, pode ser leve ou grave, pode acontecer uma vez ou muitas vezes durante a vida ou pode até mesmo estar sempre presente como pano de fundo. Pense em sua própria depressão:

Ela iniciou rápido ou desenvolveu-se lentamente com o tempo? _____

Ela teve um impacto leve, moderado ou grave em sua vida? _____

Esta é a primeira vez que você se sentiu assim, já se sentiu assim antes ou a depressão o acompanha na maior parte de sua vida?_____

Sejam quais forem suas respostas a essas perguntas, este capítulo irá ajudá-lo a compreender sua depressão e a começar a dar os primeiros passos para se sentir melhor.

## IDENTIFICANDO E AVALIANDO OS SINTOMAS DE DEPRESSÃO

Embora as emoções geralmente enriqueçam nossas vidas, quando em excesso, elas podem ser perturbadoras. Quando estamos tristes com alguma situação, isso pode nos ajudar a compreender o que é importante para nós e dá um significado às nossas vidas. Por exemplo, se estamos namorando alguém de quem gostamos e o relacionamento termina, geralmente nos sentimos tristes. Nossa tristeza nos ajuda a perceber o quanto aquela pessoa era importante para nós e o quanto gostaríamos que o relacionamento continuasse. Essas emoções nos levam a pensar sobre o que deu errado e o que poderíamos fazer de forma diferente da próxima vez para termos sucesso em nossos relacionamentos. No entanto, se depois do rompimento de um relacionamento nossa tristeza se desenvolver até uma depressão, podemos começar a nos sentir não merecedores de amor e sem esperança de que outra pessoa possa gostar de nós novamente. Podemos começar a ficar na cama e a evitar o contato com outras pessoas. Em situações extremas, nossas emoções perturbam nossas vidas e acabam piorando ainda mais as coisas.

Cada pessoa vivencia a depressão de uma forma um pouco diferente. Portanto, um primeiro passo para a compreensão de sua depressão é avaliar com que frequência você experimenta sintomas particulares que, em geral, ocorrem com esse transtorno. Muitas pessoas acham interessante aprender que todas essas experiências variadas podem fazer parte da depressão. É claro que, se não estamos deprimidos de modo grave, podemos sentir apenas alguns desses sintomas ocasionalmente. Mas quando a depressão piora, é comum que muitos desses sinais da doença estejam ativos quase todos os dias.

EXERCÍCIO: Avaliando os sintomas de depressão

Para ajudar a identificar os sintomas da depressão que você está experimentando, classifique cada item listado no Inventário de Depressão de *A mente vencendo o humor* (Folha de Exercícios 13.1). Preencha esse inventário periodicamente enquanto você utiliza este livro para avaliar como sua depressão está mudando e quais habilidades desenvolvidas em *A mente vencendo o humor* são mais valiosas.

Obtenha o escore do inventário somando os números que você circulou ou marcou em cada um dos itens. Por exemplo, se circulou ou marcou 3 em cada item, o seu escore seria 57 (3 × 19 itens). Se você não conseguiu se decidir entre dois números para um item ou marcou ambos, adicione apenas o número mais alto. Compare seus escores uma ou duas vezes por semana para ver se algum de seus sintomas está diminuindo (e, em caso afirmativo, quais sintomas estão diminuindo e quais não estão).

Registre seu progresso nos escores do Inventário de Depressão de *A mente vencendo o humor* na Folha de Exercícios 13.2. Marque cada coluna com a data em que você completou o Inventário de Depressão. Depois coloque um X na coluna correspondente ao seu escore. É aconselhável preencher o inventário a intervalos regulares, por exemplo, semanalmente ou duas vezes por mês, em vez de apenas preenchê-lo quando se sentir deprimido. Dessa forma, o gráfico de seus escores será mais representativo de seu estado de humor ao longo do tempo.

Você pode descobrir que seus escores oscilam de semana a semana ou que eles não melhoraram todas as vezes que você preencheu o inventário. Em algumas semanas, seu escore pode estar mais alto (mais deprimido) do que na semana anterior. Isso não é incomum, tampouco é um mau sinal; de fato, reflete um padrão de recuperação vivenciado por algumas pessoas. Um padrão geral de escores decrescentes ao longo do tempo é um sinal de que as mudanças que você está fazendo estão contribuindo para sua melhora.

Dois padrões decrescentes diferentes são apresentados no Epílogo deste livro (Figs. E.1 e E.2, p. 284 e 285) para Paulo e Marisa. Se seus escores continuarem aumentando e não mudarem por um período de seis semanas, apesar de você estar fazendo os exercícios deste livro, esse pode ser um sinal de que você precisa experimentar uma abordagem diferente ou obter ajuda de um profissional da saúde.

## FOLHA DE EXERCÍCIOS 13.1 Inventário de Depressão de *A mente vencendo o humor*

Circule ou marque um número para cada item que descreva de modo mais preciso o quanto você experimentou cada sintoma durante a última semana.

| | Nem um pouco | Às vezes | Frequentemente | A maior parte do tempo |
|---|---|---|---|---|
| 1. Humor triste ou deprimido | 0 | 1 | 2 | 3 |
| 2. Sentimentos de culpa | 0 | 1 | 2 | 3 |
| 3. Humor irritado | 0 | 1 | 2 | 3 |
| 4. Menos interesse ou prazer em atividades costumeiras | 0 | 1 | 2 | 3 |
| 5. Afastado ou evitando as pessoas | 0 | 1 | 2 | 3 |
| 6. Achando mais difícil fazer as coisas do que de costume | 0 | 1 | 2 | 3 |
| 7. Vendo a mim mesmo como inútil | 0 | 1 | 2 | 3 |
| 8. Dificuldade de concentração | 0 | 1 | 2 | 3 |
| 9. Dificuldade de tomar decisões | 0 | 1 | 2 | 3 |
| 10. Pensamentos suicidas | 0 | 1 | 2 | 3 |
| 11. Pensamentos recorrentes de morte | 0 | 1 | 2 | 3 |
| 12. Pensando em um plano suicida | 0 | 1 | 2 | 3 |
| 13. Baixa autoestima | 0 | 1 | 2 | 3 |
| 14. Vendo o futuro sem esperança | 0 | 1 | 2 | 3 |
| 15. Pensamentos de autocrítica | 0 | 1 | 2 | 3 |
| 16. Cansaço ou perda de energia | 0 | 1 | 2 | 3 |
| 17. Perda de peso significativa ou diminuição do apetite (não inclui perda de peso com um plano de dieta) | 0 | 1 | 2 | 3 |
| 18. Alteração no padrão de sono – dificuldade para dormir ou dormindo mais ou menos do que de costume | 0 | 1 | 2 | 3 |
| 19. Diminuição do desejo sexual | 0 | 1 | 2 | 3 |
| **Escore** (soma dos números circulados) | | | | |

*A mente vencendo o humor*, segunda edição. © 2016 Dennis Greenberger e Christine A. Padesky. Os compradores deste livro podem fazer cópias e/ou *download* de cópias adicionais desta folha de exercícios (ver quadro no final do Sumário).

## FOLHA DE EXERCÍCIOS 13.2 — Escores do Inventário de Depressão de *A mente vencendo o humor*

| Escore | | | | | | | | | | | | | | | |
|---|---|---|---|---|---|---|---|---|---|---|---|---|---|---|---|
| 57 | | | | | | | | | | | | | | | |
| 54 | | | | | | | | | | | | | | | |
| 51 | | | | | | | | | | | | | | | |
| 48 | | | | | | | | | | | | | | | |
| 45 | | | | | | | | | | | | | | | |
| 42 | | | | | | | | | | | | | | | |
| 39 | | | | | | | | | | | | | | | |
| 36 | | | | | | | | | | | | | | | |
| 33 | | | | | | | | | | | | | | | |
| 30 | | | | | | | | | | | | | | | |
| 27 | | | | | | | | | | | | | | | |
| 24 | | | | | | | | | | | | | | | |
| 21 | | | | | | | | | | | | | | | |
| 18 | | | | | | | | | | | | | | | |
| 15 | | | | | | | | | | | | | | | |
| 12 | | | | | | | | | | | | | | | |
| 9 | | | | | | | | | | | | | | | |
| 6 | | | | | | | | | | | | | | | |
| 3 | | | | | | | | | | | | | | | |
| 0 | | | | | | | | | | | | | | | |
| Data | | | | | | | | | | | | | | | |

*A mente vencendo o humor*, segunda edição. © 2016 Dennis Greenberger e Christine A. Padesky. Os compradores deste livro podem fazer cópias e/ou *download* de cópias adicionais desta folha de exercícios (ver quadro no final do Sumário).

Novamente, o Inventário de Depressão de *A mente vencendo o humor* e a folha de escores (Folhas de Exercícios 13.1 e 13.2) são instrumentos que você pode preencher periodicamente (p. ex., toda semana ou duas vezes por mês) para acompanhar as mudanças em seu humor. A primeira vez que completar o inventário, você terá sua linha de base ou o escore de referência. Você pode notar mudanças em seus escores (melhora ou piora) com o passar do tempo conforme for experimentando diferentes estratégias para melhorar seu humor. Por exemplo, você pode começar a fazer exercícios, dar os passos necessários para resolver um problema inquietante, tomar um medicamento ou começar uma TCC. Com cada uma dessas intervenções, a expectativa é de que seus sintomas de depressão diminuam, resultando em escores mais baixos no Inventário de Depressão de *A mente vencendo o humor*. Essa é uma forma de avaliar a utilidade das diferentes abordagens a serem experimentadas.

Os escores no Inventário de Depressão de *A mente vencendo o humor* não são usados para diagnosticar depressão. Se você acha que está deprimido, pode levar seu Inventário de Depressão de *A mente vencendo o humor* preenchido a um profissional da área da saúde. Suas respostas no inventário ajudam a informar o clínico sobre suas experiências, de modo que ele possa fazer um diagnóstico e discutir com você os tratamentos disponíveis.

Os sintomas que você avalia no Inventário de Depressão de *A mente vencendo o humor* são mudanças cognitivas (pensamento), comportamentais, emocionais e físicas, assim como no modelo descrito no Capítulo 2. Observe que os sintomas cognitivos de depressão incluem autocrítica, falta de esperança, pensamentos suicidas, dificuldade de concentração e pensamentos negativos. As mudanças comuns no comportamento associadas à depressão incluem afastamento das outras pessoas, não fazer muitas das atividades que eram prazerosas anteriormente e ter dificuldade em "dar início" às atividades. Os sintomas físicos incluem insônia, alteração no padrão de sono, sentir-se cansado, comer mais ou menos, e alteração no peso. Os sintomas emocionais de depressão podem incluir sentimentos de tristeza, irritabilidade, raiva, culpa e nervosismo. A Figura 13.1 ilustra o perfil dos sintomas de depressão.

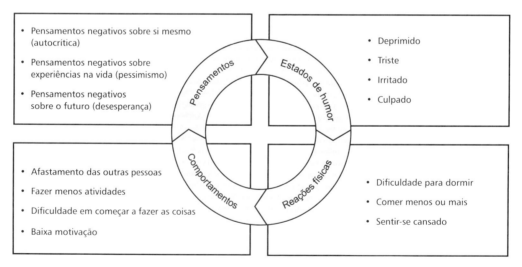

**FIGURA 13.1** Perfil dos sintomas de depressão.

Você está surpreso em saber que alguns desses sintomas são característicos de depressão? Algumas pessoas não se dão conta de que distúrbios do sono, alteração no apetite, na motivação, na concentração, ou raiva podem fazer parte da depressão. E, para muitas pessoas, o sucesso no tratamento da depressão produz melhora em todos esses sintomas.

# PENSAMENTOS E DEPRESSÃO

Aaron T. Beck foi pioneiro na compreensão moderna da depressão. Nos anos de 1960, Beck demonstrou que a depressão era caracterizada por padrões de pensamento que, de fato, mantinham o humor deprimido. Por exemplo, ele observou que, quando estamos deprimidos, temos pensamentos negativos a respeito de nós mesmos (autocrítica), de nossas experiências (negatividade generalizada) e de nosso futuro (desesperança). As próximas seções descrevem em detalhes esses três aspectos do pensamento deprimido.

## Pensamentos negativos em relação a mim mesmo

Antes de iniciar a TCC, Marisa era extremamente autocrítica. Por exemplo, ela pensava "Essas coisas terríveis aconteceram comigo porque sou má", "Sou uma péssima mãe e uma pessoa horrível" e "É minha culpa eu ter apanhado dos meus maridos". Os temas subjacentes a esses pensamentos eram "Não tenho valor", "Não mereço ser amada" e "Não sou boa".

Quase todas as pessoas deprimidas têm pensamentos autocríticos. Esses pensamentos são prejudiciais, porque contribuem para baixa autoestima, baixa autoconfiança e problemas de relacionamento, além disso, podem interferir na disposição para fazermos coisas que irão nos trazer bem-estar.

Para demonstrar como a autocrítica tem um papel em nossa vida, lembre-se de determinado momento em que você se sentiu particularmente abatido. Pode ter sido um momento em que se sentiu sem valor ou não merecedor de ser amado. Pinte um quadro em sua mente do momento em que você estava se sentindo mais deprimido e lembre-se ou imagine o que poderia estar pensando. Você teve pensamentos negativos a respeito de si mesmo? Em caso afirmativo, escreva-os aqui:

_____

_____

_____

_____

Esses pensamentos ilustram os pensamentos autocríticos associados à depressão.

## Pensamentos negativos sobre minhas experiências de vida

Pensar em suas experiências atuais de forma negativa é outra característica do pensamento depressivo. Com frequência, não consideramos os acontecimentos por seu valor original: interpretamos ou distorcemos eventos que ocorrem à nossa volta. Por exemplo, quando um amigo, parente ou colega de trabalho está falando, podemos pensar que essa pessoa é negativa, má ou crítica, muito embora possamos não encarar dessa forma quando não estamos deprimidos.

O pensamento negativo sobre nossas experiências também é um estilo de pensamento no qual notamos e nos lembramos de aspectos negativos de nossas vidas de forma mais vívida do que dos eventos positivos ou neutros. Por exemplo, quando estamos deprimidos, tendemos a olhar e a lembrar de coisas negativas que aconteceram durante o dia e não das coisas positivas. Focar dois dos 10 afazeres que não foram concluídos no sábado, em vez de nos oito que foram feitos, seria outro exemplo de pensamento negativo sobre nossas experiências.

Pense em uma situação recente em que você se sentiu particularmente deprimido. Escreva alguns exemplos de pensamentos nos quais você (1) focou os aspectos negativos e ignorou os positivos ou (2) interpretou os acontecimentos de forma negativa.

_____
_____
_____
_____
_____
_____
_____

## Pensamentos negativos sobre meu futuro

Durante sua primeira sessão de terapia, a falta de esperança de Paulo foi revelada pela seguinte afirmação: "De que adianta? O resto da minha vida será repleto de doença e morte". Depois da batalha bem-sucedida de sua esposa contra o câncer e da morte de seu bom amigo Luiz, Paulo começou a achar que a própria vida e a vida das pessoas próximas a ele seriam uma sequência de tragédias, culminando na sua morte. Ele era incapaz de projetar qualquer outra coisa que não fosse um futuro sombrio.

Quando estamos deprimidos, imaginamos que o futuro será muito negativo. Essa previsão ou antecipação de que os acontecimentos irão acabar de forma negativa é chamada de "desesperança". Exemplos desse tipo de pensamento incluem "Vou estragar tudo", "Ninguém lá vai gostar de mim" e "Não serei bom nisso". Uma atitude negativa em relação ao futuro também pode se manifestar em pensamentos como "Nunca vou sair desta depressão" ou "De que adianta tentar? Nunca vou melhorar". Podemos prever que uma conversa não correrá bem, que um novo relacionamento não dará certo, que um problema não pode ser resolvido ou que não há uma saída para a depressão. Em sua forma mais extrema, a desesperança pode estimular pensamentos suicidas.

Para demonstrar como o pensamento negativo sobre o futuro funciona em sua vida, escreva algumas das previsões negativas que você faz em relação a seu futuro. Por exemplo, você pode identificar uma atividade que às vezes gosta de fazer, mas que não faz quando está deprimido porque prediz que ela não vai acabar bem.

_____
_____
_____
_____
_____
_____

## EXERCÍCIO: Identificando aspectos cognitivos da depressão

A Folha de Exercícios 13.3 lista alguns pensamentos negativos que as pessoas frequentemente têm quando estão deprimidas. Para ver se você teve esses pensamentos negativos e para ajudá-lo a distinguir entre eles, marque cada pensamento que teve e indique se cada pensamento é negativo em relação a você mesmo, a seu futuro ou às suas experiências.

## FOLHA DE EXERCÍCIOS 13.3  Identificando aspectos cognitivos da depressão

| Marque cada pensamento que você teve | O pensamento é negativo em relação a mim mesmo, a meu futuro ou às minhas experiências? |
|---|---|
| ☐ 1. Não sou bom. | _____ |
| ☐ 2. Sou um fracasso | _____ |
| ☐ 3. Ninguém gosta de mim. | _____ |
| ☐ 4. As coisas nunca vão melhorar. | _____ |
| ☐ 5. Sou um perdedor. | _____ |
| ☐ 6. Sou inútil. | _____ |
| ☐ 7. Ninguém pode me ajudar. | _____ |
| ☐ 8. Decepcionei as pessoas. | _____ |
| ☐ 9. Os outros são melhores do que eu. | _____ |
| ☐ 10. Ele(a) me odeia. | _____ |
| ☐ 11. Estou sempre cometendo erros. | _____ |
| ☐ 12. Minha vida é um desastre. | _____ |
| ☐ 13. Ele(a) não gosta de mim. | _____ |
| ☐ 14. Este é um caso perdido. | _____ |
| ☐ 15. Os outros estão desapontados comigo. | _____ |
| ☐ 16. Não consigo mudar. | _____ |

*A mente vencendo o humor*, segunda edição. © 2016 Dennis Greenberger e Christine A. Padesky. Os compradores deste livro podem fazer cópias e/ou *download* de cópias adicionais desta folha de exercícios (ver quadro no final do Sumário).

A seguir, encontram-se as respostas da Folha de Exercícios 13.3. Revise as seções pertinentes deste capítulo para esclarecer as diferenças entre suas respostas e as respostas fornecidas. Quando são dadas duas respostas, ambas são corretas.

*Respostas da Folha de Exercícios 13.3*

1. Não sou bom .................................................................. Eu
2. Sou um fracasso ............................................................. Eu
3. Ninguém gosta de mim .................................................. Eu/experiências
4. As coisas nunca vão melhorar ........................................ Futuro
5. Sou um perdedor ........................................................... Eu
6. Sou inútil ....................................................................... Eu
7. Ninguém pode me ajudar ............................................... Experiências/futuro
8. Decepcionei as pessoas .................................................. Eu/experiências
9. Os outros são melhores do que eu ................................. Experiências/eu
10. Ele(a) me odeia ............................................................. Experiências
11. Estou sempre cometendo erros ...................................... Eu
12. Minha vida é um desastre ............................................. Eu
13. Ele(a) não gosta de mim ............................................... Experiências
14. Este é um caso perdido ................................................. Futuro/experiências
15. Os outros estão desapontados comigo .......................... Experiências
16. Não consigo mudar ....................................................... Eu/futuro

## TRATAMENTO PARA DEPRESSÃO

A boa notícia é que a depressão sempre pode ser superada. A maioria das estratégias ensinadas neste livro foi originalmente desenvolvida para ajudar as pessoas a vencer a depressão. Esta seção resume as abordagens de tratamento que têm se mostrado eficazes: terapia cognitiva, medicamentos, melhora das relações interpessoais e ativação comportamental. Pesquisas sugerem que ativação comportamental e terapia cognitiva são dois dos métodos mais eficazes para ajudar as pessoas a melhorar e a se manter bem. Juntas, essas duas abordagens são com frequência referidas como terapia cognitivo-comportamental (TCC). Embora descrevamos as abordagens cognitiva e comportamental separadamente, você vai aprender a utilizá-las de modo simultâneo. Como com outras habilidades, é útil aprender a usá-las uma de cada vez e combiná-las depois que se sentir seguro na utilização de cada uma. Por serem tão eficazes, enfatizamos essas duas abordagens não só neste, mas também em outros capítulos deste livro.

As pessoas que unicamente tomam medicamentos estão em maior risco de recaída futura do que aquelas que combinam medicamento com intervenções cognitivas e comportamentais. Se você já tem prescrição de medicamentos para sua depressão, aprender as habilidades contidas em *A mente vencendo o humor* é de grande valia para minimizar a probabilidade de ficar deprimido novamente depois que melhorar e parar de tomar os medicamentos.

As seções seguintes descrevem cada tipo de intervenção para depressão. Se você está deprimido, é melhor começar pela ativação comportamental. Primeiramente, queremos que você tenha uma visão geral de todos os três métodos. Descrevemos a ativação comportamental por último, de modo que, quando chegar a essa seção, você pode fazer os exercícios lá descritos durante algumas semanas antes de avançar para outros capítulos deste livro.

## Terapia cognitiva

Quando estamos deprimidos, tendemos a notar e a lembrar dos aspectos negativos de nossas experiências com mais facilidade do que dos aspectos positivos ou neutros. Também estamos mais propensos a interpretar os eventos em nossas vidas com um viés negativo. Quando não estamos deprimidos, tendemos a interpretar os eventos com um viés positivo. Por exemplo, suponha que você convida três pessoas para almoçar, e duas aceitam o convite. Se está deprimido, você focará a pessoa que não veio e talvez até mesmo concluir: "Ninguém gosta de mim". Se você não está deprimido, é mais provável que pense: "A maioria das pessoas gosta de mim. Aquela que não pôde vir almoçar deveria ter outros planos, pois terá perdido uma boa diversão".

A terapia cognitiva ensina as pessoas a identificar, testar e até mudar seus pensamentos negativos revisando todas as informações em suas vidas – positivas e neutras, além das negativas. Os Capítulos 6 a 9, 11 e 12 ensinam você a pensar de modo mais adaptativo para reduzir a depressão. Como você já deve ter suposto, este livro é denominado *A mente vencendo o humor* porque muitos dos capítulos mostram como fazer mudanças em seu pensamento que o ajudam a se sentir melhor.

## Medicamentos

Embora os medicamentos possam ajudar a tratar a depressão, nem todas as pessoas deprimidas se beneficiam com eles. O terapeuta ou outro profissional da saúde pode recomendar uma consulta com um psiquiatra ou outro médico que poderá avaliar se um medicamento seria útil ou não para você. Algumas pessoas se preocupam com os efeitos dos agentes antidepressivos. Algumas das preocupações mais comuns são abordadas aqui.

### *"Como sei se o medicamento vai ajudar?"*

Pode ocorrer um processo de tentativa e erro para a prescrição de antidepressivos. Atualmente, existem dezenas de antidepressivos disponíveis, portanto você e seu médico não podem saber com certeza se um antidepressivo irá funcionar até que você o tenha tomado por algumas semanas. Diversos agentes antidepressivos podem ser prescritos, dependendo de seus sintomas particulares e do efeito específico que você e seu médico desejam atingir. Se o primeiro antidepressivo prescrito para você não produzir um efeito benéfico, então seu médico vai tentar outros até que o efeito benéfico seja obtido. Diferentemente de muitos outros medicamentos, os antidepressivos com frequência levam de 2 a 4 semanas para atingir seu efeito benéfico. E como você pode não responder de forma positiva ao medicamento prescrito inicialmente, poderá levar oito semanas ou mais para que seja alcançado o nível terapêutico ideal.

Uma desvantagem dos antidepressivos é que muitos deles têm efeitos colaterais desagradáveis, sobretudo quando são tomados pela primeira vez. Os efeitos colaterais incluem boca seca, sonolência e alterações de peso, embora esses efeitos geralmente diminuam ou desapareçam depois que o medicamento é tomado por um período de tempo.

*"Tomar um medicamento significa que sou louco?"*

Quase todas as pessoas ficam deprimidas às vezes. Estar deprimido não significa que você é louco. Se está deprimido há muito tempo ou se sua depressão é muito grave, faz sentido tentar encontrar meios para se sentir melhor. Se um medicamento é algo que pode ajudar, então ele será um acréscimo valioso em seu plano para se sentir melhor. Tomar um medicamento não significa que você é louco. Significa que está disposto a experimentar abordagens diferentes para se sentir melhor. Você pode discutir com seu médico as preocupações que tem em relação aos medicamentos e também perguntar por quanto tempo precisará tomá-los.

*"Por quanto tempo vou precisar tomar medicamento antidepressivo?"*

Depois que você e seu médico encontrarem um antidepressivo eficaz, provavelmente você irá tomá-lo por um ou dois anos, embora algumas pessoas se beneficiem com o uso de antidepressivos por mais tempo. Você e seu médico podem avaliar juntos por quanto tempo o medicamento deve ser tomado. Seja como for, quando recomendar que você diminua o antidepressivo, seu médico irá reduzi-lo gradual e sistematicamente. É importante que você siga as orientações médicas ao tomar e ao parar de tomar os agentes antidepressivos. As doses algumas vezes precisam ser aumentadas e reduzidas lentamente a fim de atingir os efeitos desejados e minimizar os efeitos colaterais.

## Melhorando suas relações interpessoais

Alguns tratamentos para a depressão enfatizam a importância de melhorar os relacionamentos íntimos. Familiares e amigos podem prestar apoio positivo e ajudá-lo a se recuperar da depressão. Você pode utilizar as estratégias ensinadas neste livro para tornar seus relacionamentos melhores. Uma das pessoas que você acompanha neste livro, Vítor, usou as habilidades que aprendeu para melhorar a relação com sua esposa, Júlia. Outro livro de autoajuda que utiliza uma abordagem de terapia cognitiva para conflitos de casais é *Love Is Never Enough*,[1] de Beck (New York: HarperColins, 1988). *The Seven Principles for Making Marriage Work*,[2] de Gottman, agora em sua segunda edição (New York:

---

[1] Publicado no Brasil sob o título *Para além do amor*.
[2] Publicado no Brasil sob o título *Sete princípios para o casamento dar certo*.

Harmony Books, 2014), é outro guia útil de autoajuda para melhorar seu casamento ou sua relação de compromisso.

Se você está em um relacionamento abusivo ou em um relacionamento com alguém que o critica constantemente, é mais difícil se recuperar da depressão. Terapia de casal ou terapia de família pode ajudá-lo a melhorar condições da relação que podem estar alimentando sua depressão. Se você está sendo abusado física ou sexualmente, quase todas as comunidades têm programas especiais para ajudá-lo. Você pode contatar um centro comunitário local de saúde mental ou um profissional da saúde para recomendações de programas mais próximos de você.

## Ativação comportamental

Se acompanhar suas atividades e os sentimentos de depressão, você descobrirá que, quando está deprimido, fica menos ativo. Por essa razão, uma parte importante da recuperação da depressão é aumentar o número de atividades que você realiza todos os dias. Ainda mais importante que o número de atividades são os tipos e a qualidade das atividades que realizamos. Em geral, o maior estimulante para o humor é obtido com atividades que nos dão prazer e uma sensação de realização, que nos levam a nos aproximar em vez de evitar os desafios da vida e que estão conectadas ao que mais valorizamos. Cada um de nós precisa descobrir a mistura pessoal certa desses diferentes tipos de atividades para melhorar o humor. Esta seção ajuda a descobrir a mistura certa para você.

Você pode usar um Registro de Atividades para acompanhar suas atividades e descobrir como elas afetam seu humor. Se fizer esse registro durante uma semana, isso ajudará a identificar o que você está fazendo quando se sente mais e menos deprimido. Além de identificar suas atividades e estados de humor, o Registro de Atividades pode ser usado como um guia para ver quais mudanças em seu comportamento podem ajudá-lo a se sentir melhor.

Examine, na Figura 13.2, o Registro de Atividades preenchido por Paulo. Observe que ele escreveu somente uma ou duas palavras para descrever sua atividade – o suficiente para fazê-lo se lembrar do que estava fazendo quando voltasse a examinar o registro. Quando fez mais de uma atividade em um período de tempo, Paulo escreveu uma ou duas das mais importantes (p. ex., "caminhada", "café da manhã") ou uma palavra que descrevia a experiência global ("compras").

Embora achasse que o Registro de Atividades seria difícil de manter, ele descobriu que precisava de apenas alguns segundos a cada hora para anotar uma atividade e uma avaliação da depressão. Observe que, na quinta-feira, das 10 horas às 11 horas da manhã, quando sua depressão variou bastante, ele escreveu tanto um escore baixo quanto um alto para demonstrar a mudança.

Escreva em cada espaço: (1) Atividade. (2) Avaliações do humor (0-100). (Humor que estou avaliando: _Depressão_ )

| Hora | Segunda-feira | Terça-feira | Quarta-feira | Quinta-feira | Sexta-feira | Sábado | Domingo |
|---|---|---|---|---|---|---|---|
| 06-07 | Acordando 60 | Acordando 70 | Acordando 60 | Acordando 50 | Acordando 60 | Acordando 40 | Acordando 60 |
| 07-08 | Tomando banho, vestindo-me 60 | Deitado na cama 80 | Tomando banho, vestindo-me 50 | Tomando banho, vestindo-me 50 | Vestindo-me 60 | Tomando banho, vestindo-me 30 | Vestindo-me 60 |
| 08-09 | Fazendo caminhada, tomando café da manhã 40 | Vestindo-me 80 | Tomando café da manhã 50 | Tomando café da manhã 40 | Tomando café da manhã 40 | Tomando café da manhã 20 | Servindo café da manhã na igreja 20 |
| 09-10 | Jogando golfe 40 | Tomando café da manhã 80 | Fazendo compras na loja de ferragens 40 | Fazendo caminhada 30 | Limpando a garagem 40 | Dirigindo até o Nando 20 | Fazendo caminhada 30 |
| 10-11 | Jogando golfe 40 | Sentado em uma cadeira 80 | Consertando a porta 30 | Telefonando para Nando 30-60 | Limpando a garagem 30 | Visitando Nando e as crianças 10 | Fazendo compras 40 |
| 11-12 | Jogando golfe 60 | Lendo 80 | Consertando a porta 30 | Conversando com Sílvia 60 | Limpando a garagem 30 | Olhando fotos no computador com Guto 10 | Fazendo compras 30 |
| 12-13 | Almoçando com Sílvia 40 | Almoçando com Sílvia 70 | Almoçando com Sílvia 20 | Almoçando 60 | Almoçando 20 | Almoçando 0 | Almoçando fora 20 |
| 13-14 | Fazendo compras com Sílvia 40 | Lavando pratos 80 | Lavando pratos 30 | Fazendo terapia 50 | Varrendo a garagem 20 | Indo ao parque 0 | Passeando com Sílvia 20 |
| 14-15 | Fazendo compras 40 | Sentado em uma cadeira 80 | Caminhando 20 | Telefonando para Breno 40 | Caminhando com Sílvia 20 | Jogando bola com as crianças 0 | Relaxando em casa com Sílvia 20 |
| 15-16 | Fazendo compras 50 | Pagando contas 80 | Lendo correspondência 20 | Limpando a bancada 40 | Lendo notícias on-line, escrevendo e-mails 20 | Caminhando com o cachorro de Nando 0 | Relaxando com Sílvia 10 |
| 16-17 | Desembrulhando sacolas de compras 50 | Levando Sílvia ao médico 70 | Ajudando a cozinhar 20 | Ajudando a cozinhar 40 | Ajudando a cozinhar 20 | Dirigindo para casa 10 | Fazendo o jantar 10 |
| 17-18 | Sentado em uma cadeira 60 | Jantando fora 60 | Jantando com Sílvia 20 | Jantando 30 | Jantando 20 | Jantando 10 | Jantando 10 |

*continua*

Escreva em cada espaço: (1) Atividade. (2) Avaliações do humor (0-100). (Humor que estou avaliando: _Depressão_ )

| Hora | Segunda-feira | Terça-feira | Quarta-feira | Quinta-feira | Sexta-feira | Sábado | Domingo |
|---|---|---|---|---|---|---|---|
| 18-19 | Jantando 60 | Caminhando no *shopping* 60 | Lavando pratos 20 | Lavando pratos 30 | Lavando pratos 20 | Lavando pratos 10 | Lavando pratos 10 |
| 19-20 | Assistindo à TV 60 | Assistindo a um filme no cinema 50 | Jogando baralho 20 | Assistindo à TV 30 | Telefonando para Nando 10 | Sentado em uma cadeira 30 | Assistindo à TV 20 |
| 20-21 | Assistindo à TV 60 | Assistindo a um filme no cinema 50 | Jogando baralho 20 | Assistindo à TV 40 | Assistindo à TV 10 | Olhando álbum de fotos 30 | Assistindo à TV 20 |
| 21-22 | Assistindo à TV 60 | Dirigindo para casa 50 | Conversando com Sílvia 20 | Assistindo à TV 40 | Assistindo à TV 10 | Conversando com Sílvia 20 | Assistindo à TV 20 |
| 22-23 | Assistindo à TV 60 | Assistindo à TV 50 | Assistindo à TV 20 | Assistindo à TV 40 | Assistindo à TV 10 | Assistindo à TV 30 | Assistindo à TV 30 |
| 23-24 | Deitado na cama 70 | Deitado na cama 60 | Deitado na cama 20 | Deitado na cama 60 | Deitado na cama 10 | Deitado na cama 30 | Deitado na cama 20 |
| 24-01 | Dormindo | Dormindo | Dormindo | Dormindo | Dormindo | Dormindo | Dormindo |

**FIGURA 13.2** Registro de Atividades de Paulo.

A relação entre as atividades e os estados de humor é suficientemente importante para sugerir que você dê uma pausa na leitura deste capítulo até que tenha preenchido um Registro de Atividades durante uma semana inteira. Depois, continue a leitura deste capítulo. O restante do capítulo será mais útil depois que você tiver uma compreensão maior da relação entre suas atividades e seus estados de humor. A Folha de Exercícios 13.4 é a primeira de uma série de Folhas de Exercícios que ajudam você a aprender como as atividades podem melhorar seu humor.

- - - - - - - - - - - - - - - - - - - - - - - - - - - - - - - - - - - - - -

## LEMBRETES

Como usar o Registro de Atividades

- Nomeie o humor que você está avaliando.
- Escreva suas atividades para cada hora do dia.
- Para cada hora, avalie seu humor entre 0 e 100, com 0 mostrando que você não experimentou aquele estado de humor e 100 indicando o máximo que você já experimentou aquele humor.
- Depois de preencher o Registro de Atividades durante uma semana, procure as relações entre o que você faz e seu humor.

- - - - - - - - - - - - - - - - - - - - - - - - - - - - - - - - - - - - - -

**Dê uma pausa aqui até que você tenha preenchido um
Registro de Atividades durante uma semana inteira.**

> **EXERCÍCIO: Usando o Registro de Atividades**
>
> Primeiro escolha um humor (depressão ou humor deprimido, se esses quadros forem o motivo pelo qual está lendo este capítulo) que você deseja melhorar e escreva o humor aqui:
>
> Humor:
>
> Durante esta semana, você vai classificar o humor em uma escala de 0 a 100:
>
>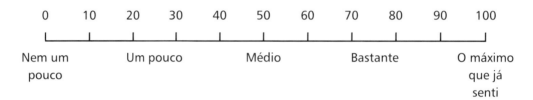
>
> Preencha seu Registro de Atividades (Folha de Exercícios 13.4) durante uma semana. Para cada hora, escreva a atividade que estava fazendo e avalie seu estado de humor na escala de 0 a 100. Você pode se esquecer de fazer isso por algumas horas, porém, quanto mais horas você preencher durante a semana, mais irá aprender sobre o humor que está avaliando. Portanto, se você se esquecer de preencher por um dia, não desista – apenas continue as avaliações quando se lembrar.
>
> Para ajudá-lo a lembrar de preencher o Registro de Atividades, carregue com você uma cópia ou prepare um lembrete digital para tomar notas sobre suas atividades e estados de humor ao longo do dia. Não é necessário preencher a cada hora. A maioria das pessoas consegue lembrar-se de suas atividades e seus estados de humor por várias horas, portanto você será capaz de fazer o preenchimento várias vezes por dia em vez de a cada hora. Por exemplo, na hora do almoço, você pode escrever todas as atividades realizadas durante a manhã e as avaliações do humor. Na hora do jantar, pode fazer o registro do turno da tarde. Na hora de dormir, pode preencher as atividades realizadas à noite.

## FOLHA DE EXERCÍCIOS 13.4  Registro de Atividades

Escreva em cada espaço: (1) Atividade. (2) Avaliações do humor (0-100). (Humor que estou avaliando: _____ )

| Hora | Segunda-feira | Terça-feira | Quarta-feira | Quinta-feira | Sexta-feira | Sábado | Domingo |
|---|---|---|---|---|---|---|---|
| 06-07 | | | | | | | |
| 07-08 | | | | | | | |
| 08-09 | | | | | | | |
| 09-10 | | | | | | | |
| 10-11 | | | | | | | |
| 11-12 | | | | | | | |
| 12-13 | | | | | | | |
| 13-14 | | | | | | | |
| 14-15 | | | | | | | |
| 15-16 | | | | | | | |
| 16-17 | | | | | | | |
| 17-18 | | | | | | | |
| 18-19 | | | | | | | |
| 19-20 | | | | | | | |
| 20-21 | | | | | | | |
| 21-22 | | | | | | | |
| 22-23 | | | | | | | |
| 23-24 | | | | | | | |
| 24-01 | | | | | | | |

*A mente vencendo o humor*, segunda edição. © 2016 Dennis Greenberger e Christine A. Padesky. Os compradores deste livro podem fazer cópias e/ou *download* de cópias adicionais desta folha de exercícios (ver quadro no final do Sumário).

Suas respostas para a Folha de Exercícios 13.5 ajudam a identificar as atividades que você deve mudar para se sentir melhor. Consulte o Registro de Atividades preenchido por Paulo (Fig. 13.2, p. 196 e 197) e veja como ele respondeu às perguntas na Folha de Exercícios 13.5 (Fig. 13.3).

> EXERCÍCIO: **Aprendendo com meu Registro de Atividades**
>
> Agora que você registrou seus estados de humor e atividades durante uma semana, analise seu Registro de Atividades para encontrar padrões. A Folha de Exercícios 13.5 lista algumas perguntas que o ajudam a aprender a partir do seu Registro de Atividades.

### FOLHA DE EXERCÍCIOS 13.5 Aprendendo com meu Registro de Atividades

1. Meu humor mudou durante a semana? Em caso afirmativo, como? Que padrões consegui observar?

2. Minhas atividades afetaram meu humor? Em caso afirmativo, como?

3. O que eu estava fazendo quando me senti melhor? Essas atividades são de grande interesse para mim? Que outras atividades eu poderia realizar que também fariam eu me sentir melhor?

4. O que eu estava fazendo quando me senti pior? Essas atividades são de grande interesse para mim? Em caso afirmativo, existe alguma forma de realizá-las para me sentir melhor?

5. Houve certas horas do dia (p. ex., manhãs) ou da semana (p. ex., fins de semana) em que me senti pior?

6. Há alguma coisa que eu poderia fazer para me sentir melhor durante esses períodos?

7. Houve certas horas do dia ou da semana em que me senti melhor? Posso aprender alguma coisa útil com isso?

8. Olhando para minhas respostas a estas perguntas, que atividades posso planejar para a próxima semana a fim de aumentar as chances de me sentir melhor? E durante as semanas seguintes?

*A mente vencendo o humor*, segunda edição. © 2016 Dennis Greenberger e Christine A. Padesky. Os compradores deste livro podem fazer cópias e/ou *download* de cópias adicionais desta folha de exercícios (ver quadro no final do Sumário).

1. Meu humor mudou durante a semana? Em caso afirmativo, como? Que padrões consegui observar?
   *Sim, meu humor mudou. Depois que fico deprimido, parece que vai durar horas. Alguns dias não foram tão ruins.*

2. Minhas atividades afetaram meu humor? Em caso afirmativo, como?
   *Sim. Nos dias em que estou muito ocupado me sinto um pouco melhor. Quando estou com pessoas de quem gosto, como minha esposa, meus filhos e netos, geralmente me sinto melhor. Quando estou sozinho e apenas sentado em uma cadeira, costumo ficar ruminando as coisas e me sinto pior.*

3. O que eu estava fazendo quando me senti melhor? Essas atividades são de grande interesse para mim? Que outras atividades eu poderia realizar que também fariam eu me sentir melhor?
   *Fazer coisas com Sílvia — ela é uma pessoa alegre e significa muito para mim. Consertar a porta — senti-me útil. Servir o café da manhã na igreja é agradável, porque falo com as pessoas e tenho a chance de ser útil. Sim, passar um tempo com meus netos. Jogar mais golfe. Ser voluntário mais vezes nas atividades da igreja. Levar Sílvia para jantar fora.*

4. O que eu estava fazendo quando me senti pior? Estas atividades são de grande interesse para mim? Em caso afirmativo, existe alguma forma de realizá-las para me sentir melhor?
   *Sentado em minha cadeira pensando — preocupado com o dinheiro acabando.*
   *Telefonema de Nando na quinta-feira — minha neta Nívea quebrou o braço.*
   *Sim, são de grande interesse para mim — é necessário lidar com as situações difíceis ou planejar o que fazer. Talvez, em vez de apenas me preocupar, eu poderia conversar com Sílvia e decidir como resolver a situação.*

5. Houve certas horas do dia (p. ex., manhãs) ou da semana (p. ex., fins de semana) em que me senti pior?
   *Senti-me pior durante as manhãs até eu começar a fazer alguma coisa.*
   *Senti-me pior no começo da semana.*

6. Há alguma coisa que eu poderia fazer para me sentir melhor durante esses períodos?
   *Acho que ajuda tomar banho, vestir-me. As caminhadas parecem ajudar, embora eu não tenha vontade de fazê-las quando estou deprimido. Sair de casa ajuda nos dias ruins. Estar por perto ou ajudar outras pessoas costuma levantar meu humor.*

7. Houve certas horas do dia ou da semana em que me senti melhor? Posso aprender alguma coisa útil com isso?
   *Geralmente me senti melhor no final do dia. Esta semana me senti melhor na sexta-feira, no sábado e no domingo. Isso me mostra que meus piores estados de humor não duram para sempre. Costumo ficar mais próximo das pessoas nos fins de semana, o que ajuda muito. Talvez eu possa descobrir algumas formas de ver mais pessoas durante a semana.*

8. Olhando para minhas respostas a estas perguntas, que atividades posso planejar para a próxima semana a fim de aumentar as chances de me sentir melhor? E durante as semanas seguintes?
   *Consertar as coisas da casa. Planejar mais atividades — especialmente coisas que envolvem as pessoas de quem gosto.*
   *Visitar meus netos. Levar o cachorro de Nando para caminhar. Passar menos tempo sentado sozinho. Ser voluntário mais vezes na igreja.*

**FIGURA 13.3** O que Paulo aprendeu com seu Registro de Atividades.

Como você pode observar, Paulo aprendeu muito com seu Registro de Atividades. Dependendo do estado de humor que acompanhou, você pode ter aprendido uma variedade de coisas por meio da observação de suas alterações de humor. Pessoas deprimidas frequentemente notam que, conforme se tornam mais ativas, isso as ajuda a se sentir melhor. Escreva aqui uma ou mais ideias sobre por que você acha que as atividades ajudariam a melhorar seu humor.

___

___

___

___

___

___

___

___

Não sabemos com certeza por que as pessoas deprimidas frequentemente se sentem melhor quando estão mais ativas. Apresentamos aqui algumas possíveis razões:

- Alguns tipos de atividades, como caminhar, aumentam as substâncias químicas associadas ao bem-estar.

- Quando estamos fazendo nada, com frequência pensamos em coisas negativas repetidamente. A atividade ajuda a nos distanciarmos de pensamentos negativos.

- As atividades podem nos dar oportunidade de obter realização (p. ex., organizar uma sala ou a escrivaninha), fazer alguma coisa prazerosa (p. ex., conversar com alguém de quem gostamos) ou resolver um problema (p. ex., começar a trabalhar em algo que precisa ser feito). Cada uma dessas experiências – realização, prazer, resolver coisas que queremos evitar – pode ajudar a nos sentirmos um pouco melhor. Fazer atividades que são importantes para nós ou que estão associadas a coisas ou a pessoas que valorizamos ajuda a criar um significado em nossa vida. Em geral, as pessoas se sentem melhor quando a vida tem um significado ou propósito.

Como um primeiro passo no tratamento da depressão, frequentemente é útil aumentar as atividades – em especial as prazerosas, aquelas que criam uma sensação de realização, as que nos ajudam a resolver em vez de evitar as coisas, e aquelas que refletem nossos valores. Quando realizamos tais atividades, geralmente nos sentimos melhor.

Para verificar se isso funciona para você, preencha novamente o Inventário de Depressão de *A mente vencendo o humor* (Folha de Exercícios 13.1) e escreva seu escore atual na Folha de Exercícios 13.2. Ele pode ser maior, menor ou o mesmo de quando você o preencheu pela primeira vez. A seguir, use a Folha de Exercícios 13.6 para programar alguns dos tipos de atividades que você identificou na Folha de Exercícios 13.5, sobretudo aquelas que têm probabilidade de melhorar seu humor. Observe que a Folha de Exercícios 13.6 é semelhante a um Registro de Atividades, mas é chamada de Cronograma de Atividades, porque você vai anotar atividades planejadas antecipadamente com a expectativa de que fazer mais coisas irá ajudá-lo a se sentir melhor.

Planeje várias atividades todos os dias. Experimente misturar atividades diferentes. Se você é uma pessoa que se ocupa muito fazendo principalmente coisas que cumprem algum objetivo, então pode se beneficiar mais acrescentando atividades prazerosas. Em contrapartida, se você é alguém que já faz muitas atividades prazerosas, pode estimular muito mais seu humor acrescentando atividades que realizam algo ou resolvem algo que está evitando. A Figura 13.4 mostra as atividades que Paulo registrou em seu Cronograma de Atividades.

**Atividades prazerosas:** Fazer uma caminhada com Sílvia, visitar os netos, jogar golfe, jogar bola com o cachorro de Nando, convidar uns amigos para almoçar, organizar um jogo de baralho, ir ao cinema, levar Sílvia para jantar fora, ir ao recital de minha neta, ouvir música enquanto dirijo, prestar atenção ao canto dos pássaros e às flores quando estou ao ar livre, observar as crianças brincando na vizinhança, olhar para as estrelas à noite, desfrutar o aroma da comida sendo preparada.

**Atividades que atingem um objetivo:** Consertar a torneira que está pingando, construir uma casa de passarinho, pagar as contas, organizar minhas fotos digitais, limpar a garagem, lavar as roupas, telefonar para saber sobre as vagas para trabalho voluntário na igreja.

**O que posso fazer para começar a resolver as coisas que venho evitando:** Telefonar para marcar uma consulta com o médico, levantar da cama imediatamente e tomar um banho (em especial quando estou me sentindo deprimido), conversar com Sílvia sobre algumas de minhas preocupações, pedir a Sílvia que me ajude a planejar atividades para colocar em meu cronograma quando me sentir muito deprimido para fazer isso sozinho.

**Atividades que vão ao encontro de meus valores:** Assumir mais trabalho voluntário na igreja, ajudar os netos com seus deveres de casa, oferecer-me para consertar o portão do vizinho, dizer algo positivo para alguém todos os dias, visitar meu amigo que está no hospital.

**FIGURA 13.4** Lista do Cronograma de Atividades de Paulo.

## Programe atividades que são prazerosas ou que atingem algum objetivo

Planejando e realizando atividades que são prazerosas ou que atingem algum objetivo, você faz mudanças comportamentais que reduzem sua depressão.

- Realizar 10 atividades prazerosas em uma semana provavelmente ajudará você mais do que fazer apenas cinco.
- Realizar atividades que são muito prazerosas provavelmente ajudará você mais do que fazer atividades que são pouco prazerosas.
- Pessoas diferentes gostam de atividades diferentes. Escolha atividades que sejam adequadas a seus interesses e valores.
- Atividades prazerosas não precisam ser caras ou demoradas.
- Exemplos de atividades prazerosas incluem conversar com um amigo, ouvir música, jogar um *game* no computador, fazer uma caminhada, sair para almoçar, assistir a um programa favorito na TV ou um evento esportivo, brincar com seu filho. Esses são eventos do dia a dia que também são prazerosos.

EXERCÍCIO: **Planejando atividades**

Antes de preencher a Folha de Exercícios 13.6, escreva pelo menos algumas atividades que você deseja planejar para cada dia. Se for útil, você poderá revisar a Folha de Exercícios 13.5, especialmente suas respostas às perguntas 3, 6 e 8. Será de grande valia pensar em várias atividades em cada categoria e distribuí-las durante a semana.

**Atividades prazerosas:** _____

_____
_____
_____
_____

**Atividades que atingem um objetivo:** _____

_____
_____
_____
_____

**O que posso fazer para começar a resolver as coisas que venho evitando:** _____

_____
_____
_____
_____

**Atividades que vão ao encontro de meus valores:** _____

_____
_____
_____
_____

Algumas atividades podem se enquadrar em diversas categorias. Por exemplo, fazer caminhadas e exercitar-se pode ser prazeroso para uma pessoa, pode ser uma realização para outra e pode se adequar a um valor de realizar atividades saudáveis para uma terceira pessoa. Se você vem evitando fazer exercícios há algum tempo, isso pode ser uma superação da esquiva. Coloque as atividades na categoria que fizer mais sentido para você. O importante é realizar atividades em cada uma das quatro áreas durante a semana.

## FOLHA DE EXERCÍCIOS 13.6 Cronograma de Atividades

Consultando o exercício "Planejando atividades" (p. 205), use esta Folha de Exercícios para programar algumas atividades. Escreva os horários e os dias da semana em que você planeja realizá-las. Caso surja alguma atividade mais prazerosa ou mais importante, você pode realizá-la durante esse período de tempo. Se fizer algo diferente durante algum período de tempo, risque o que você havia planejado e escreva o que realmente fez. Para cada período de tempo no qual planejou uma atividade, escreva: (1) Atividade. (2) Avaliações do humor (0-100).

(Humor que estou avaliando: _____)

| Hora | Segunda-feira | Terça-feira | Quarta-feira | Quinta-feira | Sexta-feira | Sábado | Domingo |
|---|---|---|---|---|---|---|---|
| 06-07 | | | | | | | |
| 07-08 | | | | | | | |
| 08-09 | | | | | | | |
| 09-10 | | | | | | | |
| 10-11 | | | | | | | |
| 11-12 | | | | | | | |
| 12-13 | | | | | | | |
| 13-14 | | | | | | | |
| 14-15 | | | | | | | |
| 15-16 | | | | | | | |
| 16-17 | | | | | | | |
| 17-18 | | | | | | | |
| 18-19 | | | | | | | |
| 19-20 | | | | | | | |
| 20-21 | | | | | | | |
| 21-22 | | | | | | | |
| 22-23 | | | | | | | |
| 23-24 | | | | | | | |
| 24-01 | | | | | | | |

*A mente vencendo o humor*, segunda edição. © 2016 Dennis Greenberger e Christine A. Padesky. Os compradores deste livro podem fazer cópias e/ou *download* de cópias adicionais desta folha de exercícios (ver quadro no final do Sumário).

Depois que você realizou as atividades da Folha de Exercícios "Cronograma de Atividades" ao longo de uma semana, preencha novamente o Inventário de Depressão de *A mente vencendo o humor* (Folha de Exercícios 13.1) e anote seu escore na Folha de Exercícios 13.2. Mediante a comparação de seus escores antes e depois da semana de atividades, você pode verificar se a programação de atividades faz diferença em como se sente. Mesmo pequenas alterações em seus escores demonstram que discretas mudanças nos comportamentos produzem melhora em seu estado de humor. Dependendo do nível de depressão, pode ser necessário fazer o Cronograma de Atividades durante várias semanas antes que você consiga identificar uma melhora perceptível do humor em seus escores da depressão.

## Perguntas acerca do Cronograma de Atividades

As perguntas e respostas a seguir podem ajudar caso seu humor não melhore quando você acrescentar atividades à sua semana.

### *"E se eu não quiser fazer as atividades que programei?"*

Se você não quiser fazer uma atividade, veja se consegue realizá-la pelo menos parcialmente, mesmo que por alguns minutos. Frequentemente, não nos sentimos motivados para fazer coisas até que de fato comecemos a fazê-las. Você pode se surpreender ao constatar que a motivação vem depois de fazer alguma coisa em vez de vir antes, em especial quando estamos deprimidos.

Se você pulou uma ou mais atividades em sua programação, procure não ficar desanimado nem seja crítico consigo mesmo. Apenas recomece do ponto onde está e faça a atividade seguinte em sua programação. Se quiser, você pode reprogramar as atividades que deixou de fazer para outro momento durante a semana. O objetivo do Cronograma de Atividades é aumentar o número e os tipos de atividades que você realiza, em vez de completar perfeitamente cada atividade planejada. Se fizer o Cronograma de Atividades por várias semanas, você poderá achar mais fácil realizar mais atividades ao fim dessas semanas.

### *"E se eu não gostar das atividades tanto quanto gostava antes?"*

Se você decidir experimentar a programação de atividades como um primeiro passo na redução da depressão, não espere achar as atividades tão prazerosas ou satisfatórias quanto achava antes de ficar deprimido. Paulo, por exemplo, gostava muito de golfe antes de ficar deprimido, no entanto, descobriu que jogar golfe não era tão satisfatório quando estava deprimido. Se comparasse seu prazer no golfe quando estava deprimido com sua satisfação anterior com essa atividade, Paulo poderia concluir: "Isto não é bom. Não estou me divertindo como costumava me divertir antes". Em consequência desses pensamentos, ele poderia, na verdade, sentir-se ainda mais deprimido depois de jogar golfe. Entretanto, se comparasse sua satisfação no golfe com ficar sentado em casa fazendo nada, ele pensaria: "Foi bom eu ter vindo jogar golfe. Pelo menos me diverti um pouco. Foi melhor do que ficar sentado em casa me sentindo triste".

*continua*

## Perguntas acerca do Cronograma de Atividades (*continuação*)
### "E se eu não gostar das atividades?"

Observe o que está passando por sua mente enquanto realiza as atividades. Se estiver fazendo algo que achava que seria agradável (como caminhar pelo parque) e ainda assim estiver pensando em coisas negativas a cada passo que dá, você não irá desfrutar dessa atividade. Quando você se descobrir ruminando coisas negativas enquanto faz as atividades, procure focar a atividade em si e buscar algo em relação ao qual se sente bem (prazer, realização, superar a esquiva, agir de acordo com seus valores). Não fique desanimado se continuar voltando aos pensamentos negativos, porque isso é comum na depressão. Você, em alguns momentos, pode ter de recuar um pouco para procurar as partes boas da atividade. Ter a consciência de que está à deriva em seu pensamento negativo é muito bom, porque dá a você a opção de tentar fazer algo diferente.

Algumas pessoas, especialmente aquelas que estão deprimidas há muito tempo, têm dificuldade de experimentar estados de humor positivos. Se esse for o seu caso, procure captar cada experiência positiva, por menor que seja. Uma estratégia útil para muitas pessoas que querem vivenciar mais prazer é praticar a "captação do prazer". Isso envolve não só realizar atividades, mas procurar ativamente o prazer enquanto as desenvolve.

Com frequência, é de grande ajuda iniciar observando suas experiências sensoriais (visão, olfato, tato, audição e paladar). Preste atenção a todos os cinco sentidos ao longo de seu dia. Observe as texturas, os sons, os odores e as imagens que você acha pelo menos um pouco prazerosos. Quando comer alguma coisa, aprecie o sabor. Quando sair, pare e inspire profundamente na busca de algum aroma que possa ser agradável. Sinta o ar sobre sua pele. A temperatura é quente ou fria? Escute os sons que são interessantes ou agradáveis, como o canto dos pássaros ou até mesmo os de um motor em funcionamento. Olhe para as cores à sua volta; observe as pessoas que parecem agradáveis ou bem-humoradas. É útil conseguir vivenciar, mesmo que por um pequeno instante, uma reação positiva a algo. Esses pequenos instantes podem ser capturados ao longo do dia.

Com o tempo, ficará mais fácil experimentar estados de humor positivos com maior regularidade e por períodos mais longos. Entre no espírito de saborear pequenas partes de suas experiências. Depois que fizer isso, você poderá aumentar seu prazer nas atividades, procurando seus aspectos positivos. Por exemplo, você pode gostar de ouvir um pedaço de uma conversa engraçada por acaso ou ter uma interação amistosa com um vendedor. Quando deliberadamente fazemos a escolha de procurar aspectos positivos em nosso dia, estamos abrindo uma janela que permite que as experiências positivas entrem. Ao mesmo tempo, quando estamos ativamente olhando para os aspectos positivos, nossa mente está menos focada nos aspectos negativos.

---

É importante executar o Cronograma de Atividades por várias semanas até que seus escores no Inventário de Depressão de *A mente vencendo o humor* (Folha de Exercícios 13.1) demonstrem alguma melhora. Depois que você achar mais fácil realizar mais atividades durante o dia, provavelmente estará pronto para aprender e praticar as habilidades ensinadas nos Capítulos 5 a 12, o que produz melhoras adicionais em seu estado de humor. Quando estiver se sentindo melhor e seus escores de depressão estiverem mais baixos do que quando você começou, vá até o Capítulo 5 e conheça os passos seguintes. Enquanto aprende a dominar as novas habilidades de *A mente vencendo o humor*, continue a realizar os tipos de atividades que o ajudam a se sentir melhor.

## Resumo do Capítulo 13

▶ Depressão não descreve apenas um estado de humor; ela também envolve mudanças no pensamento, no comportamento e no funcionamento físico.

▶ O Inventário de Depressão de *A mente vencendo o humor* (Folha de Exercícios 13.1) pode ser usado para avaliar os sintomas de depressão. Os escores semanais no inventário podem ser registrados na Folha de Exercícios 13.2 para acompanhar as alterações em sua depressão enquanto você aprende a dominar as habilidades de *A mente vencendo o humor*.

▶ Existem muitos tratamentos eficazes para a depressão, incluindo TCC, melhorar suas relações interpessoais e usar medicamentos.

▶ As pessoas que aprendem as habilidades ensinadas em *A mente vencendo o humor* têm índices mais baixos de recaída para depressão do que aquelas tratadas somente com medicamentos.

▶ Quando estamos deprimidos, apresentamos a tendência a ter pensamentos negativos a respeito de nós mesmos, de nossas experiências e do futuro.

▶ A TCC para depressão ajuda você a aprender novas formas de pensamento e comportamentos para melhorar seus estados de humor de forma duradoura.

▶ Acompanhar e analisar suas atividades e seus estados de humor em um Registro de Atividades ajuda a descobrir as relações entre comportamento e depressão (Folhas de Exercícios 13.4 e 13.5).

▶ Um Cronograma de Atividades (Folha de Exercícios 13.6) pode ser usado para planejar atividades que são prazerosas, realizar alguma coisa, ajudar na superação da esquiva e/ou ir ao encontro de seus valores. Usar um Cronograma de Atividades dessa maneira durante várias semanas estimula o humor.

# 14

# Compreendendo sua Ansiedade

Você pode estar lendo *A mente vencendo o humor* para obter ajuda a fim de lidar com a ansiedade. Embora seja muito comum, a ansiedade é um dos estados de humor mais perturbadores que experimentamos. Algumas pessoas se sentem ansiosas a maior parte do dia e outras experimentam ansiedade em situações particulares.

Uma das mulheres descritas e acompanhadas neste livro, Márcia, experimentava ataques de pânico e muita ansiedade quando precisava voar de avião. Havia muitos dias em que Márcia não experimentava qualquer ansiedade; no entanto, quando se sentia ansiosa, isso muitas vezes era tão intenso que tinha de ser atendida no serviço de emergência. Ela também considerava a possibilidade de rejeitar uma promoção, porque não queria entrar em um avião ou ter mais ataques de pânico.

Márcia tinha consciência dos tipos de situação que a deixavam ansiosa. Para outras pessoas, a ansiedade pode parecer praticamente um mistério, em especial quando ela parece "surgir do nada". Quando você aprender mais sobre a ansiedade e fizer os exercícios deste livro, provavelmente terá melhores condições de identificar o que desencadeia sua ansiedade.

A palavra "ansiedade" é por vezes usada para descrever o nervosismo temporário ou o medo que experimentamos antes e durante experiências de vida desafiadoras, como uma entrevista de emprego ou um exame médico. Também é usada para descrever tipos mais persistentes de ansiedade, como fobias (medo de coisas ou situações específicas, como altura, animais, insetos, voar de avião), ansiedade social (medo de parecer tolo e/ou ser criticado ou rejeitado em situações sociais), transtorno de pânico (sentimentos intensos de ansiedade nos quais as pessoas percebem-se prestes a morrer ou enlouquecer), transtorno de estresse pós-traumático (lembranças repetidas de traumas terríveis com alto nível de sofrimento), preocupações com a saúde (preocupações persistentes sobre ter uma doença ou problema físico, apesar de ser considerado sadio em exames médicos) e transtorno de ansiedade generalizada (caracterizado por preocupações frequentes e sintomas físicos de ansiedade).

Pense em sua ansiedade por um minuto:

Qual a primeira vez que você recorda de ter se sentido ansioso? _____

Você se sente ansioso a maior parte do tempo
ou apenas ocasionalmente? _____

Sua ansiedade é leve, moderada ou grave? _____

Você se sente ansioso durante todo o dia ou
apenas em situações particulares? _____

Se você se sente ansioso em situações particulares, escreva os tipos de eventos ou situações:

Sinto-me ansioso quando _____

Sinto-me ansioso quando _____

Sinto-me ansioso quando _____

Sinto-me ansioso quando _____

Agora que você já identificou alguns dados sobre sua ansiedade, o exercício a seguir ajuda a compreender melhor os tipos de sintomas que experimenta quando está ansioso. Todas as pessoas têm suas formas particulares de se sentir ansiosas. A identificação dos próprios padrões ajuda a focar as experiências particulares que gostaria de mudar.

### EXERCÍCIO: Identificando e avaliando os sintomas de ansiedade

Para especificar quais sintomas você experimenta quando está ansioso, avalie os sintomas listados no Inventário de Ansiedade de *A mente vencendo o humor* (Folha de Exercícios 14.1). Preencha o inventário uma vez por semana enquanto você está aprendendo métodos para manejar sua ansiedade, de modo que possa determinar quais habilidades de *A mente vencendo o humor* são mais eficazes e também acompanhar seu progresso.

Obtenha o escore para o Inventário de Ansiedade de *A mente vencendo o humor* somando os números que você circulou ou marcou em cada item. Por exemplo, se você marcou 3 para cada item, seu escore é 72 (3 × 24 itens). Se ficou indeciso entre dois números para um item e circulou ambos, some apenas o maior.

Para acompanhar seu progresso, registre os escores do Inventário de Ansiedade de *A mente vencendo o humor* na Folha de Exercícios 14.2. Marque cada coluna na parte inferior com a data em que completou o Inventário de Ansiedade de *A mente vencendo o humor*. Depois coloque um X na coluna correspondente a seu escore.

## FOLHA DE EXERCÍCIOS 14.1 Inventário de Ansiedade de *A mente vencendo o humor*

Circule ou marque um número para cada item que descreva de modo mais adequado o quanto você experimentou cada sintoma na última semana.

|  | Nem um pouco | Às vezes | Frequentemente | A maior parte do tempo |
|---|---|---|---|---|
| 1. Nervosismo | 0 | 1 | 2 | 3 |
| 2. Preocupação | 0 | 1 | 2 | 3 |
| 3. Tremores, palpitação, espasmos musculares | 0 | 1 | 2 | 3 |
| 4. Tensão muscular, dores musculares, nevralgia | 0 | 1 | 2 | 3 |
| 5. Inquietação | 0 | 1 | 2 | 3 |
| 6. Cansaço fácil | 0 | 1 | 2 | 3 |
| 7. Falta de ar | 0 | 1 | 2 | 3 |
| 8. Batimento cardíaco acelerado | 0 | 1 | 2 | 3 |
| 9. Transpiração (não resultante de calor) | 0 | 1 | 2 | 3 |
| 10. Boca seca | 0 | 1 | 2 | 3 |
| 11. Tontura ou vertigem | 0 | 1 | 2 | 3 |
| 12. Náusea, diarreia ou problemas estomacais | 0 | 1 | 2 | 3 |
| 13. Aumento na urgência urinária | 0 | 1 | 2 | 3 |
| 14. Rubores (calores) ou calafrios | 0 | 1 | 2 | 3 |
| 15. Dificuldade para engolir ou "nó na garganta" | 0 | 1 | 2 | 3 |
| 16. Sentindo-se tenso ou excitado | 0 | 1 | 2 | 3 |
| 17. Facilmente assustado | 0 | 1 | 2 | 3 |
| 18. Dificuldade de concentração | 0 | 1 | 2 | 3 |
| 19. Dificuldade para adormecer ou dormir | 0 | 1 | 2 | 3 |
| 20. Irritabilidade | 0 | 1 | 2 | 3 |
| 21. Evitando lugares onde posso ficar ansioso | 0 | 1 | 2 | 3 |
| 22. Pensamentos de perigo | 0 | 1 | 2 | 3 |
| 23. Sentindo-me incapaz de lidar com as dificuldades | 0 | 1 | 2 | 3 |
| 24. Pensamentos de que algo terrível irá acontecer | 0 | 1 | 2 | 3 |
| **Escore** (soma dos números circulados) | | | | |

*A mente vencendo o humor*, segunda edição. © 2016 Dennis Greenberger e Christine A. Padesky. Os compradores deste livro podem fazer cópias e/ou download de cópias adicionais desta folha de exercícios (ver quadro no final do Sumário).

## FOLHA DE EXERCÍCIOS 14.2 Escores do Inventário de Ansiedade de *A mente vencendo o humor*

| Escore | | | | | | | | | | | | | | | |
|---|---|---|---|---|---|---|---|---|---|---|---|---|---|---|---|
| 72 | | | | | | | | | | | | | | | |
| 69 | | | | | | | | | | | | | | | |
| 66 | | | | | | | | | | | | | | | |
| 63 | | | | | | | | | | | | | | | |
| 60 | | | | | | | | | | | | | | | |
| 57 | | | | | | | | | | | | | | | |
| 54 | | | | | | | | | | | | | | | |
| 51 | | | | | | | | | | | | | | | |
| 48 | | | | | | | | | | | | | | | |
| 45 | | | | | | | | | | | | | | | |
| 42 | | | | | | | | | | | | | | | |
| 39 | | | | | | | | | | | | | | | |
| 36 | | | | | | | | | | | | | | | |
| 33 | | | | | | | | | | | | | | | |
| 30 | | | | | | | | | | | | | | | |
| 27 | | | | | | | | | | | | | | | |
| 24 | | | | | | | | | | | | | | | |
| 21 | | | | | | | | | | | | | | | |
| 18 | | | | | | | | | | | | | | | |
| 15 | | | | | | | | | | | | | | | |
| 12 | | | | | | | | | | | | | | | |
| 9 | | | | | | | | | | | | | | | |
| 6 | | | | | | | | | | | | | | | |
| 3 | | | | | | | | | | | | | | | |
| 0 | | | | | | | | | | | | | | | |
| Data | | | | | | | | | | | | | | | |

*A mente vencendo o humor*, segunda edição. © 2016 Dennis Greenberger e Christine A. Padesky. Os compradores deste livro podem fazer cópias e/ou *download* de cópias adicionais desta folha de exercícios (ver quadro no final do Sumário).

O Inventário de Ansiedade de *A mente vencendo o humor* e a folha de escores (Folhas de Exercícios 14.1 e 14.2) são instrumentos que você pode preencher periodicamente (p. ex., toda semana ou duas vezes por mês) para acompanhar as mudanças em sua ansiedade. Seu primeiro escore do inventário é chamado de linha de base ou escore inicial. Você pode observar mudanças em seus escores (melhora ou piora) ao longo do tempo, enquanto experimenta diferentes estratégias para reduzir sua ansiedade. Por exemplo, você pode começar aprendendo as estratégias contidas neste livro, dar os passos para resolver um problema inquietante ou começar uma terapia cognitivo-comportamental (TCC). Com cada uma dessas intervenções, você deve esperar que a frequência e a gravidade dos sintomas diminuam, resultando em escores mais baixos no Inventário de Ansiedade de *A mente vencendo o humor*. Essa é uma forma de avaliar a utilidade das diferentes abordagens que você resolve experimentar.

Os escores do Inventário de Ansiedade de *A mente vencendo o humor* não são usados para diagnosticar ansiedade. Se você acredita que está ansioso, pode levar seu Inventário de Ansiedade de *A mente vencendo o humor* preenchido para um profissional da saúde. Suas respostas no inventário ajudam a informar o clínico acerca de suas experiências, de modo que ele possa fazer um diagnóstico e discutir com você os tratamentos disponíveis.

Os sintomas que você avalia no Inventário de Ansiedade de *A mente vencendo o humor* incluem mudanças cognitivas (pensamento), comportamentais, emocionais e físicas, como no modelo descrito no Capítulo 2 (p. 7) que você usou para ajudar a compreender seus problemas. Observe que os sintomas cognitivos de ansiedade incluem **pensamentos** sobre perigo ou coisas ruins acontecendo e de que você não será capaz de lidar adequadamente com as dificuldades e com várias outras preocupações. Esses pensamentos frequentemente ocorrem como imagens, não apenas palavras. Quando ansiosos, tendemos a evitar situações e lugares onde podemos nos sentir desconfortáveis ou ansiosos. A evitação é o **comportamento** mais comum associado à ansiedade. Existem muitos **sintomas físicos** de ansiedade, incluindo dificuldade de respirar, batimento cardíaco acelerado, boca seca, transpiração, tensão muscular, tremores, vertigem, náusea ou distúrbios gastrintestinais, calorões ou calafrios, urinação frequente, inquietude e dificuldade para engolir. Várias palavras são usadas para descrever um **humor** ansioso, como "nervoso", "em pânico" ou "excitado".

A Figura 14.1 resume os tipos de sintomas comuns na ansiedade. A boa notícia é que a TCC e as habilidades de *A mente vencendo o humor* são altamente eficazes na redução desses sintomas.

As **experiências na vida** podem contribuir para desencadear ansiedade, como trauma (ser física, emocional ou sexualmente abusado ou provocado; envolver-se em acidente automobilístico; estar no meio de uma guerra); doenças ou mortes; coisas que nos ensinam ("As cobras vão picar você", "Se você se sujar, vai ficar doente"); coisas que observamos (um artigo no jornal sobre um acidente aéreo, "Meu coração disparou"); e experiências que parecem demasiadas para conseguir lidar com elas (fazer uma palestra em público, promoção ou demissão profissional, ter um novo bebê). A ansiedade de Márcia começou após a morte de seu pai. Naquela época, ela se sentiu sobrecarregada e teve maior dificuldade para enfrentar os problemas. Começou a ter a expectativa de que outra catástrofe ocorreria e que não conseguiria lidar com isso.

Todas essas mudanças físicas, comportamentais e de pensamento que experimentamos quando estamos ansiosos fazem parte das respostas de ansiedade denominadas "luta, fuga ou congelamento". Essas três respostas podem ser adaptativas quando enfrentamos o perigo. Para ver como isso acontece, imagine estar em uma cidade nova. Você decide dar uma caminhada à noite e acaba se perdendo em uma rua escura. Nota que um homem

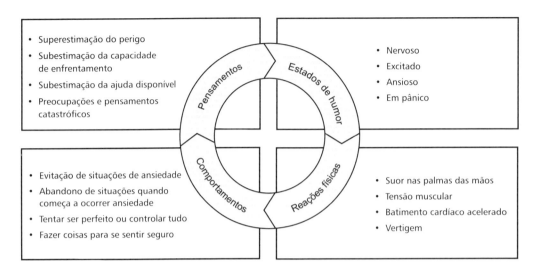

**FIGURA 14.1** Perfil dos sintomas de ansiedade.

grande, a mais ou menos 20 metros de distância, está vindo em sua direção. Você acha que ele o viu e que vai atacá-lo e roubá-lo. O que você deve fazer? Uma opção seria lutar. Para fazer isso, seu coração bateria mais rápido, sua respiração aceleraria e seus músculos se contrairiam. A transpiração ajudaria a refrescar o corpo. Como você pode observar, todas essas mudanças corporais são úteis em tal situação. Essas mudanças compõem a resposta de "luta".

Mas talvez você não ache que lutar com o homem seja uma boa ideia. Talvez ache melhor correr. Para correr rápido, iria precisar de um batimento cardíaco acelerado, muito oxigênio, tensão muscular e transpiração. Portanto, as mesmas mudanças físicas que compõem a resposta de "luta" integram a resposta de "fuga". Você simplesmente usa a energia extra para correr, em vez de ficar e lutar. Com um pouco de sorte, correr pode salvá-lo de ser atacado.

Uma terceira resposta que poderia funcionar bem seria congelar. Talvez o homem não o tenha visto ainda, e, se você ficar imóvel, ele talvez nem note sua presença. Nesse caso, um congelamento total iria exigir que você tivesse os músculos muito tensos e rígidos. Com o tórax apertado, até mesmo sua respiração seria imperceptível para o homem. Esses tipos de mudanças físicas que o ajudam a ficar imóvel fazem parte da resposta de "congelamento".

Essas três respostas à ansiedade – luta, fuga e congelamento – são boas reações ao perigo. A ansiedade é adaptativa quando o perigo é real e grave. Portanto, não queremos nos livrar completamente dela. Pense na ansiedade como semelhante à resposta à dor: seria muito arriscado se não sentíssemos dor, porque não saberíamos afastar nossas mãos de um fogão quente. Da mesma forma, dependemos de nossa resposta à ansiedade para nos alertar dos perigos que devemos enfrentar ou manejar.

Infelizmente, também experimentamos ansiedade quando assistimos a um filme sobre um assalto ou quando estamos diante de um grupo de pessoas para fazer um discurso. Este livro ensina métodos para reduzir sua ansiedade quando não há presença de um perigo, quando o perigo não é tão sério quanto você acha que seja ou quando a ansiedade excessiva interfere no bom manejo das situações. Os objetivos do tratamento da ansiedade são avaliar o grau de perigo mais rapidamente e aprender a reduzir as respostas de ansiedade quando os perigos são menores do que se imagina ou podem ser manejados por meio do enfrentamento. Com frequência, isso significa se aproximar do que você teme para saber mais sobre o grau de perigo e sua habilidade para lidar com isso.

## COMPORTAMENTOS DE ANSIEDADE

Existem dois tipos de comportamentos que caracterizam a ansiedade: comportamentos de esquiva e segurança. Quando estamos ansiosos, evitamos e procuramos segurança, porque esses comportamentos ajudam a nos sentirmos melhor em curto prazo. Entretanto, essas formas comuns de lidar com a ansiedade também tendem a prolongá-la, tornando-a pior com o tempo.

## Evitação

Pedro precisava fazer uma aula de oratória como requisito da escola. Ele se sentia muito ansioso quando se imaginava falando em frente à sua turma. Em consequência, sempre que pensava em trabalhar em seu discurso, procrastinava e fazia outras coisas para evitar sentir-se ansioso. Quando, em vez de trabalhar no discurso, saía com seus amigos, imediatamente se sentia melhor, porque os pensamentos sobre o discurso eram substituídos pelo foco nos amigos. No entanto, conforme as semanas foram passando, Pedro foi ficando cada vez com mais medo em relação à hora do discurso que estava se aproximando. Além disso, nunca falava durante as aulas. Cada vez que tinha algo para dizer, ele sentia que sua ansiedade aumentava. Quando decidia não falar, sua ansiedade diminuía imediatamente. Cada vez que evitava falar, Pedro se sentia melhor, o que tornava mais provável que ele continuasse com aquele comportamento de evitação.

Embora a evitação de Pedro o ajudasse a sentir-se menos ansioso no momento, isso, na verdade, piorava sua ansiedade com o passar do tempo. A evitação geralmente aumenta a ansiedade por quatro razões: (1) ao não nos aproximarmos e sabermos mais sobre o que nos assusta, não temos a oportunidade de aprender novas formas de tolerar a ansiedade; (2) não aprendemos formas de lidar com a situação que nos amedronta; (3) não temos a oportunidade de saber que a situação pode não ser tão perigosa quanto tememos; e (4) não temos a oportunidade de descobrir se já somos capazes de lidar bem com a situação.

Marcos, outro aluno da turma de Pedro, também se sentia ansioso com a ideia de fazer um discurso. No entanto, em vez de evitar trabalhar em seu discurso, tomou as medidas necessárias para reduzir sua ansiedade. Primeiramente, Marcos perguntou aos outros alunos sobre o professor e sobre a aula de oratória para descobrir o quanto os padrões de exigência seriam altos. Ficou sabendo que o professor era rígido ao dar uma nota, mas incentivava os alunos, contanto que se esforçassem para participar nas aulas. Marcos se sentiu ansioso quando se sentou para preparar seu discurso, mas persistiu e percebeu que sua ansiedade diminuiu um pouco quando começou a anotar os possíveis tópicos e ideias. Ele começou a preparar seu discurso com antecedência e praticou dezenas de vezes. Descobriu que sua ansiedade diminuía com a prática e a preparação.

Marcos também fez comentários nas discussões em aula para praticar como se expressar no grupo. Essas experiências aumentaram sua confiança de que seria capaz de falar em público e lidar com a situação de ter todos olhando para ele. Certo dia, um membro da turma discordou de uma de suas ideias e zombou dele. Ele sentiu seu rosto ruborizar, mas depois se deu conta de que aquilo não era o fim do mundo e se sentiu bem pela forma como lidou com a situação. Outra colega de classe disse que achou que aquela crítica tinha sido muito rude; isso ajudou Marcos a perceber que, mesmo que cometesse alguns erros ou que alguém discordasse do que estava dizendo, outras pessoas ainda teriam uma opinião positiva sobre ele.

Uma das coisas que podemos aprender com os exemplos de Pedro e Marcos é que a evitação traz alívio imediato, mas aumenta a ansiedade com o passar do tempo. O enfrentamento de nossos problemas com frequência causa angústia inicialmente, porém nos ajuda a superar a ansiedade com o tempo. Se você sente ansiedade, deve estar evitando inúmeras situações e experiências. A seguir, faça uma lista com algumas das coisas que tem evitado devido à ansiedade.

---

EXERCÍCIO: **O que evito devido à ansiedade**

1. _____
2. _____
3. _____
4. _____
5. _____
6. _____
7. _____

---

## Comportamentos de segurança

Além da evitação, frequentemente nos engajamos em comportamentos de segurança quando nos sentimos ansiosos. O que são "comportamentos de segurança"? São ações que praticamos para reduzir nossa sensação de risco ou para evitar ser magoados em situações que nos deixam ansiosos. Embora a finalidade dos comportamentos de segurança pareça uma coisa boa, na verdade eles frequentemente deixam nossa ansiedade pior, pois aumentam nossa percepção de que a situação é muito mais perigosa do que, na realidade, ela pode ser. Eis alguns exemplos.

Tânia tem medo de cobras. Quando leva sua filha ao zoológico, verifica o mapa para ver onde se localiza a área onde elas são exibidas. Embora preferisse evitar essa exposição, sua filha quer ver as cobras, então Tânia vai à exposição. Durante o tempo em que está lá, Tânia mantém um braço sobre sua filha para o caso de ter de pegá-la e sair correndo da exposição, porque uma vez uma cobra se soltou. Como ela mantém o braço sobre a filha (comportamento de segurança), na verdade, pensa ainda mais sobre o perigo do que normalmente pensaria e se sente mais ansiosa, muito embora o perigo real seja próximo a zero.

Kiko é ansioso em relação a muitas coisas diferentes. À noite, ele se sente nervoso por achar que alguém pode invadir sua casa. Ele tranca a porta e, alguns minutos depois, já se sente ansioso e verifica a porta (comportamento de segurança) para confirmar que está trancada. Ele repete esse ritual oito ou nove vezes por noite, todas as noites. Sua ansiedade diminui por um breve período de tempo cada vez que ele vê que a porta está trancada, mas suas preocupações retornam rapidamente e ele questiona em sua memória se a porta está trancada. A verificação das portas é um comportamento de segurança e mantém Kiko focado no perigo de um invasor. Seus comportamentos de segurança não têm um benefício duradouro em termos de redução da ansiedade.

Roberta tem de participar de uma reunião semanal no escritório. Todas as semanas ela fica muito ansiosa, porque tem medo de que o gerente lhe faça alguma pergunta ou designe uma tarefa que não consiga realizar. Ela assiste a todas as reuniões, mas se senta na fila de trás (comportamento de segurança). Também evita tossir, fazer contato visual ou dar alguma informação espontaneamente (comportamentos de segurança), porque não quer chamar a atenção para si. Esses comportamentos de segurança são bem-sucedidos ao permitir que Roberta passe despercebida pelo gerente, mas não reduzem sua ansiedade com o passar do tempo. Em vez disso, a cada semana que o gerente não fala com ela, Roberta se convence mais de que não vai conseguir lidar com a situação caso ele o faça. Dessa forma, com o tempo, ela fica cada vez mais ansiosa nas reuniões do escritório.

## Qual é a diferença entre comportamentos de segurança e enfrentamento da ansiedade?

Quando usamos comportamentos de segurança, frequentemente pensamos que estamos fazendo um bom trabalho de enfrentamento da ansiedade. Mas, como mostram os exemplos anteriores, os comportamentos de segurança em geral nos mantêm focados no perigo e apoiam nossa crença de que as situações são altamente perigosas, mesmo quando não são. Assim como a evitação, os comportamentos de segurança ajudam a nos sentirmos melhor no momento, mas prolongam nossa batalha contra a ansiedade. Isso porque os comportamentos de segurança nos impedem de enfrentar por completo nossos medos e de ter uma oportunidade de desenvolver a confiança de que somos capazes de lidar com as coisas que dão errado ou que nos parecem perigosas.

O bom enfrentamento, por sua vez, geralmente envolve a abordagem de nossos medos e o manejo de nossas reações e das situações que nos assustam. Quando praticamos o enfrentamento de nossos medos, desenvolvemos a confiança de que somos capazes de lidar com eles, e, assim, nossa ansiedade diminui. Existem duas formas de diferenciar comportamentos de segurança de comportamentos de enfrentamento.

1. Comportamentos de segurança são concebidos para eliminar o perigo; comportamentos de enfrentamento são concebidos para ajudar a nos aproximarmos, permanecermos e manejarmos as situações que nos amedrontam.

2. Comportamentos de segurança mantêm ou aumentam a ansiedade; comportamentos de enfrentamento reduzem a ansiedade com o passar do tempo.

Tânia, Kiko e Roberta provavelmente irão experimentar redução na ansiedade depois de algum tempo se começarem a usar o enfrentamento em vez de comportamentos de segurança. Por exemplo, um bom comportamento de enfrentamento para Tânia seria retirar sua mão de cima da filha e observar o entusiasmo dela ao ver as cobras. Além disso, Tânia pode se esforçar para lembrar a si mesma que todas as cobras, mesmo aquelas mais perigosas, estão presas e não podem escapar.

Para o enfrentamento, Kiko poderia focar sua atenção na ação de trancar a porta. Então, quando começar a se sentir ansioso, poderá se conter para não voltar a verificar a porta. Em vez disso, deve lembrar a si mesmo de que é capaz de tolerar a incerteza e o desconforto. Isso pode ser difícil inicialmente, mas, com o tempo, sua necessidade de verificar diminuirá e ele irá perceber que a verificação, na verdade, não aumenta sua segurança.

Roberta tem medo que seu gerente faça perguntas ou designe tarefas que irão deixá-la em evidência e levá-la ao embaraço ou fracasso. Um bom enfrentamento seria ela envolver-se e expressar-se verbalmente nas reuniões quando tivesse conhecimento de uma informação. Roberta poderia também ensaiar para o caso de seu gerente fazer uma pergunta cuja resposta ela não saiba. Se recebesse uma tarefa que não saberia como executar, poderia pedir ajuda a um colega para desenvolver suas habilidades. Nas primeiras vezes em que experimentar esses comportamentos de enfrentamento, ela provavelmente se sentirá mais ansiosa. Entretanto, com a experiência, aprenderá que em geral nada de mal acontece, e, mesmo que aconteça, ela consegue enfrentar. Com o tempo e com a prática, sua ansiedade vai diminuir e sua confiança vai aumentar.

Assim como Tânia, Kiko e Roberta, você pode estar usando comportamentos de segurança quando fica ansioso. Veja se consegue identificar dois ou três comportamentos de segurança que usa às vezes para tentar prevenir ou reduzir a ansiedade. Lembre-se de que comportamentos de segurança às vezes são ações que você faz (p. ex., só ir a festas se um amigo estiver com você, manter seus comprimidos ansiolíticos no bolso para o caso de começar a se sentir ansioso) e algumas vezes são ações que você não faz (p. ex., não manter contato visual para que as pessoas não falem com você, escolher um assento do corredor em vez de na fila do meio para que possa sair rapidamente se for necessário). Para esse exercício, pense em situações particulares nas quais se sente ansioso e lembre-se dos comportamentos de segurança que utiliza. Pode haver mais de um comportamento de segurança para cada situação.

---

EXERCÍCIO: **Comportamentos de segurança que uso para prevenir a ansiedade**

1. Situação: _____

   Comportamento(s) de segurança: _____

2. Situação: _____

   Comportamento(s) de segurança: _____

3. Situação: _____

   Comportamento(s) de segurança: _____

# PENSAMENTOS ANSIOSOS

Os comportamentos associados à ansiedade (evitação e comportamentos de segurança) fazem ainda mais sentido quando você compreende os pensamentos que acompanham a ansiedade. Quando estamos ansiosos, temos pensamentos sobre *perigo*, *ameaças* e quanto à nossa *vulnerabilidade*. Uma ameaça ou um perigo pode ser de âmbito físico, mental ou social. Uma ameaça física ocorre quando você acredita que será rejeitado, humilhado, constrangido ou intimidado. Uma ameaça mental ocorre quando algo faz você se preocupar de que está ficando louco ou perdendo a cabeça.

Além de ter pensamentos sobre perigo, quando estamos ansiosos, acreditamos que *não somos capazes de lidar com a situação*. Na verdade, ocorre ansiedade quando nossa percepção é de que o perigo com o qual nos defrontamos é maior de que nossa capacidade de enfrentamento. Pense em como você se sentiria se alguém pedisse que saltasse do alto de uma pedra enorme e mergulhasse em um lago. Há certo perigo envolvido, mas, se você está confiante de que sabe mergulhar, que o lago é suficientemente profundo para que esteja seguro e observou outras pessoas fazerem o mesmo mergulho e parecerem gostar, então você pode se sentir entusiasmado em vez de ansioso. Isso se dá porque você acredita que é capaz de lidar com o grau de perigo envolvido. Em vez de focar o perigo, você pode pensar na excitação e na diversão do momento. No entanto, se não está convencido de que é capaz de mergulhar com segurança e não está seguro de sua habilidade na natação, provavelmente se sentirá ansioso em vez de entusiasmado na mesma situação.

Fazemos esses julgamentos sobre perigo e nossa capacidade de enfrentamento todos os dias de nossa vida. Nossos julgamentos sobre dirigir rápido ou devagar, nossas decisões entre ficar na calçada ou atravessar a rua, nossas escolhas entre falar em um grupo ou permanecer em silêncio – são todos determinados pela avaliação que fazemos dos perigos envolvidos e de nossa habilidade para lidar com eles. Quando achamos que nossa habilidade para lidar com um problema é igual ou maior do que os perigos envolvidos, realizamos as atividades com facilidade. Quando achamos que não somos capazes de lidar com os riscos ou perigos em determinada situação, tendemos a recuar, evitar e a nos engajar em comportamentos de segurança.

A ansiedade nem sempre é algo ruim. Se os perigos forem maiores do que nossa capacidade de enfrentamento, será mais sensato recuar. No entanto, quando estamos ansiosos com frequência, temos a tendência a *superestimar o perigo* e a *subestimar nossa habilidade de enfrentamento* em muitas situações. Esse estilo de pensamento nos leva a experimentar ansiedade em muito mais situações do que o necessário. Com o tempo, a ansiedade pode se tornar cada vez mais grave e afetar cada vez mais áreas de nossas vidas.

## Pensamento do tipo "E se...?"

Os pensamentos ansiosos com frequência predizem catástrofe iminente ou futura. Em geral eles começam com "E se..." e terminam com um resultado desastroso. Frequentemente, também incluem imagens de perigo. Por exemplo, um homem com medo de falar em público pode pensar, antes de falar, "*E se* eu tropeçar nas palavras? *E se* eu esquecer minhas anotações? *E se* as pessoas pensarem que sou um idiota e que não sei sobre o que estou falando?". Ele pode ter uma imagem de si mesmo parado, imóvel e ruborizando em frente ao público. Esses pensamentos são todos em relação ao futuro e predizem um resultado negativo.

Alguém que tem medo de avião ou de dirigir em uma autoestrada pode pensar "*E se* o avião explodir?", "*E se* eu tiver um ataque de pânico no avião?", "*E se* não houver oxigênio suficiente no avião para respirar?" ou "*E se* eu tiver um acidente de trânsito na autoestrada?", "*E se* eu ficar preso em um engarrafamento na hora do *rush*, tiver dificuldade em respirar e não conseguir sair da estrada?". Você pode ver que esses pensamentos são voltados para o futuro e preveem perigo ou catástrofe. Eles fariam a pessoa pensar duas vezes antes de entrar em um avião ou pegar uma autoestrada.

Algumas pessoas se sentem ansiosas em relacionamentos íntimos. Elas podem temer intimidade ou comprometimento. Também podem se preocupar em ser julgadas, rejeitadas ou constrangidas. Os pensamentos que temos quando sentimos medo de relacionamentos são, como os recém-discutidos, voltados para o futuro e predizem perigo ou catástrofe. Tais pensamentos incluem "*E se* eu for magoado?", "*E se* eu for rejeitado?", "*E se* a outra pessoa sentir minha fraqueza e se aproveitar de mim?". Novamente, esses pensamentos demonstram o tema "algo terrível vai acontecer" que é característico da ansiedade.

A percepção de ameaça varia de pessoa para pessoa. Algumas pessoas têm uma grande sensação de segurança. Outras se sentem ameaçadas muito facilmente e com frequência ficarão ansiosas. Algumas vezes, isso é decorrência de experiências de vida. Por exemplo, se cresceu em um bairro caótico e inconstante, você pode concluir que o mundo e as pessoas são sempre perigosos. Nesse caso, sua capacidade de antecipar o perigo e de compreender a própria vulnerabilidade o ajudou a sobreviver quando criança. Se você cresceu em um lar perigoso, ser capaz de reconhecer o perigo ou os primeiros sinais de alerta foi essencial para sua sobrevivência emocional e até mesmo física. Você desenvolveu uma habilidade muito sutil de identificar e responder a situações perigosas.

No momento atual de sua vida, no entanto, pode ser importante avaliar se você não está respondendo exageradamente a pensamentos sobre perigos e ameaças. Talvez as pessoas em sua vida adulta não sejam tão ameaçadoras quanto eram aquelas de sua infância. Você também pode avaliar se seus recursos e habilidades quando adulto podem ou não desenvolver formas novas e criativas de enfrentar as ameaças e a ansiedade.

## Criação de imagens

Nossos pensamentos ansiosos com frequência ocorrem como imagens. Quando superestimamos o perigo, não pensamos simplesmente "E se eu sofrer um acidente de carro?"; na verdade imaginamos de modo vívido as cenas que tememos. Podemos ver um acidente de carro em nossas mentes ou ouvir sirenes de ambulâncias em nossa imaginação. Quando subestimamos nossa capacidade de enfrentamento, frequentemente nos vemos sobrecarregados ou até mesmo tremendo de modo descontrolado. Podemos imaginar pessoas zombando de nós ou os sons de pessoas rindo de nós. Algumas vezes as imagens em nossa mente trazem lembranças de épocas passadas em que éramos ansiosos ou experimentamos acontecimentos traumáticos. Outras vezes, as imagens são ficcionais – criações da mente. Por exemplo, podemos imaginar nosso chefe como um homem de três metros de altura gritando conosco com uma face exageradamente vermelha. Como esses tipos de imagens dão origem a fortes sentimentos de ansiedade, é importante que tenhamos consciência delas para aprendermos formas de responder a eles. Durante a leitura de *A mente vencendo o humor*, sempre que um exercício pedir que você identifique seus pensamentos estará se referindo a pensamentos que ocorrem não só como palavras, mas também como imagens.

MÁRCIA: *Pensamentos ansiosos durante um ataque de pânico.*

Márcia experimentava ansiedade e ataques de pânico quando voava de avião. "Pânico" é ansiedade ou medo extremo. Um "ataque de pânico" consiste em uma combinação distinta de pensamentos, emoções e reações físicas. Com frequência, um ataque de pânico é caracterizado por uma alteração nas sensações físicas ou mentais, como batimento cardíaco acelerado, transpiração, dificuldade de respirar, sensação de sufocação ou asfixia, tremor, vertigem, dor no peito, náusea, calorões ou calafrios, ou desorientação.

Márcia teve de voar para uma cidade a 300 quilômetros de distância para uma reunião de negócios imprevista. Ela monitorou seus pensamentos e reações emocionais antes do voo e os resumiu no Registro de Pensamentos parcial apresentado na Figura 14.2.

Observe como a ansiedade e o pânico de Márcia foram influenciados por pensamentos que focavam o perigo e a vulnerabilidade pessoal. Não foi o fato de esperar no terminal do aeroporto que fez ela entrar em pânico. Muitas pessoas esperam em terminais de aeroportos sem se sentir ansiosas ou sofrer ataques de pânico. Os pensamentos de Márcia sobre essa situação é que provocaram sua ansiedade e seu pânico.

| 1. Situação<br>Quem?<br>O quê?<br>Quando?<br>Onde? | 2. Estados de humor<br>a. O que você sentiu?<br>b. Avalie cada estado de humor (0-100%) | 3. Pensamentos automáticos (imagens)<br>O que estava passando por sua mente instantes antes de você começar a se sentir assim? Algum outro pensamento? Imagem? |
|---|---|---|
| Esperando no aeroporto para embarcar no avião. | Ansiedade 80%<br><br>Pânico 90% | E se o avião tiver problemas mecânicos? O quanto este avião será seguro? E se eu tiver um ataque de pânico no avião?<br><br>Vou ficar embaraçada se meu chefe ver que estou tendo dificuldade para respirar e que estou transpirando e entrando em pânico. |
|  | **Liste as reações físicas que você experimentou**<br><br>Transpiração<br><br>Dificuldade de respirar<br><br>Coração acelerado | Acho que está começando um ataque de pânico.<br><br>E se eu sofrer um ataque cardíaco?<br><br>Imagem – Vejo-me com a mão no peito, transpirando e ficando pálida. As pessoas no avião me olham assustadas achando que algo está errado comigo. |

**FIGURA 14.2** Registro de Pensamentos parcial de Márcia.

> **EXERCÍCIO:** Identificando pensamentos associados à ansiedade
>
> Para destacar os pensamentos que estão associados à ansiedade ou ao medo em sua vida, complete a Folha de Exercícios 14.3. Pense em uma situação recente em que você se sentiu ansioso, com medo ou nervoso. Descreva a situação, seu(s) estado(s) de humor e os sintomas físicos que experimentou (p. ex., batimento cardíaco acelerado, vertigem, transpiração, "nó" no estômago). Recorde os pensamentos que você teve (em palavras e em imagens). Se teve uma imagem visual, descreva-a. Se seus pensamentos começavam com "E se...?", escreva a resposta a essa pergunta (p. ex., o pensamento ou imagem que o deixou mais ansioso).

## FOLHA DE EXERCÍCIOS 14.3 Identificando pensamentos associados à ansiedade

| 1. Situação<br>Quem?<br>O quê?<br>Quando?<br>Onde? | 2. Estados de humor<br>a. O que você sentiu?<br>b. Avalie cada estado de humor (0-100%) | 3. Pensamentos automáticos (imagens)<br>O que estava passando por sua mente instantes antes de você começar a se sentir assim? Algum outro pensamento? Imagem? |
|---|---|---|
|  | **Liste as reações físicas que você experimentou:** |  |

*A mente vencendo o humor*, segunda edição. © 2016 Dennis Greenberger e Christine A. Padesky. Os compradores deste livro podem fazer cópias e/ou *download* de cópias adicionais desta folha de exercícios (ver quadro no final do Sumário).

Os pensamentos que você identificou no exercício eram voltados para o futuro? Os pensamentos refletem sensação de perigo, incapacidade de enfrentamento ou previsão de uma catástrofe? Em caso afirmativo, você identificou pensamentos relacionados à ansiedade.

A ansiedade é frequentemente desencadeada em situações vagas e ambíguas. Isso faz sentido porque, se tendemos a estar alertas ao perigo, será difícil decidir o quanto uma situação é de fato perigosa se os detalhes forem incertos. As pessoas que são ansiosas muitas vezes preferem saber de alguma coisa negativa com certeza do que permanecer em um estado de "não saber". Esse pode ser um motivo por que tiramos conclusões apressadas de que algo é perigoso, mesmo quando não sabemos com certeza. Por exemplo, se temos um sintoma físico que nos confunde, algumas vezes começamos imediatamente a pensar em doenças graves em vez de procurar explicações menos graves.

Além disso, com frequência surge ansiedade porque não temos controle sobre os acontecimentos. Geralmente, quando estamos ansiosos, tentamos ficar no controle ou fazer as coisas de uma forma perfeita, na esperança de que isso impeça que coisas ruins aconteçam. Como não estamos seguros de que podemos lidar com os perigos que nos preocupam, faz sentido que tentemos impedi-los. O problema com essa abordagem é que é realmente impossível fazer as coisas perfeitamente ou ter controle completo sobre o que irá acontecer no futuro. Logo, aprender a desenvolver nossa confiança de que seremos capazes de lidar com a situação quando as coisas derem errado é uma abordagem mais útil para o manejo da ansiedade do que tentar impedir que as coisas deem errado. Você teve pensamentos relacionados a controle, perfeccionismo ou a "não saber" na situação que descreveu na Folha de Exercícios 14.3?

## Pensamentos comuns em vários tipos de transtornos de ansiedade

A Figura 14.3 resume os pensamentos comuns associados aos tipos específicos de transtornos de ansiedade mencionados anteriormente neste capítulo. Observe que esses pensamentos referem-se ao perigo que é central para cada tipo de ansiedade. Por exemplo, pessoas com fobia de cobras têm pensamentos e imagens ansiosos relacionados a cobras, e pessoas com preocupações com a saúde têm pensamentos e imagens associados à doença. Para cada categoria, também é comum termos dúvidas sobre nossa capacidade de enfrentamento das coisas que tememos.

# SUPERANDO A ANSIEDADE

Quando temos ansiedade, em geral o que queremos é nos livrar dela o mais rapidamente possível. Podemos pensar que seria maravilhoso se nunca mais nos sentíssemos ansiosos de novo. Na verdade, eliminar a ansiedade não é uma boa ideia. A ansiedade é o sistema de alarme do corpo. Ela nos alerta para o perigo. Se sua casa tivesse um sistema de alarme que fosse ativado cada vez que um cão ou gato entrasse em seu pátio, você com frequência ficaria em alerta desnecessariamente. Mas essa não seria uma boa razão para desligar seu alarme. Você só precisaria ajustá-lo para que não disparasse tão facilmente ou então aprenderia a desligá-lo assim que conseguisse determinar que não havia perigo sério no pátio. Isso é o que tentamos fazer na supcração da ansiedade. Queremos dar o melhor de nós para ajustar nosso sistema de alarme interno para que ele não dispare com tanta frequência. Além do mais, podemos aprender a avaliar o nível de ameaça em uma situação e desligar a resposta de ansiedade mais rapidamente quando estivermos superestimando o perigo. E poderemos, assim, aumentar a confiança em nossa capacidade de enfrentar as situações que nos deixam ansiosos, bem como enfrentar a própria ansiedade.

## Ajustando o sistema de alarme da ansiedade

A TCC tem mais sucesso no tratamento da ansiedade do que no tratamento de outro tipo de transtorno do humor. Existem abordagens específicas e eficazes para cada tipo de ansiedade descrito na Figura 14.3. As seções a seguir descrevem de modo breve os métodos que comumente são usados em todos esses tratamentos.

| Tipo de ansiedade | Pensamentos e imagens comuns |
|---|---|
| Fobias | Pensamentos e imagens sobre situações temidas específicas (p. ex., cobras, altura, insetos, elevadores). |
| Ansiedade social | "As pessoas vão me julgar/me criticar"; "Vou parecer um idiota"; imagens de ruborização, os outros zombando de mim, etc. |
| Transtorno de pânico | "Estou morrendo" (p. ex., ataque cardíaco, acidente vascular cerebral [AVC]); "Estou ficando louco"; imagens de paramédicos, perda da consciência, etc. |
| Transtorno de estresse pós-traumático | Lembranças e imagens em *flashback* de eventos traumáticos; "Fui afetado para sempre"; "Estou em perigo neste momento"; pensamentos e imagens desencadeados por experiências sensoriais (sons, odores, visões e sensações similares aos eventos traumáticos). |
| Preocupações com a saúde | "Tenho uma doença que ainda não foi diagnosticada"; "Alterações físicas ou dor são sempre sinais de doença grave"; "Quando os médicos ou os testes dizem que estou sadio, eles perderam alguma coisa"; "É importante verificar ou rastrear com frequência sinais de doença ou alterações físicas". |
| Transtorno de ansiedade generalizada | Preocupações do tipo "E se...?" sobre muitas coisas diferentes; "Se alguma coisa ruim acontecer, não vou ser capaz de lidar com ela"; imagens em que se sente sobrecarregado. |

**FIGURA 14.3** Pensamentos e imagens comuns em diferentes transtornos de ansiedade.
*A mente vencendo o humor*, segunda edição. © 2016 Dennis Greenberger e Christine A. Padesky.

### *Superando a evitação: exposição*

Conforme descrito anteriormente neste capítulo, a evitação é o comportamento mais comum associado à ansiedade. Quando evitamos uma situação difícil, inicialmente experimentamos uma diminuição na ansiedade. Esse alívio que sentimos é muito recompensador, e isso torna mais provável que queiramos continuar com o comportamento de evitação no futuro. Ironicamente, quanto mais evitamos uma situação, mais ansiosos ficamos em relação ao enfrentamento no futuro. Logo, a evitação, na verdade, alimenta a ansiedade em longo prazo, porque ajuda a nos convencermos de que os perigos são sérios e que não somos capazes de lidar com eles.

Para superar a ansiedade, precisamos aprender a abordar as situações ou pessoas que evitamos. Por meio dessas experiências, temos a oportunidade de aumentar a confiança em nossa capacidade de enfrentamento das situações que nos amedrontam. Aprender a abordar e enfrentar as situações nas quais nos sentimos ansiosos é uma forma duradoura e poderosa de reduzir nossa ansiedade. A abordagem de nossos medos e seu enfrentamento é denominada "exposição". De modo geral, quanto mais experiências de exposição você tem, menos sensível se torna seu alarme da ansiedade. Ou seja, quando você entra com mais frequência em situações que despertam ansiedade, seu sistema de alarme da ansiedade passa a não ver as situações como tão perigosas. O processo pelo qual seu alarme se torna menos sensível devido à exposição repetida por períodos de tempo gradualmente crescentes é denominado "dessensibilização". Na próxima seção, você aprenderá a fazer uma escada de medos para ajudá-lo a personalizar seus planos de exposição, de modo que consiga superar seus medos o mais rapidamente possível.

### Desenvolvendo uma hierarquia ou escada de medos

Quando você experimenta altos níveis de ansiedade, é útil desenvolver uma hierarquia das situações, dos eventos ou das pessoas que teme. Uma "hierarquia" é uma lista escrita em ordem de intensidade do medo, com a situação ou o evento mais temido no topo da lista e a situação menos temida na parte inferior. Você pode pensar nessa hierarquia como uma "escada de medos" na qual o degrau mais baixo descreve uma situação na qual experimenta pouco medo, e cada degrau acima representa situações nas quais experimenta maior grau de medo. Comece pela abordagem das situações que se encontram na base da escada e vá subindo os degraus gradualmente, conforme obtenha domínio sobre os eventos e consiga realizá-los com um mínimo de ansiedade. Você vai se deter em cada degrau e continuará com a prática da exposição até se sentir confiante de que é capaz de lidar com aquele degrau e que aprendeu a tolerar qualquer nível de ansiedade que experimentar. Abordando gradualmente aquilo que teme, você também reunirá evidências acerca da exatidão de suas expectativas catastróficas e de sua capacidade de enfrentamento.

Por exemplo, Joana ficou nervosa quando pediram que fizesse uma apresentação na próxima reunião da câmara municipal. Ela geralmente evitava falar em frente a grupos, porque se sentia muito ansiosa. Para superar sua ansiedade e evitação, Joana fez uma escada de medos como a apresentada na Figura 14.4.

Começando pela situação 1, na base da escada de medos, Joana superou com sucesso os desafios de cada situação combinando métodos de relaxamento (descritos posteriormente neste capítulo), reestruturação cognitiva (Caps. 6 a 9) e planos de ação (Cap. 10) para solucionar problemas que poderiam ocorrer. Joana somente avançou para a situação seguinte na escada de medos depois que conseguiu abordar a anterior com ansiedade tolerável e aumento da confiança. Ela praticou a etapa 4 – uma etapa que não poderia ser facilmente repetida muitas vezes – em sua imaginação até se sentir confiante de que conseguiria fazer isso na realidade. Embora tenha experimentado alguma ansiedade quando fez sua apresentação na câmara municipal, essa ansiedade não chegou nem perto da que havia sentido em experiências semelhantes no passado. Ela creditou seu sucesso à sua prática gradual. Além do mais, enquanto subia até o pódio para fazer o discurso, ela lembrava a si mesma o quanto se saíra bem no discurso quando o praticou. Ao utilizar diferentes métodos em combinação, Joana foi capaz de fazer o discurso em público, situação que anteriormente evitava.

## ESCADA DE MEDOS

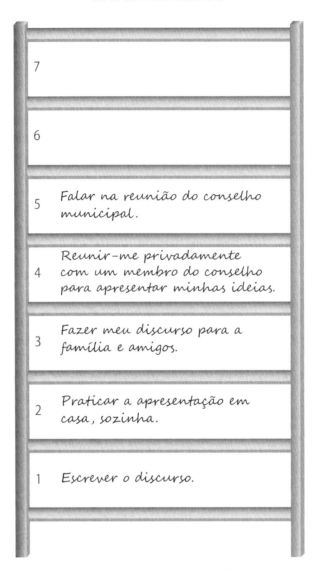

**FIGURA 14.4** Escada de medos de Joana.

Joana usou uma escada de medos para ajudá-la a abordar seu discurso em público. Algumas vezes, não é apenas um único evento que está por acontecer o que nos deixa ansiosos, mas todo um conjunto de situações e experiências. Por exemplo, Pablo evitava uma variedade de situações nas quais temia ter um ataque de pânico. Ele evitava dirigir sozinho, ficar muito longe de casa, entrar em elevadores, sentar no meio de uma fileira de cadeiras e estar em lugares com muita gente. Todas essas situações o deixavam ansioso, e ele tinha medo de ter um ataque de pânico caso se aproximasse e permanecesse nelas. Pablo refletiu sobre quais dessas situações eram as mais difíceis para ele e depois desenvolveu a escada de medos apresentada na Figura 14.5.

Observe que Pablo planejou muitos degraus a mais em sua escada de medos do que Joana precisou planejar. Para cada degrau, ele planejou uma variedade de experimentos de exposição que eram gradualmente mais desafiadores. Por exemplo, quando estava em um cinema ou em um evento, ele se sentava a algumas cadeiras do corredor (degrau 1) e gradualmente foi se movendo para o centro conforme sua confiança foi crescendo (degrau 2). Para os degraus 3 a 7, ele iniciou cada etapa em um ponto mais fácil. Depois que sua exposição teve sucesso (i.e., conseguiu permanecer na situação o tempo necessário para manejar sua ansiedade), Pablo aumentou o tempo ou a intensidade da experiência. Assim, por exemplo, andou em um elevador por muitas vezes, aumentando o número de andares até conseguir chegar ao alto do prédio. Depois que conseguiu fazer isso em um elevador vazio, acrescentou o desafio de subir em um elevador em horário movimentado, quando os elevadores estavam muito cheios. Parecia que Pablo precisaria de muito tempo para subir todos esses degraus em sua escada de medos, mas, na verdade, ele conseguiu completar com sucesso muitos desafios de exposição em um único dia – desse modo, chegou ao topo da escada em poucos meses, mais rápido do que o esperado.

Use as Folhas de Exercícios 14.4 e 14.5 para criar a própria escada de medos.

## ESCADA DE MEDOS

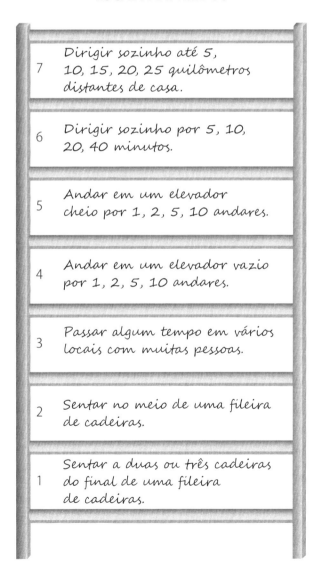

**FIGURA 14.5** Escada de medos de Pablo.

> **EXERCÍCIO: Fazendo minha escada de medos**
>
> Faça sua escada de medos preenchendo as Folhas de Exercícios 14.4 e 14.5. A Folha de Exercícios 14.4 o ajuda a pensar e avaliar as situações que evita por causa da ansiedade. Depois de ter feito isso, coloque na Folha de Exercícios 14.5 o item que você classificou com a ansiedade mais alta no degrau mais alto, e o item que você classificou com a ansiedade mais baixa no degrau da base da escada. Preencha os outros degraus desde o mais alto até o mais baixo com base em suas classificações da ansiedade. Caso tenha avaliado alguns itens igualmente, coloque-os na ordem que faz mais sentido para você, de modo que os degraus de sua escada de medos se ergam desde a situação menos temida na base até as situações mais temidas no topo da escada. Não importa se alguns de seus degraus ficarem em branco.

## FOLHA DE EXERCÍCIOS 14.4 Fazendo uma escada de medos

1. Primeiro, faça mentalmente uma lista de situações, eventos ou pessoas que você evita por causa de sua ansiedade. Escreva-os na coluna da esquerda, em qualquer ordem.

2. Depois de completar a lista, avalie o quanto você se sente ansioso quando imagina cada uma das coisas listadas na primeira coluna. Classifique-as de 0 a 100, em que 0 corresponde a nenhuma ansiedade e 100 é a ansiedade mais intensa que você já sentiu. Escreva essas avaliações ao lado de cada item na coluna da direita.

| O que evito | Avaliação da ansiedade (0-100) |
|---|---|
|  |  |
|  |  |
|  |  |
|  |  |
|  |  |
|  |  |
|  |  |
|  |  |
|  |  |
|  |  |
|  |  |
|  |  |
|  |  |
|  |  |
|  |  |

*A mente vencendo o humor,* segunda edição. © 2016 Dennis Greenberger e Christine A. Padesky. Os compradores deste livro podem fazer cópias e/ou *download* de cópias adicionais desta folha de exercícios (ver quadro no final do Sumário).

## FOLHA DE EXERCÍCIOS 14.5 Minha escada de medos

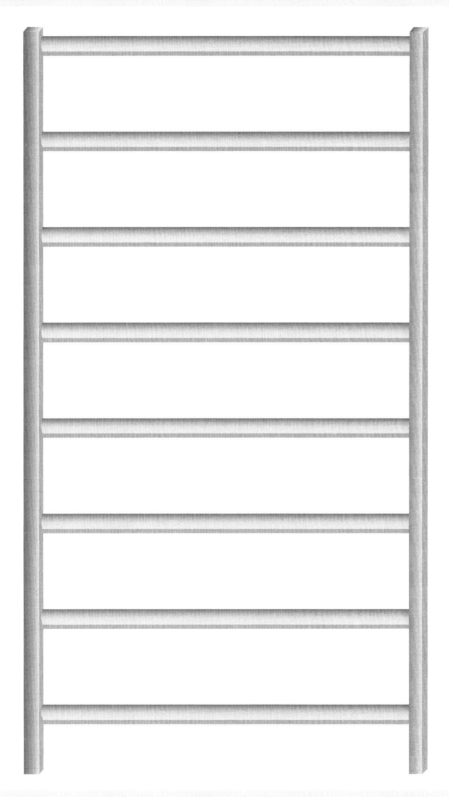

*A mente vencendo o humor*, segunda edição. © 2016 Dennis Greenberger e Christine A. Padesky. Os compradores deste livro podem fazer cópias e/ou *download* de cópias adicionais desta folha de exercícios (ver quadro no final do Sumário).

*Usando sua escada de medos para superar a ansiedade e a evitação*

Depois de fazer sua escada de medos, você está pronto para começar a abordar seus medos (exposição) e aprender a manejar sua ansiedade. Você tem o controle sobre o ritmo com que irá subir a escada, rapidamente ou de modo mais lento. Sua exposição a cada degrau da escada depende de você; não deve se sentir forçado ou pressionado a ir mais rápido do que acredita poder. Ter uma sensação de controle sobre a velocidade com que trabalha também ajuda a diminuir sua ansiedade e a superar a evitação mais rapidamente.

Subir uma escada de medos nunca é confortável. Porém, as pessoas que estão dispostas a tolerar o desconforto temporário de subir suas escadas de medos superam sua ansiedade mais rapidamente. Assim como a evitação leva ao alívio da ansiedade em curto prazo e a seu aumento em longo prazo, a exposição aos degraus na escada de medos produz um desconforto em curto prazo, mas alívio da ansiedade em longo prazo. Portanto, você deve dedicar o tempo que for necessário para trabalhar em sua escada de medos.

Se descobrir que mesmo a situação menos temida em sua escada de medos parece muito difícil, você pode dividir esse degrau em partes menores ou começar com a prática da imaginação. A prática da imaginação consiste simplesmente em se imaginar passando algum tempo naquele degrau.

Com frequência, é útil imaginar a situação em detalhes. Por exemplo, Joana olhou as fotos dos membros da câmara municipal que planejava visitar e pensou sobre as expressões em seus rostos. Imaginou como se sentiria apertando suas mãos e sentando-se em seus escritórios. Também imaginou sua voz tremendo um pouco quando começasse a falar. Ela achou que seria útil imaginar essas reuniões de duas maneiras: algumas vezes, quando tudo corria bem, e outras, quando tropeçava nas palavras e se sentia embaraçada. Imaginando circunstâncias fáceis e difíceis, ela foi capaz de planejar formas de lidar com as reuniões independentemente do que acontecesse. Isso aumentou sua confiança.

Depois que se sentir confortável com a situação em sua imaginação, você pode entrar na situação na realidade. Como demonstra a experiência de Joana, é útil usar o máximo de todos os cinco sentidos quando estiver fazendo a exposição em sua imaginação. Imagine o que irá ver, ouvir, cheirar, saborear e tocar. Também é útil imaginar o que você estaria pensando, sentindo e fazendo na situação. Algumas pessoas acham proveitoso escrever ou registrar digitalmente sua exposição imaginada. Dessa forma, você pode ouvir a gravação ou ler o que escreveu para aumentar o número de exposições e subir a escada de medos mais rapidamente.

Como você sabe quando deve passar de um degrau na escada de medos para o seguinte? Não é necessário que sua ansiedade desapareça completamente (0 na classificação). Na verdade, a maioria das pessoas continua com alguma ansiedade até que tenha enfrentado muitas vezes as situações que teme. O objetivo é levar sua ansiedade até um nível tolerável. Para a maioria das pessoas, uma boa orientação é permanecer em cada degrau até que sua ansiedade diminua mais da metade ou fique abaixo da classificação 40 na escala de 0 a 100.

Se tiver dificuldade em permanecer na situação, você poderá usar algumas das habilidades de enfrentamento descritas mais adiante neste capítulo que irão ajudá-lo a permanecer em cada degrau da escada por períodos de tempo mais prolongados.

Às vezes, o apoio de um cônjuge/parceiro auxilia em sua motivação e disposição para enfrentar os degraus em sua escada de medos. Se precisar de ajuda de alguém, escolha uma pessoa em quem confia e que compreenda a natureza de seus medos e sua evitação. Essa pessoa pode servir como uma fonte empática de motivação e apoio enquanto você realiza atividades inicialmente difíceis. Depois, você será capaz de enfrentar seus medos sozinho com a mesma facilidade com que enfrenta com a presença de um auxiliar.

É esperado que sua ansiedade aumente quando você começar a abordar a escada de medos que criou. Esse é um bom sinal de que está enfrentando seus medos. Caso contrário, se não houver ansiedade, você não está dando passos suficientemente grandes para enfrentar seus medos ou está dependendo demais dos comportamentos de segurança. Além disso, a cada degrau em sua escada de medos, você está aprendendo a tolerar a ansiedade enquanto permanece na situação por mais tempo. Quanto mais fizer isso, experimentar ansiedade e subir os degraus de sua escada de medos se tornarão ações cada vez mais fáceis. Ironicamente, conforme ficamos mais confortáveis com a ansiedade, mais ela tende a diminuir. Para ter sucesso em se aproximar e permanecer na situação temida, utilize as habilidades descritas a seguir para manejar a ansiedade enquanto trabalha em sua escada de medos.

## Manejando sua ansiedade

É normal querer se afastar ou evitar as situações quando você se sente ansioso. Como você já aprendeu, é importante superar essa tendência e se manter nas situações para aprender a tolerar sua ansiedade e descobrir que é capaz de lidar com os desafios que teme. Nos capítulos deste livro, você aprenderá formas de manejar, reduzir e tolerar quantidades crescentes de sua ansiedade.

Existem várias abordagens que você pode realizar. Depois de aprender duas ou três habilidades para manejar e tolerar sua ansiedade, você subirá mais rapidamente sua escada de medos. É importante usar essas habilidades para permanecer nas situações em sua escada de medos. Você não deve empregar tais habilidades como comportamentos de segurança para protegê-lo dos perigos que teme ou como forma de tentar eliminar a ansiedade. Em vez disso, o objetivo é usar estratégias de manejo para reduzi-la até um nível no qual você consiga tolerá-la e ainda permanecer na situação.

### *Atenção plena e aceitação*

"Atenção plena" é uma prática para aprender a permanecer no momento presente e observar com total atenção sua experiência e o entorno imediato. Parte da atenção plena é também aceitar suas experiências sem fazer julgamentos sobre elas. Por exemplo, com frequência você pode caminhar por uma rua com sua mente focada no que aconteceu anteriormente no dia ou no que irá acontecer mais tarde, ou pode ainda dar uma olhada em textos ou *e-mails* em um dispositivo móvel. Caminhar com atenção plena significa focar a atenção no movimento de seus pés, na sensação de seus músculos enquanto se movimenta, no vento tocando sua pele, nas cores e nos sons que o rodeiam e em outras experiências sensoriais, como odores ou a própria respiração. Quando existem aspectos desagradáveis em sua experiência, vale a pena praticar a aceitação, o que significa perceber o aspecto desagradável sem tentar transformá-lo em algo diferente ou positivo.

Isso não é tão fácil quanto parece. Quando você pratica a atenção plena pela primeira vez por até mesmo um ou dois minutos, é muito comum que sua mente se distancie no futuro ou no passado. Isso é o esperado. A consciência de sua mente à deriva é algo bom, porque dá a oportunidade de você se lembrar de retornar a seu momento e suas experiências atuais. Parte de estar consciente é observar seu distanciamento mental sem julgá-lo. Em vez disso, transporte-se de volta para o momento presente. A atenção plena pode ser praticada durante várias atividades ao longo do dia, como enquanto você come, caminha ou fala com alguém. Depois que for capaz de ter essa consciência por pelo menos alguns minutos em situações que não tragam ansiedade, você estará pronto para usar tal habilidade em situações que o deixam ansioso.

Márcia aprendeu a praticar a atenção plena de forma eficaz nas primeiras fases de sua terapia. Ela estava em um avião quando o piloto anunciou que o voo sofreria um atraso de 20 minutos na pista de decolagem. Seus pensamentos iniciais foram "Não vou ser capaz de lidar com isso. Vou ter um ataque de pânico", e começou a ficar ansiosa. Ela, então, decidiu experimentar a atenção plena.

Márcia focou a atenção em várias partes de sua experiência atual. Observou os tons de azul no céu e as cores e as formas das nuvens. Ela permitiu que seus olhos percorressem os contornos das nuvens e observou atentamente a textura de cada uma. Márcia entrou em sintonia com sua respiração e notou que esta começou a desacelerar um pouco conforme sua ansiedade diminuía. Ela sentiu a textura de suas roupas e escutou os sons dos passageiros próximos a ela. Ficou tão absorvida nessas cenas que os 20 minutos passam rapidamente, com níveis de ansiedade toleráveis. Também foi útil ela ter aceitado a ansiedade que sentiu. Pensou: "Este é um atraso inesperado. Ainda estou ansiosa com o voo e entendo e aceito que estou me sentindo ansiosa. Não preciso mudar isso. Sou capaz de tolerar".

Atenção plena e aceitação ajudam a lidar com a ansiedade de muitas formas. Primeiramente, a maior parte da ansiedade refere-se a medos de algo que não está acontecendo no momento, mas de coisas que tememos que possam ocorrer no futuro, mesmo que seja daqui a alguns minutos. Se você aprender a manter sua mente no momento presente, sua ansiedade vai diminuir. Segundo, quando você está totalmente envolvido no momento, seu cérebro não está focado em medos. Focar o momento presente ocupa sua mente e o ajuda a se sentir ligado à sua experiência. Isso geralmente leva a uma sensação de relaxamento. Terceiro, um dos benefícios de longo prazo da atenção plena e da aceitação é que elas podem ajudar a tolerar e a sentir menos ansiedade, porque você aprende a ver seus pensamentos ansiosos como simplesmente uma atividade mental em vez de como uma verdade. Com a prática, você começa a compreender seus padrões pessoais de pensamento e resposta aos acontecimentos. Também aprende que não precisa responder a seus padrões de pensamento e reações emocionais. Em vez disso, pode simplesmente observá-los enquanto ocorrem. As pessoas que praticam a atenção plena com regularidade geralmente relatam maiores sentimentos de calma, bem-estar e aceitação das dificuldades da vida.

Se a atenção plena parece útil para você, muitas comunidades têm cursos que ensinam a desenvolvê-la. Também há livros, programas de áudio e aplicativos para celular que ensinam e podem lembrá-lo de se engajar na prática da atenção plena.

*Respiração*

Outra forma de manejar sua ansiedade é a prática da respiração controlada e profunda. Muitas pessoas respiram superficial ou irregularmente quando estão ansiosas ou tensas. Esses padrões respiratórios levam a um desequilíbrio de oxigênio e dióxido de carbono no corpo, o que pode causar os sintomas físicos da ansiedade. Por exemplo, quando respiramos mais superficialmente, recebemos menos oxigênio. Uma das funções do coração é bombear oxigênio para o corpo pela corrente sanguínea. Se o coração recebe menos oxigênio, ele bate mais rapidamente para tentar suprir a mesma quantidade de oxigênio para o corpo.

No começo, é importante praticar a respiração controlada e profunda por pelo menos quatro minutos por vez, porque esse é aproximadamente o tempo necessário para restabelecer o equilíbrio entre o oxigênio e o dióxido de carbono no corpo. O equilíbrio funciona de forma mais eficiente se você respirar lenta e profundamente, inspirando e expirando em uma quantidade igual de tempo. Se colocar uma das mãos na parte superior do tórax e a outra mão sobre o estômago, a que está sobre o estômago deve se mover para fora quando você inspira.

Tente agora mesmo inspirar contando lentamente até 4 e expirar contando lentamente até 4, durante quatro minutos, e veja se fica mais relaxado. Não importa se respirar pela boca ou pelo nariz; respire da forma que for mais confortável para você. Lembre-se de respirar suavemente e não engula o ar. Procure manter a atenção focada na respiração e no movimento da mão sobre o estômago enquanto ela se move para cima e para baixo. Quando perceber que sua atenção está se desviando para outro lugar, simplesmente a traga de volta, concentrando-se na respiração. Mais uma vez, é útil praticar essa habilidade quando você não está altamente ansioso. Se praticar a respiração controlada e profunda por quatro minutos cada vez, quatro vezes ao dia durante uma semana, você irá adquirir uma boa habilidade, estando pronto para usá-la para manejar sua ansiedade e ajudá-lo a permanecer por períodos de tempo mais longos em situações nas quais se sente ansioso.

*Relaxamento muscular progressivo*

O relaxamento muscular progressivo é uma técnica na qual os principais grupos musculares do corpo são alternadamente contraídos e relaxados. O processo pode ocorrer no sentido da cabeça até os pés ou dos pés até a cabeça. O relaxamento muscular progressivo pode levar a níveis profundos de relaxamento físico e mental. A ideia é contrair e depois relaxar os músculos da testa, dos olhos, da boca e do maxilar, do pescoço, dos ombros, da parte superior das costas, do tórax, dos bíceps, dos antebraços, das mãos, do estômago, das nádegas, da virilha, das pernas, das coxas, das panturrilhas e dos pés. Cada grupo muscular é contraído por cinco segundos e, a seguir, relaxado por 10 a 15 segundos, depois contraído novamente por cinco segundos e outra vez relaxado por 10 a 15 segundos. Em geral, você deve escolher um momento relativamente silencioso e um local onde se sinta confortável e não seja perturbado. Você precisa de aproximadamente 15 minutos para percorrer todos os grupos musculares.

Quando você usa o relaxamento muscular progressivo, é muito importante observar a diferença entre sensações de relaxamento e sensações de tensão. Para algumas pessoas, o relaxamento produz uma sensação mais pesada ou mais quente do que a sensação de tensão. Outras experimentam uma sensação de maior leveza. Seja qual for sua experiência, observe a diferença para ter consciência mais clara da contração e do relaxamento em seu corpo.

Depois que se tornar mais consciente de sua tensão muscular, você pode usar esses exercícios de relaxamento durante seu dia e, particularmente, quando começar a se sentir ansioso. As pessoas carregam tensão muscular em partes diferentes do corpo, portanto as áreas em particular que precisam ser enfatizadas variam de pessoa para pessoa. A maioria das pessoas relata níveis aumentados de relaxamento e níveis reduzidos de tensão física e ansiedade ao praticar o relaxamento muscular progressivo. A prática repetida de algum método de relaxamento gera níveis ainda mais profundos de relaxamento. De forma muito semelhante a tocar piano ou a arremessar uma bola, o relaxamento é uma habilidade que pode ser desenvolvida, quanto mais se pratica, maior é o desenvolvimento da habilidade. Depois que se tornar mais hábil, esse é um método que você pode usar como alternativa para a evitação, a fim de ajudá-lo a manejar a ansiedade e a permanecer nos degraus de sua escada de medos um tempo suficiente para que o nível de sua ansiedade diminua.

### Criação de imagens

A imaginação pode ser usada para ajudá-lo a acalmar-se antes de entrar em uma situação que provavelmente o deixará ansioso. A imaginação também provê coragem para permanecer nas situações a fim de experimentar a redução natural na ansiedade que ocorre com o tempo. Ela auxilia a imaginar cenas que são tranquilas e relaxantes para você, ou ideias inspiradoras que aumentam seu compromisso com o enfrentamento da ansiedade. As cenas relaxantes podem ser lugares reais que você conhece e que parecem seguros e calmantes ou podem ser cenas tranquilas criadas em sua mente. A imagem inspiradora pode incluir pessoas, música ou situações que aumentam sua coragem e sua confiança. A cena específica é menos importante do que como a imagem faz você se sentir e se ela o ajuda a enfrentar sua ansiedade.

Quanto mais sentidos você incorporar à sua imagem, mais relaxante ela será. Se imaginar os odores, sons, imagens e sensações táteis da cena, você aumentará sua capacidade de relaxamento ou de inspiração. Por exemplo, se você se imaginar caminhando por um caminho nas montanhas rodeado de árvores, pode focar sua atenção nos pássaros cantando, na luz dançando por entre os galhos das árvores, no aroma dos pinheiros, no verde da floresta e na brisa refrescante que toca sua pele. Se tiver uma cena inspiradora retirada de um filme e quiser usar essa imagem para ajudá-lo a tolerar um nível mais elevado de ansiedade, poderá imaginar como é essa pessoa, a música que está tocando ao fundo e a sensação de coragem em seu peito. Cada um de seus sentidos contribui para sua experiência de relaxamento e/ou confiança.

A criação de imagens não precisa estar relacionada a um lugar ou uma pessoa. Você pode relembrar vividamente de experiências nas quais se sentiu confiante e capaz. Joyce estava nervosa devido a uma reunião com seu gerente. Em situações passadas, ela havia encontrado maneiras de evitar tais reuniões, mas esse evento era agora um dos degraus em sua escada de medos, e ela estava comprometida em cumprir aquela etapa. Antes da reunião, decidiu usar a imaginação para se acalmar, estimular sua confiança e colocar-se dentro de uma estrutura mental melhor. Uma área de sua vida na qual Joyce se sentia segura era seu trabalho de meio expediente como professora de piano. Ela decidiu imaginar vividamente seu sentimento de orgulho e realização quando seus alunos tocavam bem. Ouviu a música em sua mente e sentiu o ar refrescante do ventilador de teto da sua sala de piano. Sentiu suas costas se endireitarem e assumiu a postura de uma professora de sucesso. Depois de passar alguns minutos imaginando essa cena, sentiu-se mais calma, mais confiante e mais capaz. Quando entrou na reunião com seu gerente, conseguiu se sentar ereta na cadeira e se sentiu mais preparada para permanecer na situação e tolerar a ansiedade que poderia surgir.

---

### EXERCÍCIO: Praticando e avaliando os métodos de relaxamento

Até aqui, você aprendeu como a atenção plena e a aceitação, a respiração, o relaxamento muscular progressivo e a criação de imagens podem ajudá-lo a manejar sua ansiedade e a permanecer mais tempo em situações que o fazem ficar ansioso.

- Experimente cada um desses métodos de relaxamento uma ou duas vezes para ver quais deles funcionam melhor para você.

- Use a Folha de Exercícios 14.6 para avaliar seu nível de ansiedade ou tensão em uma escala de 0 a 100 antes e depois de cada sessão prática.

- Depois de ter identificado um ou dois métodos que funcionam melhor para você, comece a utilizá-los regularmente.

- Se você praticá-los todos os dias, será capaz de usá-los com mais eficácia quando precisar.

## FOLHA DE EXERCÍCIOS 14.6    Avaliação de meus métodos de relaxamento

Abaixo de "Método de relaxamento usado", escreva "Atenção plena e aceitação", "Respiração", "Relaxamento muscular progressivo" ou "Criação de imagens". Para cada uma de suas sessões de prática, classifique seu nível de ansiedade ou tensão em uma escala de 0 a 100, em que 0 é nem um pouco e 100 é o máximo já sentido, antes e depois do exercício. Realize inúmeras sessões práticas com cada um dos métodos que você quiser tentar. Na parte inferior da folha, faça alguns comentários sobre o que aprendeu. Veja se suas habilidades de relaxamento melhoram com a prática e também compare os diferentes métodos de relaxamento para saber quais deles funcionam melhor para você.

| Método de relaxamento usado | Avaliação da ansiedade/tensão no início (0-100) | Avaliação da ansiedade/tensão no final (0-100) |
|---|---|---|
| | | |
| | | |
| | | |
| | | |
| | | |
| | | |
| | | |
| | | |
| | | |
| | | |
| | | |
| | | |
| | | |
| | | |
| | | |
| | | |
| | | |

O que aprendi (Meu relaxamento melhorou com a prática? Quais métodos funcionam melhor para mim?)

_____

_____

_____

*A mente vencendo o humor*, segunda edição. © 2016 Dennis Greenberger e Christine A. Padesky. Os compradores deste livro podem fazer cópias e/ou *download* de cópias adicionais desta folha de exercícios (ver quadro no final do Sumário).

## Mudando os pensamentos ansiosos

A mudança de seus pensamentos ansiosos é uma das ações mais importantes para obter uma redução duradoura da ansiedade. A ansiedade pode ser minimizada por meio da redução em sua percepção de perigo ou do aumento na confiança em sua capacidade de enfrentar as coisas que teme. Muitas das habilidades contidas em *A mente vencendo o humor* o ajudam a aprender a testar e mudar seus pensamentos ansiosos. No final deste capítulo, a Figura 14.6 recomenda uma ordem na qual podem ser lidos os capítulos de *A mente vencendo o humor* para que você aprenda habilidades para manejar sua ansiedade.

Uma habilidade principal que ajuda a lidar com a ansiedade é saber usar experimentos comportamentais (ver Cap. 11) para testar os pensamentos relacionados aos degraus em sua escada de medos. Como você já começou a fazer neste capítulo, a forma mais rápida de reduzir a ansiedade é enfrentá-la usando uma escada de medos. Você pode realizar experimentos em cada degrau de sua escada para ver como consegue lidar com as situações que anteriormente evitava. Esses experimentos permitem que você perceba que é mais capaz de enfrentamento do que originalmente acreditava. O Capítulo 10 ajuda a desenvolver planos de ação e a usar a aceitação para enfrentar situações em sua escada de medos.

O Capítulo 11 ensina sobre pressupostos subjacentes, que são um tipo comum de crença presente na ansiedade. Por exemplo, um pressuposto comum das pessoas ansiosas é "Se alguma coisa der errado, não vou ser capaz de enfrentá-la". No Capítulo 11, você aprende a montar experimentos comportamentais para testar esses tipos de pressupostos.

Se o trabalho em sua escada de medos estiver se mostrando útil, você poderá ler e usar as ideias contidas nos Capítulos 10 e 11 assim que terminar este capítulo. Se você ler esses capítulos primeiro, pode ler os Capítulos 5 a 9 depois que terminá-los.

Os Capítulos 5 a 9 ensinam a definir objetivos pessoais, observar as melhoras e testar seus pensamentos ansiosos de modo que possa avaliar mais rapidamente o quanto uma situação é de fato perigosa e o quanto você é capaz de lidar bem com ela. Sua ansiedade vai diminuir ao examinar as evidências e descobrir que o perigo que enfrenta não é tão grande quanto achava, e que sua habilidade de enfrentamento é melhor do que imaginava.

### *Quando seu pensamento ansioso é uma imagem*

Conforme descrito anteriormente, com frequência os pensamentos ansiosos ocorrem na forma de imagens e também de palavras. Essas imagens podem ser estáticas, como, por exemplo, seu rosto ruborizando. Muito frequentemente, as imagens aparecem mais como um filme no qual se desenrola uma cena inteira. Por exemplo, você pode imaginar uma sequência na qual diz algo embaraçoso e depois fica muito vermelho, enquanto as pessoas riem de você e balançam a cabeça enquanto se afastam. Seja em palavras ou imagens, os pensamentos ansiosos são geralmente associados ao perigo ("Alguma coisa vai dar errado", "Vou morrer de vergonha", "Meu chefe vai me desvalorizar, e serei despedido") ou à incapacidade de enfrentamento ("Não consigo lidar com isto", "Sou fraco", "As outras pessoas são mais confiantes do que eu").

Em geral, as imagens são distorcidas. Por exemplo, se você tem uma imagem de seu chefe se incomodando com você, essa imagem pode retratá-lo como mais alto e mais assustador do que ele é na vida real. Ou sua imagem pode exagerar o quanto você parece desconfortável perante outras pessoas. Tais distorções são comuns no imaginário ansioso. Os Registros de Pensamentos (Caps. 6 a 9) podem ser usados para testar suas imagens e ver o quanto elas são compatíveis com sua experiência real. Você também pode usar os experimentos para examinar crenças distorcidas. Por exemplo, se imagina que seu rosto está completamente ruborizado, você pode tirar uma *selfie* e comparar a foto com sua imaginação.

Quando suas imagens ansiosas são descrições precisas dos perigos que você enfrenta, é útil imaginar quais estratégias serão mais eficazes para que possa enfrentá-los (Cap. 10). Como você pode ver, a mudança dos pensamentos ansiosos envolve testar suas previsões de perigo e melhorar sua consciência e sua confiança em sua habilidade de enfrentamento. As abordagens que aprender neste livro funcionam igualmente bem, independentemente de seus pensamentos serem em palavras ou em imagens.

## Medicamentos

Embora ofereçam alívio da ansiedade, os medicamentos podem interferir na durabilidade da melhora. Pesquisas sugerem que seja esse o motivo pelo qual os medicamentos frequentemente reduzem as oportunidades de aprender, praticar e desenvolver novas habilidades, como as ensinadas neste livro. Além disso, quando as pessoas abordam seus medos sob efeito de medicamentos, elas tendem a achar que estes são a razão para seu sucesso. Por exemplo, imagine que você teve sucesso em permanecer por um longo tempo em um dos degraus de sua escada de medos. Se fizer isso enquanto está tomando um medicamento, poderá achar que seu sucesso se deve a ele e não às suas habilidades e à prática de enfrentamento.

Uma parte importante do trabalho de superação da ansiedade é aprender a tolerar sentir-se ansioso. Se os medicamentos reduzem a ansiedade, você não tem a oportunidade de descobrir que é capaz de tolerar e manejar esse sentimento. Para desenvolver habilidades para manejar a ansiedade, você precisa se sentir ansioso e aprender a reduzir e/ou a tolerar tal condição. Você não poderá apreciar inteiramente os efeitos da atenção plena e aceitação, da respiração, do relaxamento muscular progressivo, da criação de imagens, da mudança dos pensamentos ansiosos e da superação da evitação se estiver tomando medicamento. O benefício de um alto grau inicial de ansiedade é que aumenta nossa motivação para aprender e praticar habilidades de enfrentamento. Quando estamos muito ansiosos, nosso desejo de aprender novos métodos para manejar a ansiedade é substancial.

A eficácia de uma intervenção, incluindo o uso de medicamentos, é medida pelos índices de recaída, além de seu efeito imediato. Os índices de recaída registram o número de pessoas beneficiadas por uma intervenção que voltam a experimentar os mesmos sintomas depois que o tratamento termina. Aquelas que foram tratadas com sucesso para seus transtornos de ansiedade somente com medicamentos têm altos índices de recaída. Isto é, a maioria das pessoas que se beneficiam com o uso de medicamentos como o único método de tratamento para a ansiedade apresenta retorno da condição no espaço de um ano após a interrupção do tratamento. Todavia, estudos mostram que a maioria das pessoas tratadas com sucesso com terapia cognitivo-comportamental (TCC) para ansiedade ainda está livre do quadro até um ano depois do término do tratamento. A TCC ensina habilidades para o manejo da ansiedade que levam a uma melhora duradoura. Em outras palavras, depois que melhora com a TCC, você provavelmente terá uma melhora permanente. O mesmo não pode ser dito a respeito do uso de medicamentos.

Um cuidado adicional referente aos agentes ansiolíticos é ter consciência de seu potencial aditivo. Muitos dos medicamentos recomendados para tratar ansiedade são tranquilizantes. Os tranquilizantes têm potencial aditivo. As pessoas que tomam tranquilizantes por um longo período de tempo podem desenvolver tolerância, ou seja, é preciso cada vez mais quantidades de tranquilizante para obterem o efeito de relaxamento. Além disso, após tomar tranquilizantes por um longo período de tempo, muitas pessoas experimentam sintomas de abstinência se interrompem de modo abrupto seu consumo. Os sintomas de abstinência incluem náusea, transpiração, tremores e fissura ou desejo intenso pelo medicamento. Abstinência e tolerância são duas das características principais da adição. É por isso que seu médico deve monitorá-lo de perto se você estiver tomando um desses agentes. É por isso também que seu médico pode ter recomendado este livro para ajudá-lo a aprender outros métodos para lidar com sua ansiedade.

Isso não significa que nunca devam ser usados medicamentos no tratamento da ansiedade. No entanto, a maior parte das pesquisas sugere que, quando o medicamento ansiolítico for a opção, ele deverá ser usado somente por um curto período de tempo – por semanas em vez de anos. Além disso, pesquisas indicam que um medicamento por si só raramente será suficiente para criar uma melhora duradoura. O aprendizado das habilidades de manejo da ansiedade na TCC deve fazer parte do plano de tratamento a fim de maximizar a probabilidade de resultados duradouros.

## UTILIZANDO DA MELHOR MANEIRA
## *A MENTE VENCENDO O HUMOR* PARA ANSIEDADE

Se você já leu os Capítulos 1 a 4 (passo A na Fig. 14.6) e completou todos os exercícios deste capítulo (passo B na Fig. 14.6), está pronto para desenvolver outras habilidades de *A mente vencendo o humor*. Embora todas as habilidades neste livro o ajudem com a ansiedade, pode ser mais indicado desenvolvê-las em uma sequência particular. Para o alívio mais rápido da ansiedade, leia os demais capítulos de *A mente vencendo o humor* na ordem apresentada na Figura 14.6.

A. Capítulos 1 a 4 como uma introdução de *A mente vencendo o humor*.

B. Capítulo 14 para aprender mais sobre ansiedade e desenvolver sua escada de medos.

C. Capítulo 5 para definir objetivos e identificar sinais pessoais de melhora que sejam significativos para você.

D. Capítulo 11 para aprender a usar experimentos comportamentais conforme você sobe os degraus de sua escada de medos.

E. Capítulo 10 para aprender a solucionar problemas em sua vida com os planos de ação ou desenvolver uma atitude de aceitação dos problemas que não podem ser solucionados.

F. Capítulo 13 se você também luta contra a depressão ou Capítulo 15 se você experimenta dificuldades com raiva, culpa e vergonha.

F. Capítulos 6 a 9 e 11 para aprender a lidar com outros estados de humor e problemas cotidianos depois que sua ansiedade melhorar.

G. Capítulo 16 para fazer um plano a fim de continuar se sentindo bem com o tempo.

**FIGURA 14.6** Ordem de leitura dos capítulos de *A mente vencendo o humor* para ansiedade.

## Resumo do Capítulo 14

▶ Os tipos comuns de ansiedade incluem: fobias, ansiedade social, transtorno de pânico, transtorno de estresse pós-traumático, preocupações com a saúde e transtorno de ansiedade generalizada.

▶ Os sintomas de ansiedade incluem uma ampla gama de reações físicas; estados de humor que variam desde nervosismo até pânico; evitação de situações ou sentimentos; e preocupações com o perigo, bem como pensamentos sobre não ser capaz de enfrentar as situações.

▶ Os comportamentos comuns quando estamos ansiosos são evitação e comportamentos de segurança. Esses tipos de comportamentos reduzem a ansiedade em curto prazo, mas tornam o transtorno ainda pior com o passar do tempo.

▶ Os pensamentos ansiosos incluem superestimação do perigo e subestimação de nossa capacidade para enfrentar as ameaças que antecipamos.

▶ Os pensamentos que acompanham a ansiedade frequentemente começam com "E se...?" e contêm o tema de que "Algo terrível vai acontecer, e não vou ser capaz de enfrentar".

▶ Nossos pensamentos ansiosos frequentemente ocorrem como imagens. É importante identificar essas imagens para que possamos responder a elas de forma conveniente.

▶ Tipos distintos de ansiedade são caracterizados por diferentes pensamentos, dependendo do perigo antecipado.

▶ Uma das melhores formas de superar a ansiedade é enfrentar nossos medos por meio da exposição ao que nos assusta. Uma escada de medos é frequentemente usada para o enfrentamento de nossos medos de forma gradual, um degrau por vez, em um ritmo que conseguimos tolerar.

▶ Muitas habilidades podem nos ajudar a manejar a ansiedade quando enfrentamos nossos medos, incluindo atenção plena e aceitação, respiração, relaxamento muscular progressivo, criação de imagens e mudança de nossos pensamentos ansiosos.

▶ O uso de medicamentos pode ser útil para algumas pessoas em curto prazo, mas não produz melhora duradoura na ansiedade para a maioria das pessoas.

▶ Mudar nossos pensamentos é uma forma importante de atingir uma melhora duradoura da ansiedade.

▶ Os capítulos de *A mente vencendo o humor* podem ser lidos em várias ordens para você aprender as habilidades descritas no livro para diversos propósitos. A Figura 14.6 descreve a ordem de leitura dos capítulos para ansiedade.

# 15

# Compreendendo a Raiva, a Culpa e a Vergonha

Você pode estar lendo este capítulo porque você ou alguém de quem gosta está lutando contra a raiva, a culpa ou a vergonha. Esses estados de humor afetam a todos nós em algum momento. Eles se tornam um problema quando nos afetam na maioria dos dias e quando nos levam a tomar decisões ou a fazer escolhas que prejudicam a nós mesmos ou a outras pessoas.

Duas das pessoas descritas em detalhes ao longo deste livro enfrentavam tais estados de humor. Vítor era um vendedor que, de modo geral, se dava bem com seus colegas e amigos. No entanto, às vezes, tinha um comportamento explosivo, especialmente quando se sentia desrespeitado ou quando pessoas próximas pareciam não se importar com ele. Em casa, suas dificuldades no controle da raiva criaram problemas significativos em seu casamento com Júlia. Marisa trabalhava fora e era mãe de dois filhos adolescentes. Apesar de conseguir superar muitas dificuldades em sua vida, ela com frequência experimentava uma vergonha profunda por ter sido abusada sexualmente quando criança. A vergonha afetava sua autoestima e suas relações.

Conforme ilustram as experiências de Vítor, a raiva é um sentimento que frequentemente nos leva a atacar e magoar outras pessoas. Quando experimentamos culpa ou vergonha, atacamos ou magoamos a nós mesmos, como Marisa fazia. Este capítulo descreve a raiva, a culpa e a vergonha, detalhando estratégias para compreender e lidar com esses estados de humor.

Se você está usando este livro para abordar a raiva, a culpa ou a vergonha, utilize as escalas da Folha de Exercícios 15.1 para avaliar periodicamente esses estados de humor. A mudança positiva vai surgir quando experimentar tais estados de humor com menos frequência, durante menos tempo e com menor intensidade. Por exemplo, se está lidando com a raiva, conforme avançar neste livro você descobrirá que está sentindo raiva com menos frequência, por períodos de tempo mais curtos e sentirá uma raiva menos intensa. Mudanças em alguma dessas áreas podem ser sinais de progresso e é importante que sejam acompanhadas e avaliadas com o passar do tempo.

### EXERCÍCIO: Avaliando e acompanhando meus estados de humor

A Folha de Exercícios 15.1 pode ser usada para acompanhar uma variedade de estados de humor negativos, incluindo raiva, culpa e vergonha, bem como humores positivos como felicidade.

## FOLHA DE EXERCÍCIOS 15.1   Avaliando e acompanhando meus estados de humor

Use esta Folha de Exercícios para avaliar e acompanhar a frequência, a intensidade e a duração de um humor que você deseja melhorar. Esta Folha de Exercícios também pode ser usada para avaliar e acompanhar emoções positivas, incluindo felicidade.

Humor que estou avaliando: _____

### FREQUÊNCIA

Circule ou marque o número abaixo que descreve com maior precisão a frequência com que você experimentou esse humor durante esta semana:

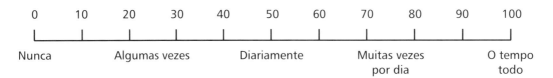

### INTENSIDADE

Circule ou marque abaixo a intensidade com que você sentiu esse humor durante esta semana. Avalie o momento em que seu humor foi mais forte, mesmo que a maior parte do tempo você não o tenha experimentado intensamente. Um escore de 0 significa que você não sentiu esse humor nesta semana. Um escore de 100 indica que esta foi a maior intensidade com que você sentiu esse humor em sua vida. Estados de humor sentidos com muita intensidade têm escore acima de 70. Se você sentiu o humor em nível médio de intensidade, atribua a ele um escore entre 30 e 70. Classifique um humor leve entre 1 e 30.

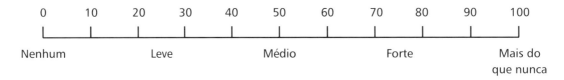

### DURAÇÃO

Circule ou marque o número abaixo que demonstra com maior precisão o tempo que seu humor durou. Mais uma vez, faça esta classificação para o momento durante a semana em que você sentiu esse humor mais intensamente (pense na classificação que atribuiu a esse humor na escala de intensidade). Caso você não tenha experimentado o humor nesta semana, circule 0.

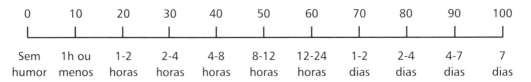

*A mente vencendo o humor*, segunda edição. © 2016 Dennis Greenberger e Christine A. Padesky. Os compradores deste livro podem fazer cópias e/ou *download* de cópias adicionais desta folha de exercícios (ver quadro no final do Sumário).

### EXERCÍCIO: Escores do humor

Use a Folha de Exercícios 15.2 para registrar seus escores sobre a frequência, a intensidade e a duração do(s) estado(s) de humor que você classificou na Folha de Exercícios 15.1. Você pode rotulá-los como F (frequência), I (intensidade) e D (duração) na Folha de Exercícios 15.2 ou pode usar cores diferentes para cada um. Acompanhando todos os três tipos de classificações do estado de humor no mesmo quadro, você pode ver seu progresso conforme aprende as habilidades ensinadas em *A mente vencendo o humor*. Use uma cópia diferente da Folha de Exercícios 15.2 para cada humor que está avaliando. Por exemplo, você pode estar avaliando vergonha e felicidade, e quer acompanhar cada um em uma Folha de Exercícios 15.2 diferente. Há cópias dessa Folha de Exercícios no Apêndice deste livro e disponíveis para *download* em loja.grupoa.com.br.

### FOLHA DE EXERCÍCIOS 15.2 Quadro de escores do humor

Humor que estou avaliando:

| 100 | | | | | | | | | | | | | | | |
|---|---|---|---|---|---|---|---|---|---|---|---|---|---|---|---|
| 90 | | | | | | | | | | | | | | | |
| 80 | | | | | | | | | | | | | | | |
| 70 | | | | | | | | | | | | | | | |
| 60 | | | | | | | | | | | | | | | |
| 50 | | | | | | | | | | | | | | | |
| 40 | | | | | | | | | | | | | | | |
| 30 | | | | | | | | | | | | | | | |
| 20 | | | | | | | | | | | | | | | |
| 10 | | | | | | | | | | | | | | | |
| 0 | | | | | | | | | | | | | | | |
| **Data** | | | | | | | | | | | | | | | |

*A mente vencendo o humor*, segunda edição. © 2016 Dennis Greenberger e Christine A. Padesky. Os compradores deste livro podem fazer cópias e/ou *download* de cópias adicionais desta folha de exercícios (ver quadro no final do Sumário).

Depois de ter avaliado a frequência, a intensidade e a duração de seu estado de humor e de ter marcado seus escores com a data correspondente na Folha de Exercícios 15.2, você está pronto para aprender mais sobre raiva, culpa e vergonha, e sobre o que pode fazer para se sentir melhor em relação a esses estados de humor.

## RAIVA

Ricardo pediu a seu companheiro, João, que colocasse sua camisa nova para lavar enquanto ia fazer compras no mercado. João fez isso com boa vontade e colocou a camisa na secadora depois de lavada. Quando Ricardo voltou para casa, perguntou sobre a camisa, e João se deu conta de que havia esquecido de retirá-la da secadora. Quando retirou a camisa da secadora, ela havia encolhido. Ricardo ficou furioso porque achou que João deveria ter sido mais cuidadoso e lido as instruções para saber se a camisa poderia ser colocada na secadora. Gritou com João: "Você não se importa com minhas coisas! Você é tão descuidado e negligente!". João ficou magoado. Embora se sentisse mal em relação ao que hava ocorrido com a camisa, achou que a raiva de Ricardo era desproporcional à situação. João gritou em resposta: "A culpa é sua! Se sua camisa precisava de cuidados especiais, você deveria ter me avisado! Não vou fazer mais qualquer favor para você!".

Pode ser que você não expresse raiva como Ricardo e João fizeram, mas provavelmente já experimentou sentimentos parecidos quando achou que estava sendo maltratado ou que alguém o estava prejudicando ou se aproveitando de você. Assim como todos os estados de humor, a raiva é acompanhada por mudanças no pensamento, no comportamento e nas reações físicas, conforme mostra a Figura 15.1. Quando estamos com raiva, nosso corpo se mobiliza para a defesa ou o ataque. Nossos pensamentos são frequentemente tomados por planos de retaliação ou de "ir à forra", ou focamos o quanto fomos tratados "injustamente".

Observe que a emoção de raiva pode variar desde a irritação até a raiva intensa. A intensidade com que ficamos com raiva em determinada situação é influenciada por nossa interpretação do significado do acontecimento. Depois da discussão sobre a camisa,

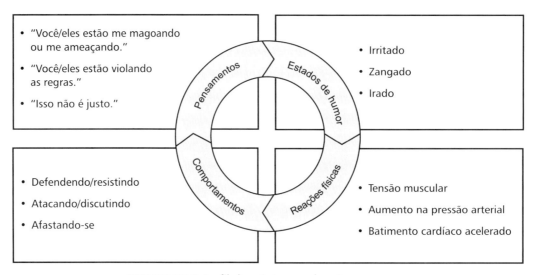

**FIGURA 15.1** Perfil dos sintomas de raiva.

João ficou em silêncio pelo resto do dia. Se Ricardo interpretasse essa reação como um sinal de que João se sentiu magoado, ficaria levemente irritado ou até mesmo preocupado com os sentimentos dele. No entanto, se achasse que o silêncio significava que João não se importava com ele ou que estava ignorando suas preocupações, Ricardo provavelmente sentiria muito mais raiva.

Há uma grande variação individual nos tipos de acontecimentos que despertam raiva. Uma pessoa pode ficar com raiva enquanto está esperando em uma fila e, no entanto, pode ouvir calmamente críticas sobre seu desempenho no trabalho. Outra pessoa pode permanecer tranquilamente em uma fila, mas contra-atacar de imediato alguém que aponte suas falhas no trabalho. Os tipos de eventos que provocam a raiva estão geralmente associados ao passado do indivíduo, bem como a regras e a crenças que ele tem.

Por exemplo, se no passado fomos abusados com frequência ou gravemente, podemos ter uma tendência a ficar "de sobreaviso" contra abuso futuro. Algumas pessoas que têm uma longa história de abuso ou críticas apressam-se em ver os acontecimentos atuais como abusivos e podem experimentar raiva crônica, algumas vezes desproporcional aos acontecimentos.

O padrão de raiva rápida e frequente é acompanhado por uma crença de que podemos nos proteger confrontando o abuso. E quanto às pessoas que foram abusadas com frequência, mas que se sentem indefesas para se proteger? As pessoas que se sentem indefesas frequentemente reagem ao abuso sem raiva, mas com resignação ou depressão. Se você se sente indefeso em face do abuso, seu desafio pode ser aprender a experimentar raiva quando alguém o prejudicar, em vez de aprender a controlá-la. Portanto, a raiva pode ser um problema por ser muito frequente, desproporcional ao acontecimento e expressa de formas destrutivas ou porque está ausente. É normal sentir raiva às vezes, e ela pode ser uma resposta sadia e adaptativa.

### EXERCÍCIO: Compreendendo a raiva

Para compreender o que acontece quando você está com raiva, lembre-se de um momento recente em que se sentiu com raiva ou irritado. Descreva a situação na coluna 1 do Registro de Pensamentos parcial na Folha de Exercícios 15.3. Escreva uma palavra para descrever seu humor nessa situação (p. ex., raiva ou irritação). Em uma escala de 0 a 100, com 100 sendo furioso ou com a maior raiva que você já sentiu, 50 sendo o nível médio de raiva e 10 sendo levemente irritado, classifique seu humor.

No momento em que você estava com mais raiva, o que estava passando por sua mente? Escreva esses pensamentos (palavras, imagens, lembranças) na coluna 3. Se está inseguro quanto aos pensamentos, imagens ou lembranças que você teve nessa situação, o Capítulo 7 ensina a identificá-los.

Se a raiva for um estado de humor que você deseja compreender melhor, repita este exercício para duas outras situações recentes nas quais experimentou raiva. Descreva as situações; classifique a intensidade de seu humor; e então escreva seus pensamentos, incluindo imagens ou lembranças que você teve. Depois de ter preenchido a Folha de Exercícios 15.3 para diversas situações, prossiga até as duas próximas seções deste capítulo. Elas irão possibilitar uma compreensão mais acurada da raiva e descrever abordagens para ajudá-lo a manejar e/ou expressar sua raiva de forma construtiva, em vez de destrutiva.

## FOLHA DE EXERCÍCIOS 15.3 Compreendendo a raiva, a culpa e a vergonha

| 1. Situação<br>Quem?<br>O quê?<br>Quando?<br>Onde? | 2. Estados de humor<br>a. O que você sentiu?<br>b. Avalie cada estado de humor (0-100%). | 3. Pensamentos automáticos (imagens)<br>a. O que estava passando por sua mente instantes antes de começar a se sentir assim? Algum outro pensamento? Imagem? Lembrança?<br>b. Circule ou marque o pensamento "quente". |
|---|---|---|
|  |  |  |
|  |  |  |
|  |  |  |

*A mente vencendo o humor*, segunda edição. © 2016 Dennis Greenberger e Christine A. Padesky. Os compradores deste livro podem fazer cópias e/ou *download* de cópias adicionais desta folha de exercícios (ver quadro no final do Sumário).

## Pensamentos de raiva

A raiva está associada à percepção de ameaça, dano ou prejuízo e à crença de que foram violadas regras importantes. Também podemos ficar enraivecidos se achamos que fomos tratados injustamente ou impedidos de obter algo que esperávamos atingir. Na briga sobre a camisa que foi danificada, Ricardo ficou com raiva porque esperava que João limpasse sua camisa sem danificá-la. João ficou com raiva porque o ataque pessoal de Ricardo ("Você é tão descuidado e negligente!") parecia muito injusto. Ricardo não levou em conta o amor e carinho de João por ele e suas boas intenções ao lavar a camisa. Observe a ênfase na justiça, na razoabilidade e na expectativa. Não é simplesmente a mágoa ou o dano que nos deixam com raiva, mas a violação de nossas regras e expectativas.

Imagine um homem que perde seu emprego. Ele se sente com raiva? Depende. Se o homem perder seu emprego e considerar isso uma decisão justa (talvez porque a empresa foi à falência e todos os seus empregados perderam o emprego), provavelmente não sentirá raiva. Entretanto, se achar que sua demissão (talvez outros não tenham sido demitidos, ou somente homens de determinada raça ou idade tenham perdido seus empregos), então ele poderá sentir muita raiva.

Igualmente, se uma criança pisa em seu pé dentro de um ônibus, você sente dor. Sentir raiva ou não depende de sua interpretação e da razoabilidade do comportamento da criança. Sua raiva surgirá rapidamente se você achar que o ato foi intencional. Mas se achar que a criança pisou em seu pé por acidente quando um solavanco do ônibus a fez perder o equilíbrio, você pode sentir dor, mas provavelmente não sentirá raiva. A probabilidade de raiva em resposta a um dano está relacionada a seu julgamento da razoabilidade da intenção. Por exemplo, em um ônibus superlotado, você pode ignorar o fato de alguém pisar em seu pé mais facilmente do que em um ônibus quase vazio.

Tais regras da raiva podem parecer muito simples até você levar em conta que as pessoas variam enormemente quanto ao que consideram justo e razoável. Ricardo esperava que João fosse atencioso e apoiador com ele, mesmo quando estivesse se comportando de alguma forma que João considerasse prejudicial. João, por sua vez, esperava que Ricardo falasse calmamente com ele, mesmo quando estivesse furioso. Ambos achavam que as próprias expectativas eram razoáveis e que as expectativas do outro eram irrealistas.

Como eles descobriram, a raiva tem mais probabilidade de emergir em relacionamentos íntimos. A raiva raramente é mais intensa do que quando é experimentada com alguém com quem estamos em contato muito próximo, seja essa pessoa um parceiro amoroso ou um colega de trabalho. A ligação entre raiva e intimidade pode ser compreendida com maior precisão se reconhecemos que cada um de nós tem diversas expectativas em relação a nossas amizades, relações amorosas, parcerias de trabalho, etc. É menos provável que tenhamos expectativas pessoais específicas em relação a pessoas que encontramos casualmente. É raro sentirmos raiva intensa de um vendedor de loja, porque nossas expectativas quanto a esse tipo de relação são muito baixas. Quanto mais próxima a relação com alguém, provavelmente mais expectativas teremos. Para complicar o quadro, muitas vezes só falamos para a pessoa sobre nossas expectativas, ou até mesmo só tomamos consciência delas, depois que são frustradas. Então nos sentimos machucados, decepcionados e frequentemente com raiva.

## Estratégias de manejo da raiva

### Testando pensamentos de raiva

A forma como respondemos a pensamentos de raiva depende do papel que esses pensamentos desempenham em nossas vidas. Se raramente experimentamos raiva, e surgem pensamentos de raiva por uma clara injustiça, nossa resposta é descobrir como usar nossa raiva para responder à situação de forma construtiva. Quanto temos raiva com frequência, especialmente se nossa raiva cria problemas para nós e nossos relacionamentos, então devemos aprender a examinar nossos pensamentos de raiva e ver se pode haver outra forma de pensar sobre as coisas. O Registro de Pensamentos, que você viu nos Capítulos 6 a 9, é um bom instrumento para aprender a pensar de formas alternativas.

Quando estamos com raiva, costumamos interpretar equivocadamente as intenções das pessoas de forma pessoal e negativa. Podemos pensar que elas estão nos destratando intencionalmente ou se aproveitando de nós, mesmo quando não é o caso. Por exemplo, suponha que você está parado a poucos passos do balcão em uma loja, esperando que o vendedor termine de atender outro cliente porque precisa de ajuda. Assim que o vendedor termina o atendimento, outra pessoa se aproxima do balcão e começa a falar com ele. Se você achar que essa pessoa o viu e passou à sua frente deliberadamente, pode ficar com raiva. Se, em contrapartida, achar que foi um engano honesto e que a pessoa não viu você ali parado, então será menos provável que fique com raiva. A diferença entre essas duas reações é se personalizamos as ações da outra pessoa. Achamos que ela fez isso "para nós" ou que não se deu conta de que estávamos ali?

Quando ficamos com raiva, também temos a tendência a personalizar as ações da outra pessoa. Uma das vantagens dos Registros de Pensamentos é que ajudam a ponderar sobre esses tipos de reações. Você pode aprender a fazer a si mesmo perguntas que o ajudam a levar em conta as intenções da outra pessoa. Os Registros de Pensamentos podem ajudá-lo a considerar explicações alternativas para o comportamento dos outros. Você consegue lembrar-se de alguma vez em que passou na frente de outra pessoa que estava esperando na fila porque não a viu ali parada? Você não teve a intenção de tirar proveito dela. Ao contrário, aquele foi um simples engano que qualquer um comete em algum momento. Aprender a interpretar as ações das outras pessoas, a considerar suas intenções de forma mais respeitosa e a encarar as situações a partir de diferentes perspectivas são formas úteis de responder à raiva.

Pensamentos de raiva frequentemente colocam as pessoas em caixas, por assim dizer. No exemplo anterior neste capítulo, Ricardo ficou com muita raiva de João quando ele lavou sua camisa e ela encolheu. Ricardo o chamou de "descuidado" e "negligente". Frequentemente, rotulamos outras pessoas como Ricardo fez quando ficou com raiva. Se esses rótulos são usados com frequência, eles se transformam em caixas que bloqueiam nossa visão flexível das intenções da outra pessoa. Se Ricardo continuasse a pensar em João como "negligente", poderia começar a interpretar erroneamente muitos comportamentos como se fossem uma comprovação desse rótulo. Por exemplo, se João entrasse na cozinha e se servisse de uma xícara de café, Ricardo poderia pensar "Oh, ele é tão negligente. Ele não me ofereceu uma xícara". Ricardo não levou em consideração que João sabia que ele nunca tomava mais de uma xícara de café e que já tinha tomado uma xícara naquela manhã. João não estava sendo negligente, estava demonstrando estar atento aos hábitos de Ricardo. Na verdade, João se achava atencioso e carinhoso, e seu comportamento em geral respaldava isso. Colocar uma pessoa em uma caixa com um rótulo geralmente resulta em muitas falsas interpretações e aborrecimentos desnecessários.

Se você percebe que está rotulando e julgando alguém em sua vida de forma constante, isso com frequência é um sinal de que colocou essa pessoa em uma caixa. Quando você se dá conta disso, existem várias coisas que pode fazer para reduzir sua raiva e abrir a caixa. Primeiramente, você pode tomar consciência de questões que pressionam seu "botão de alerta". Ricardo percebeu que era muito sensível a sinais de que seus sentimentos e necessidades estavam sendo ignorados. Quando seus botões de alerta são pressionados, em vez de reagir com raiva, você pode tentar ser um observador não incriminador e obter mais informações a fim de testar seus pressupostos sobre as intenções das outras pessoas.

Ricardo queria melhorar seu relacionamento com João. Portanto, em vez ficar silenciosamente enraivecido por ele ter se servido de uma xícara de café, perguntou: "Por que você não me serviu uma xícara de café?". Isso deu a Ricardo a oportunidade de testar seu pressuposto de que João estava sendo negligente com ele. João respondeu: "Vi que você já tomou café hoje de manhã e sei que nunca toma mais que uma xícara. Mas se quiser outra, posso te servir com prazer. Vou passar o café na hora". A resposta de João forneceu a Ricardo informações adicionais e o ajudou a se dar conta de que o comportamento de João não era absolutamente "negligente". A vantagem de reunir mais informações quando começamos a pensar negativamente sobre os outros é que isso nos ajuda a compreender as ações das outras pessoas sob novos ângulos.

Outros métodos que podem ajudá-lo a controlar a raiva incluem antecipar e se preparar para acontecimentos que o colocam em risco de experimentar raiva, reconhecendo os primeiros sinais de alerta dela, dando um tempo, treinando a assertividade e fazendo terapia de casal ou de família.

## Usando a imaginação para antecipar e preparar-se para os acontecimentos

É útil antecipar e preparar-se para lidar com acontecimentos que normalmente podem desencadear raiva. Os métodos de criação de imagens descritos no Capítulo 14 (p. 236 e 237) como formas de reduzir a ansiedade também podem ser usados para prepará-lo para situações nas quais você está em risco de perder a paciência. Além de usar a imaginação para se acalmar, você pode usar a imaginação para planejar e preparar os tipos de respostas que deseja dar.

É melhor usar a imaginação antes de entrar em uma situação na qual está em risco de perder a paciência. Você pode imaginar-se dizendo o que quer dizer, a maneira como quer dizer e obtendo a resposta que espera ter. No caso de as coisas não terem o resultado que você espera, pode ser útil imaginar como vai lidar com os problemas que podem ocorrer. Ensaiar mentalmente respostas a situações desafiadoras ajuda você a se sentir mais confiante e menos ameaçado se as coisas não derem certo. Por sua vez, essa confiança o auxilia a responder de forma eficaz e adaptativa, em vez de simplesmente explodir de raiva quando as coisas não dão certo. A imaginação funciona, em parte, porque ajuda a examinar as possíveis áreas problemáticas e antecipadamente planejar uma resposta. Além do mais, é de grande valia ver a si mesmo como eficiente e relaxado em uma situação estressante e de alto risco. Finalmente, você pode construir uma imagem ideal de como quer responder; a imagem ajuda a guiar suas respostas na situação real.

Se você conseguir identificar uma situação que será estressante e na qual está em alto risco de experimentar raiva, você terá a oportunidade de planejar, escrever e ensaiar exatamente o que quer dizer e como quer dizer. Esse roteiro ajuda a desenvolver uma estratégia voltada para o que você deseja atingir e entrar na situação com maior grau de confiança.

## Reconhecendo os primeiros sinais de raiva

Além da antecipação de situações nas quais provavelmente terá raiva, é importante reconhecer os sinais de que você está ficando com raiva ou que sua raiva está saindo do controle. Para muitas pessoas, os primeiros sinais de alerta de que a raiva pode ficar fora do controle incluem instabilidade, tensão muscular, mandíbula cerrada, pressão no peito, gritos, punhos cerrados e dizer inverdades. Um pouco de raiva é aceitável – mas quando você se der conta de que está começando a entrar em uma zona de raiva destrutiva, pare um instante para lembrar-se de suas opções. Você pode escolher ter raiva ou dar um tempo ou usar a assertividade para se acalmar, conforme descrito a seguir.

*Dar um tempo*

Dar um tempo pode ser uma forma eficaz de controlar a raiva. Dar um tempo envolve afastar-se da situação em que está quando os primeiros sinais de alerta indicarem que sua raiva pode sair do controle. Dar um tempo ajuda a recuperar o controle sobre si mesmo e sobre a situação. Você tem a oportunidade de se lembrar do que é importante e do que está tentando obter.

O uso eficiente desses intervalos envolve o reconhecimento dos primeiros sinais de que a raiva está interferindo em como você quer manejar a situação ou que está se tornando destrutiva. Pode-se usar os intervalos como os atletas fazem: para se reagrupar, desenvolver estratégias, relaxar ou simplesmente descansar. Seu intervalo pode durar cinco minutos ou até mesmo 24 horas. Ele não é usado para evitar uma situação, mas para capacitá-lo a abordá-la a partir de um novo ângulo e com um novo início. Algumas vezes, o simples fato de se afastar da situação já ajuda a encará-la de forma diferente. Durante o intervalo, você também pode praticar os exercícios de relaxamento descritos no Capítulo 14 (p. 235 e 236). Você vai descobrir que aproveita ao máximo o intervalo quando o utiliza para testar seus pensamentos de raiva (conforme descrito anteriormente neste capítulo e nos Caps. 6 a 9). Algumas pessoas tentam retornar à situação com uma nova estratégia em mente para minimizar a possibilidade de uma explosão de raiva. Conforme já descrito, você pode usar a criação de imagens para praticar o que deseja dizer e fazer antes de retornar à situação.

*Assertividade*

Aprendendo a ser assertivo, você reduz suas dificuldades com a raiva. A assertividade é com frequência descrita como um ponto intermediário entre ser agressivo e permitir passivamente que alguém se aproveite de você. Quando somos agressivos, atacamos a outra pessoa. Quando somos excessivamente passivos, permitimos que os outros nos ataquem. Assertividade descreve um ponto intermediário no qual nos defendemos sem atacar a outra pessoa. Como exemplo, apresentamos aqui três respostas a alguém que nos chama de "imbecil".

Agressiva: "Se você acha que sou imbecil, você é um idiota!" (*Gritando*)

Assertiva: "Você pode achar que sou imbecil, mas vamos voltar ao problema real, que é XYZ." (*Calmo e firme*)

Passiva: (*Baixa a cabeça e não diz nada*)

Assertividade também significa expressar desejos e necessidades de maneira simples. Por exemplo, suponha que você está voltando para casa do trabalho e seus filhos começam a pedir sua atenção, todos ao mesmo tempo. Se estiver cansado e tentar satisfazer as necessidades deles (passivo), você começará a se sentir sobrecarregado e acabará explodindo de raiva (agressivo). Geralmente é melhor ser assertivo e dizer algo como: "Estou muito cansado e preciso de alguns minutos antes de brincar com vocês". Isso dá tempo para você se recuperar, lembrar-se do quanto ama seus filhos e preparar-se para passar um tempo com eles e/ou definir limites quando necessário. Dessa maneira, a assertividade reduz a frequência com que você é tratado injustamente ou se aproveitam de você, e assim pode prevenir situações que provocam raiva. Também dá a você maior sensação de controle em sua vida.

## Quatro estratégias para ajudá-lo a planejar e praticar respostas assertivas

**1. Use afirmações do tipo "Eu".** Afirmações de raiva costumam começar com a palavra "você" e expressam acusação pelos problemas (p. ex., "Você sempre pensa primeiro em si"). Iniciar uma conversa dessa maneira coloca a outra pessoa na defensiva e, assim, diminui a possibilidade de que ela escute o que você tem a dizer. Respostas assertivas frequentemente começam com "Eu" e expressam suas reações, necessidades e desejos (p. ex., "Eu realmente gostaria que você ouvisse o que estou pensando e sentindo"). Expressar uma necessidade ou solicitação aumenta as chances de fazer a outra pessoa escutar sua mensagem, e, desse modo, provavelmente a conversa será produtiva.

**2. Reconheça o que há de verdade nas queixas que alguém tem de você e, ao mesmo tempo, defenda seus direitos.** Por exemplo, imagine que alguém pede para fazer alguma coisa e você diz não. A outra pessoa então diz: "Mas preciso muito que faça isto para mim, e me parece egoísta que você não ajude, já que pode". Você pode responder: "Compreendo que você esteja despontado, mas preciso dizer que não, porque realmente estou muito cansado agora. Isto não é ser egoísta; é apenas cuidar um pouco de mim".

**3. Faça declarações claras e simples sobre seus desejos e necessidades, em vez de esperar que outras pessoas leiam sua mente e prevejam o que você quer.** É assertivo pedir ajuda diretamente, dizer aos outros o que precisa e ser claro acerca de suas expectativas. Você pode dizer a seu parceiro: "Meus pés estão doendo. Você poderia massageá-los?". Uma mãe poderia dizer aos filhos: "Por favor, juntem seus brinquedos e os coloquem no lugar. Quando eu voltar, espero que o piso esteja limpo". Ou um gerente poderia dizer: "Preciso que você termine este projeto hoje até as 15 horas. Por favor, avise-me se alguma coisa atrapalhar o cumprimento deste prazo".

**4. Foque o processo de assertividade em vez dos resultados.** Ser assertivo não significa que você sempre vai conseguir o que pede. O objetivo da assertividade é a comunicação clara. Mesmo que não exista garantia de que cada declaração assertiva levará ao resultado desejado, a comunicação assertiva consistente provavelmente, com o tempo, produzirá relações mais positivas.

*Pensamentos e pressupostos que interferem em ser assertivo*

"Se você realmente gosta de mim/me ama, então saberá do que preciso."

"As pessoas não vão gostar de mim se eu disser não."

"Por que me importar? De qualquer forma não vou conseguir o que quero."

"Não vale a pena a discussão que isto vai causar."

"Consigo conviver com isto do jeito que está."

"Se alguém não está falando comigo de forma gentil, não preciso responder de forma gentil."

Esses pressupostos são prejudiciais às relações. Mesmo as pessoas que gostam muito de nós com frequência não sabem o que queremos ou do que precisamos. O pressuposto de que as pessoas *deveriam* saber sem que precisássemos dizer leva a mágoa e raiva frequentes. Fazer afirmações claras e simples sobre nossos desejos e necessidades é uma boa habilidade de relacionamento e frequentemente reduz a mágoa e a irritação que podem conduzir à raiva.

Se esses tipos de pensamentos interferem em sua assertividade, você pode testá-los utilizando as habilidades ensinadas nos Capítulos 6 a 9. Você também pode testar seus pensamentos e a utilidade da asserção realizando experimentos comportamentais, conforme visto no Capítulo 11.

### Perdoando os outros

Quando alguém nos magoou profunda ou repetidamente, a raiva pode durar muito tempo. Uma raiva constante pode corroer nosso espírito e nos impedir de experimentar felicidade e alegria. Nesse caso, encontrar uma maneira de se desprender da raiva pode ser valioso. Se a pessoa que nos magoou lamenta e se desculpa, perdoar será um pouco mais fácil. No entanto, se a pessoa não lamenta o que fez ou disse, perdoar será mais difícil. É útil ter em mente que perdão tem a ver com nos aliviarmos da carga da raiva. Isso não significa desconsiderar as ações da outra pessoa; significa olhar para essas ações de forma diferente. Por exemplo, podemos aceitar que a pessoa que nos magoou está atrapalhada ou tem os próprios problemas para resolver.

Algumas vezes decidimos não perdoar alguém, como quando essa pessoa continua a nos magoar ou magoa alguém de quem gostamos. Nesse caso, a única maneira de nos desprendermos da raiva pode ser aceitar que a outra pessoa é abusiva, ter claro em nossa mente que não é nossa culpa e encontrar maneiras que nos protejam de abuso futuro. Os planos de ação, descritos no Capítulo 10, podem nos ajudar a planejar uma série de ações e respostas para nos proteger de abuso. Algumas vezes, isso inclui impôr uma distância entre nós e a pessoa abusiva.

Se você decidir que quer perdoar alguém, aqui estão duas abordagens que podem ajudar. Lembre-se de que você pode se engajar nesse processo de perdão em benefício próprio, e não para o benefício da outra pessoa. Na verdade, você nem mesmo precisa comunicar seu perdão à outra pessoa. A opção 2 (escrever uma carta de perdão) estimula o perdão mesmo que você não esteja mais em contato com a pessoa que o magoou.

**1. Diga diretamente à outra pessoa como ela o magoou, para ajudá-la a compreender por que você está com raiva.** Se usar afirmações do tipo "Eu", conforme descrito na seção anterior sobre assertividade, a outra pessoa terá a chance de levar em consideração sua perspectiva e responder. Por exemplo, você pode dizer a seu cônjuge ou a um amigo: "Sinto-me como um estranho quando você não me apresenta a seus amigos. Quando você continua a fazer isso, mesmo depois de eu ter falado muitas vezes a respeito, a mensagem que recebo é que realmente não se importa com meus sentimentos". Se a outra pessoa se desculpa, você pode decidir entre perdoá-la ou falar sobre as mudanças futuras necessárias para que possa perdoá-la. Por exemplo, você pode dizer: "Quero acreditar em você e perdoá-lo. Se me apresentar a alguns de seus amigos durante o próximo mês, isso vai me mostrar que realmente se importa e vai me ajudar a não me sentir magoado e com raiva".

**2. Escreva uma carta de perdão narrando a mágoa ou o dano que foi feito a você.** Esta é uma carta que você não vai enviar. É importante não censurar seus pensamentos enquanto a escreve. Esta carta de perdão é para você – não para a pessoa que está perdoando. Portanto, você pode escrevê-la com total liberdade porque a pessoa que o magoou nunca irá lê-la.

> EXERCÍCIO: Escrevendo uma carta de perdão
>
> Use a Folha de Exercícios 15.4 como um guia para ajudá-lo a escrever sua carta de perdão. Não é fácil perdoar aqueles que nos trataram mal, mas pode ser útil para curar feridas profundas e se livrar da raiva. Se neste momento você não está pronto para escrever uma carta de perdão, não faz mal. Apenas pule este exercício e seção e retorne a estas páginas em outro momento – se optar por fazer isso.

## FOLHA DE EXERCÍCIOS 15.4  Escrevendo uma carta de perdão

1. Isto é o que você fez para mim:

2. Este é o impacto que isso teve em minha vida:

3. É assim que isso continua a me afetar:

4. É assim que imagino que minha vida será melhor se eu conseguir perdoar você:

5. (O perdão está relacionado a uma compreensão compassiva das pessoas que o magoaram. Escreva sobre experiências na vida que a outra pessoa teve ou as outras pessoas tiveram que poderiam ter contribuído para a forma como o magoaram ou maltrataram.) É assim que consigo compreender o que você fez:

6. (Todas as pessoas magoam alguém em algum momento. Quando você magoa outra pessoa, como gostaria que essa pessoa pensasse a seu respeito?) É assim que eu gostaria de ser visto se eu magoasse alguém:

7. (Perdoar não significa aprovar, esquecer ou negar o que foi feito e a dor que você vivenciou. Ao contrário, perdoar significa encontrar uma forma de abandonar sua raiva e compreender os eventos segundo uma perspectiva diferente.) É assim que posso perdoar o que você fez:

8. Estas são as qualidades que tenho que permitirão que eu siga em frente:

*A mente vencendo o humor,* segunda edição. © 2016 Dennis Greenberger e Christine A. Padesky. Os compradores deste livro podem fazer cópias e/ou *download* de cópias adicionais desta folha de exercícios (ver quadro no final do Sumário).

> **EXERCÍCIO:** Avaliando as estratégias de manejo da raiva
>
> Até agora você aprendeu como testar os pensamentos de raiva, preparar-se para os acontecimentos com a criação de imagens, reconhecer os primeiros sinais de alerta da raiva, dar um tempo, ser assertivo e perdoar podem ajudá-lo a manejar sua raiva. Experimente alguns desses métodos de manejo da raiva para identificar quais funcionam melhor para você. Para descobrir isso, use a Folha de Exercícios 15.5 para classificar seu nível de raiva em uma escala de 0 a 100 antes e depois de utilizá-los. Depois que identificar um ou dois métodos que funcionem melhor para você, comece a usá-los regularmente. Com a prática, provavelmente você será capaz de usar essas estratégias de forma mais eficaz quando precisar delas.

### FOLHA DE EXERCÍCIOS 15.5 Avaliação de minhas estratégias de manejo da raiva

Abaixo de "Método de Manejo da Raiva" escreva "Teste dos pensamentos", "Criação de imagens", "Reconhecimento dos primeiros sinais de alerta", "Dar um tempo", "Assertividade" ou "Perdão". Para cada sessão de prática, classifique sua raiva em uma escala de 0 a 100, em que 0 é nenhuma raiva e 100 é a maior raiva já sentida, antes e depois do exercício. Realize várias sessões de prática com cada um desses métodos. Na parte inferior da Folha de Exercícios, faça alguns comentários sobre o que aprendeu. Veja se suas habilidades de manejo da raiva melhoram com a prática e também compare os diferentes métodos para saber quais funcionam de modo mais eficaz para você.

| Método de manejo da raiva | Classificação da raiva no início (0-100%) | Classificação da raiva no fim (0-100%) |
|---|---|---|
| | | |
| | | |
| | | |
| | | |
| | | |
| | | |
| | | |
| | | |
| | | |
| | | |
| | | |

O que aprendi (Meu manejo da raiva melhorou com a prática? Quais métodos funcionam melhor para mim?):

_____

_____

_____

*A mente vencendo o humor*, segunda edição. © 2016 Dennis Greenberger e Christine A. Padesky. Os compradores deste livro podem fazer cópias e/ou *download* de cópias adicionais desta folha de exercícios (ver quadro no final do Sumário).

*Terapia de casal ou de família*

Para algumas pessoas, a raiva ocorre preponderantemente com membros da família. Se as estratégias de manejo da raiva descritas anteriormente não ajudarem a manejar a raiva em suas relações mais íntimas, uma terapia de casal ou família pode ser útil. Suas percepções, suas atitudes, suas crenças e seus pensamentos sobre o parceiro, os filhos ou outros membros da família podem alimentar sua raiva. A terapia pode ensiná-lo a se comunicar melhor, aumentar as interações positivas em seus relacionamentos e a desenvolver habilidades de negociação. Também pode ajudá-lo a aprender estratégias para a identificação e a alteração de expectativas e regras. Essas habilidades podem reduzir a raiva e melhorar a qualidade de suas relações.

## CULPA E VERGONHA

Culpa e vergonha são emoções intimamente ligadas. Tendemos a nos sentir culpados quando acreditamos que violamos regras que são importantes para nós ou quando não estamos à altura dos padrões que estabelecemos para nós mesmos. Também sentimos culpa quando julgamos que fizemos alguma coisa errada. Se pensarmos que "deveríamos" ter nos comportado de forma diferente ou que "tínhamos" de ter feito melhor, provavelmente sentiremos culpa.

A vergonha também envolve a sensação de que fizemos algo errado. No entanto, quando sentimos vergonha, assumimos que o que fizemos errado significa que "falhamos", "não somos bons", "somos inadequados", "horríveis" ou "maus". A vergonha em geral está conectada a uma visão altamente negativa de nós mesmos. Vergonha frequentemente envolve segredo. Podemos pensar: "Se os outros soubessem este segredo, ficariam indignados comigo ou pensariam mal de mim". Por essa razão, a origem da vergonha raramente é revelada e permanece oculta e destrutiva. A vergonha frequentemente acompanha um segredo familiar, envolvendo outros membros da família – um segredo como alcoolismo, abuso sexual, aborto, falência ou outro comportamento considerado desonroso na comunidade.

Marisa tinha vergonha de ter sofrido abuso sexual. Embora o abuso tivesse iniciado quando tinha 6 anos de idade, ela nunca revelara completamente a extensão da violência sexual sofrida até fazer 26 anos. Ela tentou contar à mãe sobre o abuso quando era mais jovem, mas foi repreendida e acusada de mentir. Sempre que recordava do abuso sexual, era invadida por sentimentos de vergonha. Durante a terapia, ela preencheu a Folha de Exercícios 15.3. Sua Folha de Exercícios demonstrou uma conexão entre seus pensamentos e sua vergonha (Fig. 15.2). Esse exemplo demonstra a natureza secreta da vergonha ("Eu nunca conseguiria contar a Juliana que isso aconteceu...") e também como a vergonha estava conectada à visão que Marisa tinha de si mesma como "horrível" e "desprezível".

## Superando a culpa e a vergonha

Superar a culpa e a vergonha não significa necessariamente se livrar da culpa se você acredita que fez alguma coisa errada. Significa assumir a quantidade apropriada de responsabilidade e chegar a um acordo com o que o levou a se sentir assim.

Há cinco aspectos na superação da culpa e da vergonha: avaliar a gravidade de suas ações, pesar a responsabilidade pessoal, reparar quaisquer danos que você tenha causado, quebrar o silêncio em torno da vergonha e autoperdoar-se. Frequentemente, apenas um ou dois desses exercícios são necessários para ajudar a superar a culpa. Às vezes, no entanto, a superação da culpa requer um trabalho em todos os cincos aspectos.

| 1. Situação<br>Quem?<br>O quê?<br>Quando?<br>Onde? | 2. Estados de humor<br>a. O que você sentiu?<br>b. Avalie cada estado de humor (0-100%). | 3. Pensamentos automáticos (imagens)<br>a. O que estava passando por sua mente instantes antes de você começar a se sentir assim?<br>b. Circule ou marque o pensamento "quente". |
|---|---|---|
| Dirigindo para casa depois de jantar em um restaurante com Juliana. Ela estava falando sobre a visita recente de seu pai. | (Vergonha 100%) | Imagem/lembrança de meu pai se esgueirando até a minha cama. Eu tentei fingir que estava dormindo, mas aquilo não o deteve. Lembranças visuais e físicas do abuso sexual.<br><br>Devo ser uma pessoa horrível por isso ter acontecido comigo.<br><br>Sou uma pessoa desprezível.<br><br>(Eu nunca conseguiria contar a Juliana que isso aconteceu. Se ela soubesse, teria conhecimento do quanto sou terrível e nunca mais iria querer ficar perto de mim.) |

**FIGURA 15.2** Respostas de Marisa na Folha de Exercícios 15.3 para compreender sua vergonha.

*Avaliando a gravidade de suas ações*

Podemos sentir vergonha ou culpa por grandes ou pequenas ações. Como você compararia a gravidade dessas três ações por parte de Tânia?

**1.** Tânia estava cansada no fim do dia. Seu telefone tocou e ela decidiu não atendê-lo porque não queria falar com ninguém. Ela ouviu a voz de sua mãe na secretária eletrônica dizendo: "Tânia, você está aí? Quero contar sobre minhas férias". Tânia não atendeu o telefone.

**2.** Depois que a mãe de Tânia deixou sua mensagem, o telefone tocou novamente. Quando Tânia ouviu a voz de sua melhor amiga na secretária eletrônica, pegou o telefone e conversou com ela por 10 minutos.

**3.** No dia seguinte, Tânia disse à mãe que não estava em casa quando ela ligou na noite anterior.

As três experiências de Tânia descrevem eventos relativamente pequenos. No entanto, muitas pessoas julgariam a gravidade desses eventos de forma diferente. Em qual desses três eventos você provavelmente se sentiria culpado? Por quê?

Sua avaliação da gravidade de uma ação ou um pensamento depende de suas regras e de seus valores. Muitas pessoas dizem que se sentiriam mais culpadas por mentir à mãe (item 3) do que por não atender o telefone (item 1). Algumas pessoas podem se sentir igualmente culpadas em todos os três exemplos.

Culpa e vergonha frequentes significam que você está vivendo sua vida de uma forma que viola seus princípios (p. ex., ter um caso quando acredita no casamento monógamo) ou que está julgando ações muito pequenas como graves. Para avaliar a gravidade das ações que levam à culpa e à vergonha, você pode responder às perguntas contidas nas Dicas Úteis, a seguir. Essas perguntas encorajam você a olhar para a situação a partir de diferentes perspectivas. Isso é muito útil se você tende a sentir culpa ou vergonha em muitas situações, mesmo quando outras pessoas com valores semelhantes não se sentem assim. Perguntas formuladas para mudar a perspectiva podem ajudá-lo a avaliar a gravidade de suas ações. Pergunte a si mesmo: "Qual a importância que isto vai ter daqui a cinco anos?". Ter um caso com certeza continuará parecendo uma grande violação de uma relação monógama daqui a cinco anos. Chegar tarde em casa para o jantar por três noites seguidas não parecerá importante daqui a cinco anos, mesmo que esse seja um evento estressante para você e seu parceiro agora. Portanto, uma culpa persistente a respeito de um caso extraconjugal faria mais sentido do que uma culpa persistente por chegar tarde em casa para o jantar.

### DICAS ÚTEIS

**Perguntas para avaliar a gravidade de minhas ações**

- As outras pessoas consideram esta experiência tão séria quanto eu considero? Por quê?
- Algumas pessoas consideram esta experiência menos séria? Por quê?
- O quanto eu consideraria séria a experiência se meu melhor amigo fosse o responsável e não eu?
- O quanto esta experiência parecerá importante daqui a um mês? Um ano? Cinco anos?
- O quanto eu consideraria a experiência como séria se alguém fizesse isso para mim?
- Eu sabia de antemão o significado ou as consequências de minhas ações (ou pensamentos)? Com base no que eu sabia na época, meus julgamentos atuais são pertinentes?
- Ocorreu algum dano? Em caso afirmativo, ele pode ser corrigido? Em caso afirmativo, quanto tempo isso levará?
- Houve uma ação ainda pior que eu tenha considerado e evitado (p. ex., considerei mentir, mas em vez disso evitei atender o telefone)?

### EXERCÍCIO: Avaliando a gravidade de minhas ações

Usando como guia as perguntas contidas nas Dicas Úteis, avalie a gravidade de suas ações nas escalas da Folha de Exercícios 15.6. Como as pessoas têm valores e crenças diferentes sobre o que é certo e o que é errado, você deve primeiro personalizar os parâmetros para você. Na marca de 100 na escala no alto da Folha de Exercícios, escreva a ação errada mais grave que você imagina que uma pessoa possa fazer. Por exemplo, poderia ser torturar e assassinar alguém. Já 0 não seria absolutamente grave, 10 seria algo como não devolver uma pequena quantia do troco que você recebeu a mais em uma loja.

Nomeie algumas marcas na escala no alto da Folha de Exercícios 15.6 para que possa ver as diferenças entre ações menores, médias e sérias pelas quais você poderia sentir culpa ou vergonha. Depois pense na pior coisa que você já fez em sua vida. Presumindo que seja menos grave do que tortura e assassinato, coloque essa ação na escala onde você acha que ela pertence.

Depois de ter criado sua escala pessoal, utilize-a para avaliar a gravidade das ações que provocam culpa ou vergonha em você.

## FOLHA DE EXERCÍCIOS 15.6 — Avaliando a gravidade de minhas ações

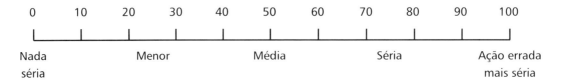

**Meus exemplos pessoais:**

Exemplo pessoal menor: _____ Minha classificação: _____

Pior ação pessoal: _____ Minha classificação: _____

Ação que estou avaliando: _____

Minha classificação:

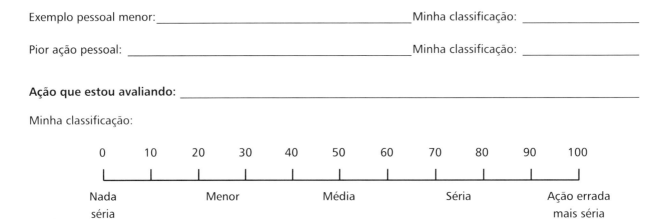

Ação que estou avaliando: _____

Minha classificação:

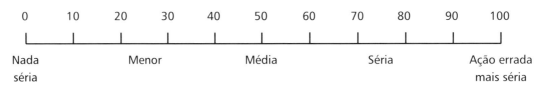

Ação que estou avaliando: _____

Minha classificação:

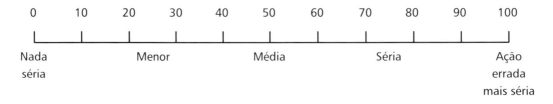

*A mente vencendo o humor*, segunda edição. © 2016 Dennis Greenberger e Christine A. Padesky. Os compradores deste livro podem fazer cópias e/ou *download* de cópias adicionais desta folha de exercícios (ver quadro no final do Sumário).

## Pesando a responsabilidade pessoal

Depois de ter avaliado a gravidade de suas ações, é importante pesar o quanto da violação é sua responsabilidade pessoal. Marisa sentia vergonha de ter sido molestada quando criança. O abuso foi certamente um evento grave em sua vida, mas ela foi responsável por ele? Vítor se sentiu culpado por ter explodido de raiva com sua esposa, Júlia, uma noite quando ela começou a reclamar das contas atrasadas do cartão de crédito. Ele foi responsável por sua reação de raiva?

Um bom modo de pesar a responsabilidade pessoal é construir uma "torta de responsabilidades". Para fazer isso, liste todas as pessoas e todos os aspectos de uma situação que contribuíram para um evento em relação ao qual você se sentiu culpado ou envergonhado. Inclua a si mesmo na lista. Depois desenhe um círculo para representar uma torta e atribua fatias de responsabilidade para o evento em tamanhos que reflitam a respectiva responsabilidade. Desenhe a própria fatia por último, de maneira que você não atribua prematuramente responsabilidade demais a si mesmo.

A Figura 15.3 mostra as pessoas e coisas que Marisa identificou como parcialmente responsáveis por seu abuso sexual e como ela completou sua primeira torta de responsabilidades. Embora Marisa sempre tenha se sentido pessoalmente responsável por ter sido molestada, quando preencheu uma torta de responsabilidades, atribuiu a si mesma uma parte muito pequena da responsabilidade. Ela decidiu que se sentia responsável somente por não dizer "não" ao pai. A maior parte da responsabilidade pelo que aconteceu foi de seu pai, e mesmo as fatias representando sua mãe, seu avô e o álcool eram maiores do que as de Marisa.

Quando ela mostrou sua torta de responsabilidades para o terapeuta, eles discutiram mais sobre a "responsabilidade" dela. Depois de várias sessões, Marisa veio a compreender e acreditar que não era de forma alguma responsável por ter sido molestada. Ela aprendeu que o abuso é de inteira responsabilidade do adulto; como a maioria das crianças, ela não tinha o conhecimento ou a segurança para dizer não com 6 anos de idade ou mesmo com 13 anos. Quando finalmente disse não, aos 14 anos, o abuso parou. Mas parar seu pai aos 14 anos não significava que ela tinha a capacidade de fazer isso desde o começo.

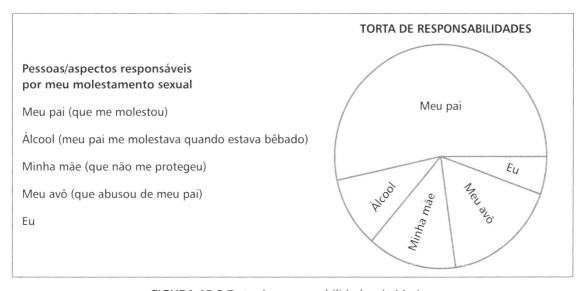

**FIGURA 15.3** Torta de responsabilidades de Marisa.

Seu pai pode não ter desejado arriscar um confronto quando ela ficou maior. Mesmo que ela tivesse dito não quando era menor, provavelmente isso não o teria impedido. Mesmo quando crianças maiores e adolescentes dizem não ao abuso sexual, frequentemente são ignorados. A torta de responsabilidades ajudou a aliviar Marisa de sua culpa.

Vítor completou a torta de responsabilidades (Fig. 15.4) quando se sentiu culpado por gritar com sua esposa depois que ela reclamou sobre as contas do cartão de crédito vencidas. Essa foi uma violação séria de sua promessa a Júlia de que não a atacaria quando estivesse com raiva. Embora não tivesse agredido nem empurrado Júlia, ele a intimidou fisicamente ao parar de pé muito perto dela e gritar em frente a seu rosto.

Como você pode ver, Vítor decidiu que ele era o principal responsável por sua explosão de raiva. Embora Júlia, suas dívidas e as horas extras no trabalho tenham contribuído para a raiva de Vítor, ele achou que poderia ter lidado com a situação de forma menos intimidadora. Logo, Vítor decidiu que faria reparações para compensar Júlia pelo que ele havia feito. Esse incidente também confirmou para Vítor que ele precisava mudar suas respostas de raiva.

Conforme ilustram os exemplos de Marisa e Vítor, as tortas de responsabilidades podem ajudá-lo a avaliar o grau de responsabilidade de cada um daqueles que contribuem para uma situação. Uma torta de responsabilidades não é concebida para sempre reduzir a culpa. Algumas vezes é saudável nos sentirmos culpados em relação ao que fizemos. Nesses casos, podemos dar os passos necessários para reparar os danos que causamos a outras pessoas. Também podemos desenvolver um plano que nos ajude a responder de formas que estejam mais próximas a nossos valores. As pessoas que frequentemente se sentem culpadas por coisas pequenas descobrem que as tortas de responsabilidades as ajudam a reconhecer que não são 100% responsáveis pelas coisas indesejáveis que acontecem. As pessoas que frequentemente sentem culpa ou vergonha quando causaram dano a outras pessoas podem usar uma torta de responsabilidades para avaliar seu papel em algum dano que tenha sido causado antes de fazerem os reparos.

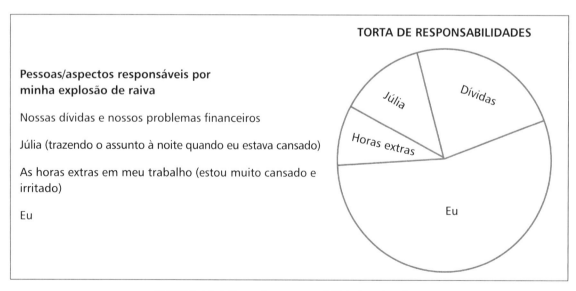

**FIGURA 15.4** Torta de responsabilidades de Vítor.

> **EXERCÍCIO: Usando uma torta de responsabilidades para culpa ou vergonha**
>
> (1) Pense em um evento ou uma situação negativa em sua vida que lhe gerou culpa ou vergonha. Registre esse evento ou situação no item 1 da Folha de Exercícios 15.7. (2) No item 2 da Folha de Exercícios 15.7, liste todas as pessoas e circunstâncias que podem ter contribuído para o resultado. Coloque-se no fim da lista, de modo que possa classificar por último sua fatia de responsabilidade. (3) Divida a torta em fatias no item 3 da Folha de Exercícios, rotulando essas fatias com os nomes das pessoas ou circunstâncias em sua lista. Atribua pedaços maiores a pessoas ou circunstâncias que você acha que têm maior responsabilidade. (4) Depois que tiver terminado, use as perguntas no item 4 da Folha de Exercícios para avaliar o quanto você tem de responsabilidade.

## FOLHA DE EXERCÍCIOS 15.7 Usando uma torta de responsabilidades para culpa ou vergonha

1. Evento ou situação negativa que originou a culpa ou a vergonha: _____

2. Pessoas e circunstâncias que podem ter contribuído para esse resultado:

   _____     _____
   _____     _____
   _____     _____
   _____     _____

3.

4. Você é 100% responsável? Como essa torta de responsabilidades afeta seus sentimentos de culpa e vergonha? Existe alguma atitude que você pode tomar para reparar a parte pela qual é responsável?

   _____
   _____
   _____

*A mente vencendo o humor,* segunda edição. © 2016 Dennis Greenberger e Christine A. Padesky. Os compradores deste livro podem fazer cópias e/ou *download* de cópias adicionais desta folha de exercícios (ver quadro no final do Sumário).

*Fazendo reparações*

Se você prejudicou outra pessoa, é importante reparar suas ações. Procurar reparar o dano que causou é um componente importante no restabelecimento de si mesmo e da relação. Fazer reparações envolve reconhecer o que fez, ser suficientemente corajoso para encarar a pessoa que você magoou, pedir perdão e determinar o que pode fazer para reparar o dano que causou.

> **EXERCÍCIO:** Fazendo reparações por ter prejudicado alguém
>
> A Folha de Exercícios 15.8 ajuda você a fazer seu plano pessoal para reparar o dano que causou a alguém.

### FOLHA DE EXERCÍCIOS 15.8 Fazendo reparações por ter prejudicado alguém

Esta é a pessoa que prejudiquei:


Este foi o dano que causei:


Por isto é que eu estava errado (os valores que violei):


Isto é o que posso fazer para reparar:


Isto é o que posso dizer para a pessoa que prejudiquei:

  Reconheço que quando eu (descreva a ação ou o comportamento aqui) _____

  _____ ,

  isso prejudicou você. Isso foi errado porque _____

  _____

  Peço desculpas por ter feito isto. _____

  Quero fazer _____

  para que você saiba o quanto realmente lamento e espero que com o tempo possa me perdoar.

*A mente vencendo o humor*, segunda edição. © 2016 Dennis Greenberger e Christine A. Padesky. Os compradores deste livro podem fazer cópias e/ou *download* de cópias adicionais desta folha de exercícios (ver quadro no final do Sumário).

Observe que a Folha de Exercícios 15.8 foca seu trabalho de reparação, não o perdão que a outra pessoa possa lhe dar. Você pode pedir que alguém o perdoe "com o tempo", mas isso não é garantia de que a pessoa irá fazê-lo, especialmente se a magoou profundamente e por muitas vezes. No entanto, fazer reparações ajuda você a se sentir melhor, sobretudo quando está realmente arrependido, faz alguma mudança em seu comportamento para tentar ser uma pessoa melhor e se esforça para fazer reparações a alguém que prejudicou. As tentativas de ser uma pessoa melhor o aproximam de uma ação que esteja mais de acordo com seus valores, e isso irá ajudá-lo a se sentir bem em relação a si mesmo.

### Quebrando o silêncio que envolve a vergonha

Quando a vergonha envolve um segredo, é importante conversar com uma pessoa confiável sobre o que aconteceu. A necessidade de manter silêncio frequentemente está baseada na expectativa de que a revelação do segredo resultará em condenação, crítica ou rejeição. Não é incomum que as pessoas que carregaram um segredo por toda a vida fiquem surpresas com a aceitação que recebem quando o revelam. A aceitação contraria a previsão de rejeição e força a reavaliação do significado desse segredo.

Mesmo que não haja alguém em quem você confie plenamente, é importante revelar seu segredo à pessoa em quem você mais confia. Você pode contar à pessoa o quanto fica ansioso em revelar seu segredo e como é difícil fazer isso. Certifique-se de falar com alguém em um momento e local em que terá tempo suficiente para dizer tudo o que precisa dizer e conversar sobre o *feedback* que receber.

Muito embora Petra fosse uma executiva de sucesso em uma grande empresa, ela escondia o fato de ter sido reprovada e expulsa da universidade após seu primeiro ano. Isso ocorreu depois de um período atribulado em sua juventude, durante o qual frequentava festas a maior parte do tempo e usava drogas ilícitas. Agora, como profissional adulta e respeitada, dizia às pessoas que nunca havia tido condições financeiras de ir para a universidade. Petra sentia vergonha de seu comportamento quando jovem e se sentia ainda mais envergonhada por seu fracasso acadêmico. Sua preocupação era de que as pessoas a julgassem negativamente quando ficassem sabendo disso. Isso pesava muito sobre ela, especialmente quando outras pessoas falavam sobre o uso de drogas ou a formatura de seus filhos na universidade.

Certa noite, Petra saiu para jantar com sua melhor amiga, Mônica. Elas estavam conversando sobre erros que haviam cometido quando eram mais moças. Mônica contou a história de um homem que havia namorado e que se tornava assustador quando bebia. Contou a Petra que algumas vezes tinha dificuldade de aceitar como fora capaz de ficar com ele por tanto tempo. Foi então que Petra decidiu correr o risco. Começou contando à amiga que havia usado algumas drogas quando era adolescente. Ficou surpresa ao ver que Mônica não parecia julgá-la, em vez disso comentou: "Tantas pessoas com a nossa idade fizeram isso no passado". Essa resposta a encorajou a contar mais detalhes sobre sua juventude perturbada. Depois de uma hora, Petra revelou a vergonha que tinha por ter sido reprovada e expulsa da faculdade. Ficou surpresa ao ver que Mônica foi compreensiva e sensível às suas experiências. Em vez de ser crítica, Mônica demonstrou reconhecimento pelo quanto Petra conquistou em sua vida depois de um início tão atribulado. Depois daquela noite, Petra se sentiu mais próxima do que nunca de Mônica. E começou a encarar seus erros na juventude com menos vergonha.

*Autoperdão*

Ser uma boa pessoa não significa que você nunca irá fazer coisas negativas. Cometer erros faz parte da condição de ser humano. Se, após uma avaliação cuidadosa, você concluir que fez algumas coisas erradas, então o autoperdão pode aliviar sua culpa e vergonha.

Ninguém é perfeito. Todos nós, em algum momento, violamos nossos próprios princípios ou padrões. Vamos nos sentir culpados ou envergonhados se acreditarmos que o que fizemos significa que somos maus. Porém, as violações não significam necessariamente que somos maus. Como no caso de Petra, nossas ações estão ligadas a uma situação particular ou a um momento específico em nossas vidas.

O autoperdão proporciona uma mudança na interpretação do significado da violação ou do erro que cometemos. Nossa compreensão pode mudar de "Cometi esse erro porque sou uma pessoa horrível" para "Cometi esse erro durante uma época terrível em minha vida, quando não me importava que meu comportamento fosse assim".

Assim como na carta de perdão que você escreveu para outra pessoa na Folha de Exercícios 15.4, o autoperdão não significa que você aprova, esquece ou nega qualquer dor que tenha causado a outras pessoas. Ao contrário, o autoperdão envolve o reconhecimento de suas imperfeições e erros, além da aceitação de suas falhas. Ele também pode ajudá-lo a ver que sua vida não tem sido uma sequência de erros ou de ações nocivas. O autoperdão inclui o reconhecimento de suas boas e más qualidades, seus pontos fortes e também seus pontos fracos.

---

**EXERCÍCIO: Perdoando a mim mesmo**

Algumas pessoas têm muita dificuldade em perdoar a si mesmas; elas têm vozes internas rigorosas e críticas. Se você é capaz de perdoar outras pessoas por suas faltas, mas tem dificuldade em perdoar a si mesmo, você pode se beneficiar da prática do autoperdão. Isso envolve aprender a olhar para si mesmo com a mesma generosidade ou compaixão com a qual olha para os outros. A Folha de Exercícios 15.9 guia você nesse processo.

## FOLHA DE EXERCÍCIOS 15.9  Perdoando a mim mesmo

1. Isto é o que preciso para me perdoar:

2. Este é o impacto que o que fiz teve sobre mim e sobre outras pessoas em minha vida:

3. É assim que isso continua a afetar a mim e aos outros:

4. É assim que imagino que minha vida será melhor se eu conseguir me perdoar:

5. O perdão frequentemente começa pela compreensão. Que experiências tive na vida que podem ter contribuído para o que fiz?

6. O que eu pensaria de outra pessoa que tivesse feito isso?

7. Que aspectos positivos de mim mesmo e de minha vida costumo ignorar quando estou sentindo culpa ou vergonha?

8. Perdoar não significa aceitar, esquecer ou negar o que foi feito e a dor que você sentiu. Ao contrário, perdoar significa encontrar uma forma de abandonar sua culpa e vergonha, e compreender suas ações segundo uma perspectiva diferente. Escreva em um tom gentil e compassivo sobre como você pode perdoar a si mesmo pelo que fez:

9. Estas são as qualidades que tenho que permitirão que eu siga em frente:

*A mente vencendo o humor*, segunda edição. © 2016 Dennis Greenberger e Christine A. Padesky. Os compradores deste livro podem fazer cópias e/ou *download* de cópias adicionais desta folha de exercícios (ver quadro no final do Sumário).

## DEPOIS DE CONCLUIR ESTE CAPÍTULO

Depois que tiver concluído este capítulo, volte ao Capítulo 5 para estabelecer objetivos e identificar sinais de melhora que sejam significativos para você. Você irá aprender habilidades adicionais para ajudá-lo a manejar sua raiva, sua culpa e sua vergonha nos Capítulos 6 a 12.

### Resumo do Capítulo 15

▶ Enquanto você pratica as habilidades de *A mente vencendo o humor*, as Folhas de Exercícios 15.1 e 15.2 irão ajudá-lo a avaliar e acompanhar seu progresso na frequência, na intensidade e na duração de seus estados de humor.

▶ A raiva é caracterizada por tensão muscular, aumento na frequência cardíaca, aumento na pressão arterial e atitude defensiva ou ataque.

▶ Quando estamos com raiva, nossos pensamentos focam nossas percepções de que as outras pessoas estão nos prejudicando e/ou ameaçando, quebrando as regras ou sendo injustas.

▶ A raiva pode variar desde irritação leve até fúria. A intensidade de nossa raiva é influenciada por nossa interpretação do significado dos acontecimentos, nossas expectativas em relação às outras pessoas e se achamos que o comportamento dos outros foi ou não intencional.

▶ Os métodos que são eficazes no controle da raiva incluem o testar os pensamentos de raiva, utilizar a imaginação para antecipar e preparar-se para os acontecimentos nos quais você está em alto risco de ter raiva, reconhecer os primeiros sinais de alerta de raiva, dar um tempo, ser assertivo, perdoar e fazer terapia de casal ou de família.

▶ Sentimo-nos culpados quando achamos que fizemos algo de errado ou não correspondemos aos padrões que estabelecemos para nós mesmos.

▶ A culpa é frequentemente acompanhada por pensamentos contendo as palavras "deveria" ou "tem de".

▶ A vergonha envolve a percepção de que fizemos algo de errado, de que precisamos manter isso em segredo e que o que fizemos significa algo terrível sobre nós.

▶ A culpa e a vergonha podem ser diminuídas ou eliminadas por meio da avaliação de suas ações, pesando a responsabilidade pessoal, fazendo reparos por algum dano que você causou, quebrando o silêncio em torno da vergonha e exercitando o autoperdão.

# 16

# Mantendo seus Ganhos e Experimentando mais Felicidade

Um sábio pescador, enquanto pescava na beirada de um píer, foi abordado por uma mulher faminta que não comia há vários dias. Vendo o cesto de peixes que ele havia pescado, a mulher implorou que lhe desse um peixe para aplacar sua fome. Depois de pensar por um momento, o pescador respondeu: "Não vou dar nenhum de meus peixes, mas se você se sentar ao meu lado e pegar um caniço, vou ensiná-la a pescar. Assim você não comerá somente hoje, mas aprenderá a se alimentar pelo resto de sua vida". A mulher seguiu o conselho do pescador, aprendeu a pescar e nunca mais teve fome.

Assim como o aprendizado da habilidade de pescar ajudou a mulher da história, as habilidades de *A mente vencendo o humor* que você praticou e aprendeu vão ajudá-lo hoje e pelo resto de sua vida. Este capítulo final pede que você revise o que aprendeu durante a utilização de *A mente vencendo o humor* e determine como pode usar essas habilidades para continuar melhorando sua vida.

Se você trabalhou até aqui neste livro, é muito provável que seus estados de humor tenham melhorado. E você está capacitado para usar muitas habilidades de *A mente vencendo o humor* com confiança. As pessoas aprendem essas habilidades em três estágios. No primeiro estágio, você aplica as habilidades de forma consciente e deliberada (escrevendo os Registros de Pensamentos, preenchendo semanalmente os Cronogramas de Atividades, planejando experimentos comportamentais, etc.). O segundo estágio no desenvolvimento das habilidades de *A mente vencendo o humor* inicia quando você já utilizou as habilidades com uma frequência suficiente para carregá-las dentro de sua mente, sem as Folhas de Exercícios, mas ainda com esforço deliberado e consciente. O estágio final se dá quando você já praticou tanto essas habilidades que elas começam a ocorrer automaticamente, sem esforço consciente ou deliberado. Por exemplo, você pode ter um pensamento automático "Sou um fracasso" e, a seguir, pensar rapidamente "Espere um minuto. Atrapalhei-me, mas isso não faz de mim um fracasso". E então, nessa mesma situação, você pode simplesmente pensar: "Oh, atrapalhei-me com isto", sem pensar de forma alguma em ser um fracasso. Este é o momento em que suas novas formas de pensamento e comportamento se tornam arraigadas e automáticas.

### DICAS ÚTEIS

Frequentemente, quando começamos a nos sentir melhor, paramos de usar as habilidades que nos ajudaram a chegar àquele ponto. Na verdade, é valioso continuar a usar deliberadamente as habilidades úteis até que se tornem automáticas.

Mesmo quando começar a usar automaticamente as habilidades de *A mente vencendo o humor*, é possível que algumas vezes você ainda sinta os mesmos estados de humor que o levaram a usar este livro. Experimentar uma variedade e intensidade de estados de humor é parte normal e valiosa da vida. Ao mesmo tempo, você deve estar alerta para notar se flutuações de humor anormais se transformam no que é chamado de "recaída". A palavra "recaída" aplica-se quando seus estados de humor se tornam mais graves, duram muito tempo, ocorrem com muita frequência ou começam a ter efeitos negativos em sua vida ou em suas relações.

A maior parte das dificuldades relacionadas ao humor pode ser minimizada com sucesso. Se você estiver fazendo os exercícios deste livro e não estiver melhorando ou tiver recaídas frequentes, não perca a esperança. Talvez você melhore quando tentar formas alternativas de ajuda. Por exemplo, você pode consultar um profissional de saúde mental para orientações adicionais. Isso também é recomendado se você se sentir tão mal que tenha dificuldade em utilizar este livro por não conseguir se concentrar ou lembrar do que está lendo.

Se você melhorou por meio da utilização de *A mente vencendo o humor* e depois teve uma recaída, deve estar preparado para reconhecer esse contratempo assim que possível. É útil encarar esse contratempo como uma oportunidade de fortalecer suas habilidades. Quanto mais cedo você aplicar as habilidades de *A mente vencendo o humor* a qualquer dificuldade que esteja enfrentando, mais rapidamente voltará a se sentir bem. Se seus estados de humor começarem a piorar, uma boa ideia é retornar à aplicação deliberada das habilidades que o ajudaram a se sentir melhor inicialmente. Você poderá se surpreender ao descobrir que, quando volta a usar essas habilidades de modo consciente, elas ajudam mais rapidamente do que quando você as aprendeu. Isso acontece porque você não está aprendendo algo novo, mas atualizando o que já sabe. É como quando anda de bicicleta depois de muito tempo: pode parecer um pouco estranho no início, mas você rapidamente se lembra do que sabe fazer.

---

### EXERCÍCIO: Revisando e avaliando as habilidades de *A mente vencendo o humor*

Este capítulo guia você quanto aos passos que deve dar para continuar a se beneficiar e a desenvolver as habilidades de *A mente vencendo o humor* aprendidas até aqui e para prevenir e manejar as recaídas. Como ponto de partida para esse planejamento, preencha a Folha de Exercícios 16.1. Essa folha lista as habilidades ensinadas em *A mente vencendo o humor*. Use a escala de 0 a 3 no alto da Folha de Exercícios para avaliar cada habilidade quanto à frequência com que você a usou, à frequência com que ela foi útil quando você a usou e à frequência com que você ainda a usa, e o quanto você acha que ainda poderá empregar essa habilidade no futuro. Não se preocupe se ainda não tem domínio sobre todas essas habilidades. Você pode ter se esquecido de que praticou algumas delas. Poderá haver algumas habilidades que você omitiu durante a leitura deste livro e outras que você pode estar usando agora tão automaticamente que se esqueceu de que as aprendeu. A *Checklist* de habilidades lembra você que existem muitos instrumentos diferentes disponíveis para ajudá-lo a manejar seus estados de humor.

## FOLHA DE EXERCÍCIOS 16.1 *Checklist* de habilidades de *A mente vencendo o humor*

Para cada habilidade listada, existem quatro categorias de avaliação: Usou = Você usou esta habilidade?; Útil = Com que frequência ela foi útil?; Ainda usa = Você ainda usa esta habilidade?; Uso futuro = Você acha que irá usar esta habilidade no futuro?

Classifique cada habilidade em todas as quatro categorias, usando a seguinte escala:

0 = Nunca     1 = Algumas vezes     2 = Frequentemente     3 = A maior parte do tempo

| Veja o capítulo | Habilidades centrais | Usou? | Útil? | Ainda usa? | Uso futuro? |
|---|---|---|---|---|---|
| 2 | Nota as interações entre pensamentos, estados de humor, comportamentos, reações físicas e ambiente. | | | | |
| 4 | Identifica estados de humor. | | | | |
| 4 | Avalia a intensidade dos estados de humor. | | | | |
| 5 | Define objetivos. | | | | |
| 5 | Considera as vantagens e desvantagens da mudança. | | | | |
| 6-7 | Identifica pensamentos automáticos e imagens. | | | | |
| 6-7 | Completa as três primeiras colunas de um Registro de Pensamentos. | | | | |
| 7 | Identifica pensamentos "quentes". | | | | |
| 8 | Encontra evidências que apoiam e evidências que não apoiam um pensamento "quente". | | | | |
| 9 | Gera pensamentos alternativos ou compensatórios com base nas evidências coletadas. | | | | |
| 6-9 | Preenche um Registro de Pensamentos com sete colunas. | | | | |
| 10 | Reúne mais evidências para fortalecer novos pensamentos. | | | | |
| 10 | Quando as evidências em um Registro de Pensamentos apoiam um pensamento "quente", cria um plano de ação para resolver o problema. | | | | |
| 10 | Usa planos de ação para fazer uma mudança em sua vida ou para atingir um objetivo. | | | | |
| 10 | Pratica a aceitação de situações na vida, pensamentos e estados de humor. | | | | |
| 11 | Identifica pressupostos subjacentes do tipo "Se..., então...". | | | | |
| 11 | Testa um pressuposto subjacente com experimentos comportamentais. | | | | |
| 11 | Desenvolve pressupostos alternativos que combinam com sua experiência de vida. | | | | |

*continua*

## FOLHA DE EXERCÍCIOS 16.1 *Checklist* de habilidades de *A mente vencendo o humor* (continuação)

| Veja o capítulo | Habilidades centrais | Usou? | Útil? | Ainda usa? | Uso futuro? |
|---|---|---|---|---|---|
| 12 | Identifica crenças nucleares. | | | | |
| 12 | Identifica novas crenças nucleares. | | | | |
| 12 | Anota evidências que apoiam e fortalecem novas crenças nucleares. | | | | |
| 12 | Avalia a confiança em novas crenças nucleares. | | | | |
| 12 | Usa escalas para avaliar a mudança positiva. | | | | |
| 12 | Fortalece novas crenças nucleares com experimentos comportamentais. | | | | |
| 12 | Pratica a gratidão por meio do uso de um diário de gratidão. | | | | |
| 12 | Expressa gratidão aos outros. | | | | |
| 12 | Age com gentileza. | | | | |

| Veja o capítulo | Habilidades com a depressão | Usou? | Útil? | Ainda usa? | Uso futuro? |
|---|---|---|---|---|---|
| 13 | Classifica os sintomas de depressão. | | | | |
| 13 | Usa um Registro de Atividades para observar as relações entre as atividades e o humor. | | | | |
| 13 | Usa um Cronograma de Atividades para planejar atividades que são prazerosas, para atingir um objetivo, ajudá-lo a resolver coisas que você vem evitando e que combinam com seus valores. | | | | |
| 13 | Realiza atividades mesmo quando não está com vontade. | | | | |
| 13 | Nota e desfruta de pequenas experiências positivas. | | | | |
| 6-13 | Testa pensamentos e imagens depressivos. | | | | |

| Veja o capítulo | Habilidades com a ansiedade | Usou? | Útil? | Ainda usa? | Uso futuro? |
|---|---|---|---|---|---|
| 14 | Classifica os sintomas de ansiedade. | | | | |
| 14 | Reconhece quando está evitando algo devido à ansiedade. | | | | |
| 14 | Identifica seus comportamentos de segurança. | | | | |
| 14 | Faz uma Escada de Medos. | | | | |
| 14 | Utiliza uma Escada de Medos para enfrentar seus medos e superar a esquiva. | | | | |
| 14 | Utiliza a atenção plena e a aceitação para manejar a ansiedade. | | | | |

*continua*

## FOLHA DE EXERCÍCIOS 16.1 *Checklist* de habilidades de *A mente vencendo o humor* (continuação)

| Veja o capítulo | Habilidades com a ansiedade | Usou? | Útil? | Ainda usa? | Uso futuro? |
|---|---|---|---|---|---|
| 14 | Pratica respiração para manejar a ansiedade. | | | | |
| 14 | Pratica relaxamento muscular progressivo para manejar a ansiedade. | | | | |
| 14 | Usa o imaginário para manejar a ansiedade. | | | | |
| 6-9, 11, 14 | Testa pensamentos e imagens ansiosos. | | | | |

| Veja o capítulo | Habilidades com a raiva | Usou? | Útil? | Ainda usa? | Uso futuro? |
|---|---|---|---|---|---|
| 15 | Usa a imaginação para antecipar e se preparar para os acontecimentos. | | | | |
| 15 | Reconhece precocemente sinais de alerta de raiva. | | | | |
| 15 | Faz o uso de intervalos (dar um tempo). | | | | |
| 15 | Utiliza a comunicação assertiva. | | | | |
| 15 | Pratica o perdão. | | | | |
| 6-11, 15 | Testa pensamentos e imagens de raiva. | | | | |

| Veja o capítulo | Habilidades com a culpa e a vergonha | Usou? | Útil? | Ainda usa? | Uso futuro? |
|---|---|---|---|---|---|
| 15 | Avalia a seriedade de suas ações. | | | | |
| 15 | Usa a torta da responsabilidade. | | | | |
| 15 | Faz reparações. | | | | |
| 15 | Rompe o silêncio. | | | | |
| 15 | Pratica o autoperdão. | | | | |

*A mente vencendo o humor*, segunda edição. © 2016 Dennis Greenberger e Christine A. Padesky. Os compradores deste livro podem fazer cópias e/ou *download* de cópias adicionais desta folha de exercícios (ver quadro no final do Sumário).

Marque as habilidades na Folha de Exercícios 16.1 que se tornaram automáticas para você – aquelas que ocorrem sem planejamento deliberado. Pode haver algumas habilidades que sejam úteis a maior parte do tempo, mas que ainda não são automáticas para você. Continue a praticá-las. Pode demorar vários meses antes que uma habilidade se torne automática.

**DICAS ÚTEIS**

Um dos objetivos da Folha de Exercícios 16.1 é destacar as habilidades de *A mente vencendo o humor* que você aprendeu. As melhoras que você obteve são resultado de seu esforço e das novas habilidades que desenvolveu. Você pode seguir em frente com a confiança de que ninguém poderá tirar essas habilidades de você. Na verdade, com o passar do tempo, você irá aprender a usar suas habilidades em muitas outras situações. Conforme fizer isso, haverá menos probabilidade de você se deparar com problemas de humor futuros e maior probabilidade de experimentar felicidade e de encontrar propósito e significado positivos em sua vida

## REDUZA A PROBABILIDADE DE RECAÍDA

Às vezes, paramos de utilizar as habilidades porque estamos nos sentindo melhor. Outras vezes, antigos pensamentos e comportamentos retornam, apesar de nossos melhores esforços, e começamos a experimentar com mais frequência humores negativos graves, perturbadores e de longa duração. Mesmo que pareça ruim, essa é uma oportunidade de desenvolver ainda mais nossas habilidades e ajudá-las a se tornar mais automáticas. Conforme descrito anteriormente neste capítulo, se conseguimos notar essas recaídas precocemente e tomamos uma atitude, temos uma boa chance de melhorar nossos estados de humor rapidamente. Os três passos a seguir reduzem a probabilidade de recaída:

1. **Identifique as situações de alto risco.** Enquanto desenvolveu os exercícios deste livro, você deve ter notado que é mais provável que enfrente estados de humor problemáticos em determinadas situações. Márcia tinha maior probabilidade de se sentir ansiosa em aviões e quando seu coração ficava acelerado. Paulo tinha tendência a se sentir deprimido quando parecia que seus filhos e netos não precisavam dele. A raiva de Vítor era desencadeada quando ele achava que as pessoas não o apoiavam. Marisa ficava mais deprimida quando pensava que as pessoas não gostavam dela ou estavam se aproveitando dela. Na Folha de Exercícios 16.2 (p. 278), liste algumas situações que podem ser de alto risco para você em relação aos estados de humor nos quais está focado.

2. **Identifique os primeiros sinais de alerta.** Estando você em situações de alto risco ou não, é importante ter consciência de que a maioria de nós tem sinais de alerta precoces de que estamos mergulhando em estados de humor cada vez mais profundos e problemáticos. Por exemplo, Paulo voltou a ficar muito ativo com os amigos e familiares quando sua depressão melhorou. Ele notou, contudo, que sempre que seu humor decaía por alguns dias, ele ignorava telefonemas e pensava em formas de evitar se reunir com os amigos e a família. Quando parava de atender os telefonemas e procurava motivos para não ver as pessoas, Paulo reconhecia essas ações como os primeiros sinais de alerta de que sua depressão estava voltando.

Seus primeiros sinais de alerta podem ser comportamentos que você tem ou não tem (p. ex., ficar na cama por mais tempo, procrastinar mais, evitar situações ou pessoas), pensamentos (negativos, de preocupação, autocríticos), estados de humor (uma elevação nos escores do Inventário de Depressão ou do Inventário de Ansiedade de *A mente vencendo o humor*, aumento na irritabilidade) e/ou alterações físicas (dificuldade para dormir, fadiga, tensão muscular, alterações de apetite). Relembre suas experiências passadas. Quais poderiam ser seus primeiros sinais de alerta? Se você não tem consciência de algum, tente perguntar a seus familiares ou amigos se eles têm alguma ideia. Escreva seus primeiros sinais de alerta na Folha de Exercícios 16.2.

Para a maioria de nós, a identificação dos primeiros sinais de alerta inclui a avaliação regular de nossos estados de humor, mesmo depois que estamos nos sentindo melhor. Se experimentou depressão ou ansiedade no passado, você pode preencher mensalmente o Inventário de Depressão e/ou o Inventário de Ansiedade de *A mente vencendo o humor* como parte de seu sistema de monitoramento dos primeiros sinais de alerta. Para outros estados de humor, você pode classificar periodicamente a frequência, a intensidade e a duração deles em uma escala de 0 a 100, conforme aprendeu a fazer na Folha de Exercícios 15.1 no Capítulo 15. Um bom momento para colocar em prática seu plano para reduzir o risco de recaída é quando seus escores de humor começarem a aumentar em frequência, intensidade e/ou duração.

**3. Prepare um plano de ação.** Uma das vantagens de aprender habilidades de manejo do humor é que você pode usá-las diante de desafios para ajudá-lo a compreender, tolerar e reduzir seu sofrimento. Na terceira seção da Folha de Exercícios 16.2, você deve considerar quais habilidades, valores e crenças possui e que podem ajudá-lo durante situações de alto risco e quando começa a identificar os primeiros sinais de alerta de que certos estados de humor estão se tornando problemáticos novamente. Pense no que você aprendeu em *A mente vencendo o humor* que o ajudou a se sentir melhor. O aprendizado que foi mais importante para você é identificado na Folha de Exercícios 16.1, portanto revise suas respostas registradas lá quando estiver desenvolvendo um plano para prevenir e/ou se recuperar de uma recaída.

Escreva na Folha de Exercícios 16.2 as habilidades e os passos que você pode dar em situações de alto risco e quando surgem os primeiros sinais de alerta de que os estados de humor estão piorando. Por exemplo, quando Paulo notou que estava se afastando de sua família e seus amigos (seu primeiro sinal de alerta), ele revisou a Folha de Exercícios 16.1 e se deu conta de que havia se beneficiado da maior parte de seu Cronograma de Atividades (Folha de Exercícios 13.6). Logo, ele escreveu em seu plano para reduzir o risco de recaída que seria mais ativo, sairia mais de casa e faria planos para ficar perto de outras pessoas. Além disso, depois de revisar a Folha de Exercícios 16.1, Paulo reconheceu que outra parte importante de sua melhora se devia a ter aprendido a pensar de forma diferente. Isso aconteceu a partir de sua utilização dos Registros de Pensamentos e de um diário de gratidão.

Como havia preenchido os Registros de Pensamentos durante vários meses, Paulo desenvolveu a habilidade de responder automaticamente a pensamentos negativos com pensamentos mais equilibrados, sem que fosse preciso pensar de modo consciente nisso ou anotar alguma coisa. Paulo antecipou que poderia não ser capaz de responder automaticamente a seus pensamentos negativos caso a depressão retornasse. Portanto, também planejou preencher novamente Registros de Pensamentos caso seus escores no Inventário de Depressão de *A mente vencendo o humor* se elevassem acima de 15. Ele planejou continuar testando seus pensamentos no papel até que seus escores caíssem abaixo de 10.

Quando manteve seu diário de gratidão, Paulo reconheceu a importância de sua família e seus amigos. Quando se deu conta do quanto tinha sorte em ter tantas pessoas boas em sua vida, sentiu-se mais feliz e suas atividades se tornaram mais significativas para ele. Portanto, como parte de seu plano de manejo da recaída, decidiu semanalmente revisar e fazer acréscimos em seu diário de gratidão. Também planejou expressar sua gratidão acerca de algo para pelo menos uma pessoa por semana.

> **EXERCÍCIO: Reduzindo o risco de recaída**
>
> A Folha de Exercícios 16.2 ajuda você a reduzir seu risco de recaída:
>
> 1. Identificando as situações de alto risco.
>
> 2. Identificando os primeiros sinais de alerta de que você está mergulhando na depressão, na ansiedade, na raiva, na culpa ou na vergonha.
>
> 3. Preparando um plano de ação para ajudá-lo a enfrentar os desafios e os períodos de sofrimento.

## FOLHA DE EXERCÍCIOS 16.2 Meu plano para reduzir o risco de recaída

1. Minhas situações de alto risco:

_____
_____
_____
_____
_____

2. Meus primeiros sinais de alerta:

_____
_____
_____
_____
_____

*Avaliar meus estados de humor regularmente (p. ex., uma vez por mês). Meu escore de alerta é* _____

3. Meu plano de ação (revisar a Folha de Exercícios 16.1 para ideias):

_____
_____
_____
_____
_____

*A mente vencendo o humor*, segunda edição. © 2016 Dennis Greenberger e Christine A. Padesky. Os compradores deste livro podem fazer cópias e/ou *download* de cópias adicionais desta folha de exercícios (ver quadro no final do Sumário).

> EXERCÍCIO: **Imagine-se enfrentando**
>
> É útil praticar seu plano expresso na Folha de Exercícios 16.2 antes que seja preciso. Uma forma de fazer isso é imaginar uma de suas situações de alto risco ocorrendo no futuro. Imagine essa situação com muitos detalhes. O que está acontecendo? O que você vê e ouve? A seguir, imagine que está experimentando vários ou todos os primeiros sinais de alerta. Como você se sente? Em que está pensando? O que está fazendo? Agora se imagine colocando em prática seu plano de ação. Passe vários minutos imaginando com detalhes que você está cumprindo cada etapa de seu plano. Enquanto executa cada passo em sua imaginação, preste atenção ao que está fazendo, pensando e sentindo. Como isso afeta seu humor? Pensamentos? Comportamento? Experiência física?
>
> Com base neste exercício de imaginação, qual seu nível de confiança (baixo, médio, alto) de que o plano de ação que escreveu no item 3 da Folha de Exercícios 16.2 será suficiente para ajudá-lo a se sentir melhor novamente se você começar a recair? Se seu nível de confiança for alto, então seu plano provavelmente é bom. Se sua confiança no plano for baixa, então você poderá pensar no que mais pode acrescentar a ele para aumentar a probabilidade de manejar bem futuros desafios. Se você achar que o plano é bom, mas faltar confiança em suas habilidades para executá-lo, a melhor coisa a fazer é continuar praticando as habilidades contidas em seu plano de ação mesmo quando estiver se sentindo bem. Idealmente, você vai querer que a maior parte de suas habilidades para redução da recaída seja consideravelmente automática quando estiver se sentindo bem, de modo que possa confiar nelas para ajudá-lo quando começar a se sentir pior.

## MANTENHA *A MENTE VENCENDO O HUMOR* ONDE VOCÊ POSSA VÊ-LO

Você provavelmente tem usado este livro e praticado as habilidades com regularidade. Se estiver se sentindo melhor agora, poderá querer deixá-lo de lado, especialmente se tiver concluído a leitura ou a maior parte dela. Na verdade, é melhor continuar a consultar este livro mesmo que você não o esteja usando mais tão regularmente quanto antes. Por exemplo, se você o utilizava todos os dias, é interessante mantê-lo em algum lugar em que possa vê-lo para que se lembre de revisar periodicamente o que aprendeu (p. ex., uma vez por semana durante alguns meses). Se vinha utilizando este livro uma vez por semana, pode consultá-lo com o espaço de algumas semanas ou uma vez por mês durante alguns meses. Pesquisas mostram que as pessoas que revisam e continuam a praticar o que aprenderam têm menos probabilidade de recaída do que aquelas que interrompem a prática.

## UTILIZE *A MENTE VENCENDO O HUMOR* PARA MELHORAR SUA VIDA E VIVENCIAR MAIOR FELICIDADE

A maioria das pessoas utiliza inicialmente as habilidades de *A mente vencendo o humor* para ajudar com os estados de humor que as perturbam, como depressão, ansiedade, raiva, culpa ou vergonha. Essas mesmas habilidades também podem ajudá-lo a desenvolver maior felicidade. As habilidades de *A mente vencendo o humor* operam como um elevador: elas podem tirá-lo do subsolo e levá-lo não só até o andar térreo, mas também até o último andar.

Por exemplo, no Capítulo 12, você aprendeu a usar o diário de gratidão, a expressar gratidão pelos outros e a agir com gentileza. Essas práticas estimulam a felicidade. O Capítulo 14 descreve como usar a imaginação positiva para manejar a ansiedade. A imaginação positiva também pode ser empregada para imaginar novas maneiras de ser. Quando você imagina ativamente novos comportamentos, é mais provável que consiga executá-los. Você pode usar a imaginação positiva para ajudá-lo a criar mudanças positivas em sua vida.

Quando quiser fazer mudanças positivas, poderá usar os planos de ação (Cap.10) ou experimentos comportamentais (Cap. 11) para testar novas formas de fazer as coisas e ver o que funciona melhor para você. A prática da aceitação (Cap. 10) e atenção plena (Cap. 14) são métodos que podem ajudá-lo a desenvolver maior sensação de bem-estar. Uma das quatro atividades recomendadas para reduzir a depressão é observar e valorizar pequenas coisas positivas (Cap. 13). Saborear as experiências positivas quando você não está deprimido ajuda a promover maior satisfação na vida. Você também aprendeu que é importante se engajar em uma variedade de atividades quando está deprimido (atividades que são prazerosas, fornecem uma sensação de realização, ajudam a superar a esquiva e são compatíveis com seus valores). Quando você está se sentindo melhor, esses mesmos tipos de atividades o ajudam a obter uma vida cheia de satisfação e bem-estar. Mesmo que esteja se sentindo bem agora e não esteja mais deprimido, ansioso ou com raiva, pense em como pode continuar a utilizar as habilidades de *A mente vencendo o humor* para tomar o elevador até os andares mais altos.

Se você gostar da abordagem de *A mente vencendo o humor* e quiser encontrar um terapeuta cognitivo-comportamental, visite o *site* da Federação Brasileira de Terapias Cognitivas: http://www.fbtc.org.br.

Caso não consiga encontrar um terapeuta cognitivo-comportamental perto de você nesse *site*, peça a seu médico ou a outra pessoa em quem confia que indique um terapeuta. Se *A mente vencendo o humor* for útil para você, muitos terapeutas irão incorporar o uso deste livro à sua terapia. Se você estiver utilizando este livro enquanto trabalha com um terapeuta e não estiver melhorando, discuta com ele as mudanças que podem tornar a terapia mais eficaz. Provavelmente existe uma solução para você. Portanto, não desista até que se sinta melhor.

## Resumo do Capítulo 16

▶ O aprendizado das habilidades de *A mente vencendo o humor* progride por meio de três estágios: exercer prática deliberada e consciente; ser capaz de usar as habilidades que estão em sua mente com esforço consciente; e ter novos comportamentos e processos de pensamento que ocorram automaticamente, sem planejamento ou esforço.

▶ As pessoas costumam parar de usar as habilidades depois que seus estados de humor melhoram, porém é recomendável continuar a praticá-las até que seu emprego se torne automático.

▶ É esperado que qualquer pessoa tenha flutuações normais de humor. É importante reconhecer quando essas flutuações começam a se transformar em "recaída" – isto é, quando os estados de humor se tornam mais graves, duram muito tempo, ocorrem com muita frequência ou passam a ter efeitos negativos em sua vida ou suas relações.

▶ A *checklist* de habilidades de *A mente vencendo o humor* (Folha de Exercícios 16.1) destaca as habilidades que você utilizou, a frequência com que elas o ajudaram, se você ainda as utiliza e com que frequência planeja usá-las no futuro.

▶ A *checklist* de habilidades de *A mente vencendo o humor* também ajuda você a compreender que as melhoras que teve são resultado de seus esforços e das habilidades que desenvolveu.

▶ Para reduzir o risco de recaída, é importante identificar as situações de alto risco, aprender quais são seus sinais de alerta e fazer um plano de ação com base nas habilidades que você tem agora.

▶ É útil praticar na imaginação seu plano de redução do risco de recaída quando você estiver se sentindo bem, a fim de testar o quanto está confiante de que isso vai ajudá-lo caso precise.

▶ Mesmo depois que você terminar de ler *A mente vencendo o humor*, mantenha o livro em algum lugar onde possa vê-lo, para que se lembre do que já aprendeu e continue a praticar as habilidades que o ajudam a se sentir melhor.

▶ As mesmas atividades e habilidades que o erguem da depressão, da ansiedade, da raiva, da culpa e da vergonha também podem levá-lo a estados de humor positivos depois que você se sentir melhor.

# Epílogo

Embora tenha lido a respeito de muitas pessoas diferentes neste livro, você acompanhou em detalhes o progresso de Paulo, Márcia, Marisa e Vítor, e deve estar curioso para saber o que aconteceu com eles. Este Epílogo descreve suas vidas conforme o tempo passou.

Paulo: *Mais velho e melhor.*

Paulo venceu sua depressão testando seus pensamentos nos Registros de Pensamentos e realizando experimentos para aprender novas formas de interagir com seus filhos e netos. Ele também achou muito útil completar os Cronogramas de Atividades e manter um diário de gratidão. Ao concluir a terapia, ele se sentia muito mais feliz. Voltou a se encontrar com os amigos, faz projetos em sua garagem e realiza uma variedade de atividades com sua esposa, Sílvia. Além disso, Paulo e Sílvia conversaram a respeito de como cada um lidaria com a situação se o outro morresse primeiro. Embora espere que Sílvia viva mais do que ele, Paulo se sente mais seguro de que conseguiria aprender a aproveitar a vida mesmo que ela morresse primeiro.

A melhora drástica em seu humor agradou e surpreendeu Paulo. Ao final de sua última sessão de terapia, ele levantou da cadeira e apertou a mão do terapeuta firmemente: "Obrigado, doutor. Você me ajudou imensamente e, você bem sabe, eu não acreditava que a terapia poderia me ajudar." O terapeuta de Paulo sorriu e disse: "Bem, você merece o crédito. Você trabalhou arduamente para se sentir melhor".

Paulo de fato *havia* trabalhado arduamente na terapia. Praticamente todos os dias ele fazia alguma tentativa de se sentir melhor. Em alguns dias, ele identificava seus estados de humor e pensamentos, em outros dias aumentava suas atividades ou experimentava novos comportamentos. Conforme descrito no Capítulo 13, Paulo aumentou especialmente atividades que proporcionavam um sentimento de prazer ou de realização, o que o levou a enfrentar em vez de evitar os desafios da vida. Ele também deu atenção ao que mais valorizava (i.e., a família e os amigos) e garantiu que suas atividades o mantivessem conectado com sua família e seus amigos. Mesmo com esse esforço consistente, a melhora de Paulo variava de semana para semana. A Figura E.1 mostra o gráfico dos escores de depressão de Paulo no Inventário de Depressão de *A mente vencendo o humor* (Folha de Exercícios 13.1) durante o período em que estava em terapia cognitivo-comportamental (TCC).

Geralmente, as pessoas não melhoram todas as semanas em um gráfico de escores de depressão. Observe que Paulo poderia ter pensado que não estava fazendo progresso na semana 3, quando seu escore de depressão realmente aumentou vários pontos. Mas com o tempo, a depressão de Paulo diminuiu, especialmente após a semana 6, quando ele aprendeu a utilizar os Registros de Pensamentos. Mesmo que os escores de depressão de Paulo algumas vezes aumentassem ou permanecessem os mesmos, com o tempo ele se sentiu melhor.

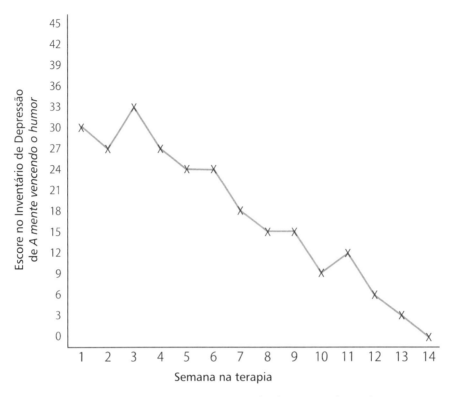

**FIGURA E.1.** Escores semanais de depressão de Paulo.

Marisa: *Finalmente minha vida parece valer a pena.*

Como você pode ver no quadro de escores relativos à depressão de Marisa (Figura E.2), seu padrão de melhora foi muito diferente do de Paulo. Os escores de depressão de Marisa aumentaram e diminuíram muitas vezes durante o tempo em que ela estava em terapia. Durante períodos particularmente difíceis (p. ex., quando estava recebendo *feedbacks* críticos no trabalho, quando ela e seu terapeuta estavam discutindo seu abuso na infância, quando ela ficou desencorajada e parou de completar os Registros de Pensamentos), seus escores de depressão eram mais altos (ela estava mais deprimida). Conforme Marisa melhorou sua habilidade para usar a resolução de problemas, os Registros de Pensamentos e os experimentos, seus escores de depressão ficaram mais baixos (ela estava menos deprimida).

Às vezes, os escores de depressão de Marisa eram tão altos quanto os do início da terapia, mas você pode observar que seus escores eram, em sua maior parte, mais baixos nas últimas semanas da terapia. Nas primeiras 10 semanas, os escores de depressão de Marisa estiveram acima de 30 por sete semanas. Nas 10 semanas seguintes, os escores de Marisa ficaram acima de 30 por somente quatro semanas. Nas 10 semanas seguintes, seus escores ficaram acima de 30 em apenas uma semana. Portanto, embora Marisa continuasse a lutar contra a depressão por meses, seu quadro a ajudou a ver que ela teve menos semanas em que se encontrava muito deprimida quando começou a usar os Registros de Pensamentos e as outras habilidades que aprendeu. Como ocorre com frequência com pessoas que aprendem a usar as habilidades de *A mente vencendo o humor*, Marisa observou que se sentia deprimida com menos frequência e que, quando experimentava estados de humor piores, eles não eram tão graves e não duravam tanto tempo.

Em sua sessão mais recente, Marisa já estava usando as estratégias descritas em *A mente vencendo o humor* há mais de três anos. Ela está utilizando os métodos sozinha, embora retorne para ver seu terapeuta quando precisa de ajuda para resolver algum problema. Marisa não teve qualquer tentativa de suicídio nos três anos anteriores. Já não se sente culpada ou envergonhada em relação à sua história de abuso na infância. Está se saindo bem no trabalho e recebeu avaliações positivas de seu supervisor. Seu segundo filho entrou na faculdade e, com os dois filhos morando fora de casa, ela se mudou para um apartamento menor em um prédio onde pode cultivar um jardim. Marisa está morando sozinha pela primeira vez em sua vida. Ela fez novos amigos e se sente com mais esperança em relação ao futuro.

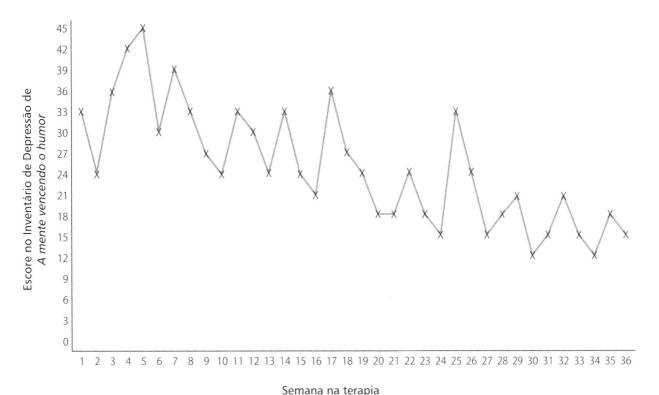

**FIGURA E.2** Escores semanais de depressão de Marisa.

MÁRCIA: *Voando com frequência.*

Como você ficou sabendo no Capítulo 11, Márcia obteve sucesso na superação de seus ataques de pânico e seu medo de voar. Três passos básicos a levaram ao sucesso:

**1.** Márcia identificou as reações físicas (p. ex., batimento cardíaco acelerado) que a amedrontavam e seus medos catastróficos (p. ex., "Estou sofrendo um ataque cardíaco") ligados a essas reações.

**2.** Com a ajuda do terapeuta, Márcia construiu explicações alternativas (p. ex., um batimento cardíaco acelerado pode ser causado por ansiedade, excitação ou café) para tais reações físicas.

**3.** Márcia realizou inúmeros experimentos para reunir informações e testar se suas crenças catastróficas ou explicações alternativas combinavam de modo mais adequado com suas experiências de vida. Esses experimentos foram feitos no consultório do terapeuta, na imaginação, em casa e em aviões.

Com o tempo, Márcia tornou-se confiante de que as reações físicas que experimentava eram alimentadas pela ansiedade, não pelo perigo físico. Ela aprendeu e praticou inúmeras estratégias para reduzir sua ansiedade. Ela já estava voando confortavelmente poucos meses depois de iniciar a terapia.

Márcia manteve a promoção no trabalho e se tornou supervisora regional de sua empresa. Conseguiu usar as habilidades que aprendeu em *A mente vencendo o humor* para identificar e modificar seus pensamentos a fim de manejar as pressões adicionais de seu novo cargo.

Vítor: *A solução perfeita – ser imperfeito.*

Vítor inicialmente procurou tratamento querendo se sentir mais confiante, para se sentir melhor em relação a si mesmo, a manejar sua raiva e a obter ajuda para manter sua sobriedade. Com o passar do tempo, alguns dos objetivos do tratamento de Víctor mudaram. Ele permaneceu firme em seu compromisso de manter a sobriedade. No entanto, começou a se dar conta de que seus problemas com a raiva, a depressão e a ansiedade estavam ameaçando seu casamento.

Vítor dedicou-se a cada uma dessas questões. Seu progresso foi caracterizado por trabalho árduo, esforço contínuo e melhora constante, interrompida por dois episódios de bebedeira descontrolada e deterioração significativa de sua vida. Depois de completar aproximadamente 35 Registros de Pensamentos, Vítor desenvolveu uma boa habilidade de identificar e testar os pensamentos que contribuíam para seus estados de humor, baixa autoestima e abuso de álcool. A antecipação de acontecimentos difíceis e o uso da imaginação para se preparar para eles ajudaram Vítor a controlar seus impulsos para beber e minimizaram a frequência de suas explosões de raiva.

Vítor utilizou o Registro de Crença Nuclear (Folha de Exercícios 12.6) para registrar evidências que apoiavam seu novo senso de competência (Fig. E.3).

Após seu segundo episódio de bebedeira, Vítor teve sucesso em controlar seus impulsos para beber e manteve a sobriedade. Ele atribuiu sua sobriedade à aprendizagem de várias estratégias para manejar seus estados de humor de forma mais sadia. Uma dessas estratégias foi aprender a reconhecer e a modificar os pensamentos e crenças que aumentavam seus estados de humor negativos e impulsos para beber.

Além disso, Vítor e Júlia decidiram que uma terapia de casal seria útil. A terapia de casal os ensinou a melhorar sua comunicação, a expressar claramente seus sentimentos e a testar a exatidão de seus pensamentos em relação ao outro. Além do mais, a terapia os ajudou a reparar sua confiança, que tinha sido enfraquecida por anos de raiva e alcoolismo.

Quando sua terapia estava chegando ao fim, Vítor se deu conta de que continuaria a enfrentar desafios diariamente. Como parte do seu plano de manejo de recaída, ele decidiu escrever periodicamente Registros de Pensamentos quando não conseguisse testar seus pensamentos em sua mente. Em vez de tentar ser perfeito, ele trabalhou a aceitação de suas imperfeições e continuou a reunir e a revisar os dados em seu novo Registro de Crença Nuclear para manter a consciência de sua competência. Vítor atribuiu a continuidade de sua sobriedade, a melhora em seu casamento e a maior sensação de felicidade a essas estratégias e esses métodos.

**Nova crença nuclear:** *Sou competente.*

**Evidência ou experiências que apoia(m) minha nova crença:**

1. Minha filha e eu visitamos uma faculdade que ela estava considerando frequentar. Eu a ajudei a conhecer o local e a fazer perguntas. Ela me disse que apreciava minha ajuda.

2. Ajudei meu filho com um projeto de ciências em que ele estava trabalhando. Não fiz o projeto para ele, mas o ajudei a pensar de uma forma que o auxiliasse a fazer por si mesmo.

3. Júlia expressou admiração pela continuidade de minha sobriedade.

4. Vendi produtos para quatro novas contas no mês passado.

5. Fui convidado pelo pastor de minha igreja para organizar uma reunião para os novos membros.

6. Participei de uma reunião dos Alcoólicos Anônimos (AA) na terça-feira à noite quando tive vontade de beber.

7. Entreguei meu relatório mensal dentro do prazo.

8. Fiquei calmo quando Júlia e eu estávamos discutindo sobre nossas contas.

**FIGURA E.3** Novo registro de crença nuclear de Vítor.

## MUDE COMO VOCÊ SE SENTE, ALTERANDO O MODO COMO VOCÊ PENSA

O Capítulo 1 de *A mente vencendo o humor* descreveu como uma ostra transforma um agente irritante em uma pérola valiosa. Esperamos que *A mente vencendo o humor* o tenha ajudado a adquirir novas habilidades para transformar agentes irritantes e problemas em sua vida em novas estratégias de enfrentamento e pontos fortes. Você agora tem maior capacidade de avaliar seus pensamentos, manejar seus estados de humor e mudar sua vida. Esperamos que tenha resolvido os problemas que o trouxeram até *A mente vencendo o humor* e que, nessa resolução, tenha alcançado *insight*, compreensão, habilidades e métodos para transformar futuros irritantes em pérolas valiosas.

# Apêndice

# Cópias de Folhas de Exercícios Selecionados

| Folha de Exercícios 9.2 | Registro de Pensamentos | 290 |
| Folha de Exercícios 10.2 | Plano de ação | 302 |
| Folha de Exercícios 11.2 | Experimentos para testar um pressuposto subjacente | 304 |
| Folha de Exercícios 12.6 | Registro de crença nuclear: registrando evidências que apoiam uma nova crença nuclear | 306 |
| Folha de Exercícios 12.7 | Avaliando a confiança em minha nova crença nuclear | 307 |
| Folha de Exercícios 12.8 | Classificando comportamentos em uma escala | 308 |
| Folha de Exercícios 12.9 | Experimentos comportamentais para fortalecer novas crenças nucleares | 309 |
| Folha de Exercícios 13.1 | Inventário de Depressão de *A mente vencendo o humor* | 310 |
| Folha de Exercícios 13.2 | Escores do Inventário de Depressão de *A mente vencendo o humor* | 311 |
| Folha de Exercícios 13.6 | Cronograma de Atividades | 313 |
| Folha de Exercícios 14.1 | Inventário de Ansiedade de *A mente vencendo o humor* | 314 |
| Folha de Exercícios 14.2 | Escores do Inventário de Ansiedade de *A mente vencendo o humor* | 315 |
| Folha de Exercícios 14.4 | Fazendo uma escada de medos | 316 |
| Folha de Exercícios 14.5 | Minha escada de medos | 317 |
| Folha de Exercícios 15.1 | Avaliando e acompanhando meus estados de humor | 318 |
| Folha de Exercícios 15.2 | Quadro de escores do humor | 319 |
| Folha de Exercícios 15.4 | Escrevendo uma carta de perdão | 320 |
| Folha de Exercícios 15.9 | Perdoando a mim mesmo | 321 |
| Folha de Exercícios 16.2 | Meu plano para reduzir o risco de recaída | 322 |

## FOLHA DE EXERCÍCIOS 9.2 Registro de Pensamentos

| 1. Situação | 2. Estados de humor | 3. Pensamentos automáticos (imagens) | 4. Evidências que apoiam o pensamento "quente" | 5. Evidências que não apoiam o pensamento "quente" | 6. Pensamentos alternativos/ compensatórios | 7. Avalie seus estados de humor |
|---|---|---|---|---|---|---|
| Com quem você estava?<br><br>O que você estava fazendo?<br><br>Quando aconteceu?<br><br>Onde você estava? | Descreva cada estado de humor em uma palavra.<br><br>Avalie a intensidade do estado de humor (0-100%).<br><br>Circule ou marque o estado de humor que você deseja examinar. | Responda a uma ou a ambas as perguntas abaixo e depois a algumas ou a todas as perguntas específicas (na p. 55) para o estado de humor que você circulou ou marcou:<br><br>O que estava passando por minha mente instantes antes de eu começar a me sentir assim?<br><br>Que imagens ou lembranças tenho nesta situação? | Circule o pensamento "quente" na coluna anterior para o qual você está procurando evidências.<br><br>Escreva as evidências factuais que apoiam esta conclusão.<br><br>(Procure escrever os fatos, não as interpretações, conforme você praticou na Folha de Exercícios 8.1 na página 74.) | Faça a si mesmo as perguntas contidas nas Dicas Úteis (p. 76 e 77) para descobrir evidências que não apoiam seu pensamento "quente". | Faça a si mesmo as perguntas listadas nas Dicas Úteis no Capítulo 9 (p. 99) para construir pensamentos alternativos ou compensatórios.<br><br>Escreva um pensamento alternativo ou compensatório.<br><br>Avalie o quanto você acredita em cada pensamento alternativo ou compensatório (0-100%). | Copie os estados de humor da coluna 2.<br><br>Reavalie a intensidade de cada estado de humor, além de qualquer estado de humor novo (0-100%). |

Copyright 1983 Christine A. Padesky. Reimpressa em *A mente vencendo o humor*, segunda edição. © 2016 Dennis Greenberger e Christine A. Padesky. Os compradores deste livro podem fazer cópias e/ou *download* de cópias adicionais desta folha de exercícios (ver quadro no final do Sumário). Todos os direitos reservados.

## FOLHA DE EXERCÍCIOS 9.2 Registro de Pensamentos

| 1. Situação | 2. Estados de humor | 3. Pensamentos automáticos (imagens) | 4. Evidências que apoiam o pensamento "quente" | 5. Evidências que não apoiam o pensamento "quente" | 6. Pensamentos alternativos/ compensatórios | 7. Avalie seus estados de humor |
|---|---|---|---|---|---|---|
| Com quem você estava? O que você estava fazendo? Quando aconteceu? Onde você estava? | Descreva cada estado de humor em uma palavra. Avalie a intensidade do estado de humor (0-100%). Circule ou marque o estado de humor que deseja examinar. | Responda a uma ou a ambas as perguntas abaixo e depois a algumas ou a todas as perguntas específicas (na p. 55) para o estado de humor que você circulou ou marcou: O que estava passando por minha mente instantes antes de eu começar a me sentir assim? Que imagens ou lembranças tenho nesta situação? | Circule o pensamento "quente" na coluna anterior para o qual você está procurando evidências. Escreva as evidências factuais que apoiam esta conclusão. (Procure escrever os fatos, não as interpretações, conforme você praticou na Folha de Exercícios 8.1 na página 74.) | Faça a si mesmo as perguntas contidas nas Dicas Úteis (p. 76 e 77) para descobrir evidências que não apoiam seu pensamento "quente". | Faça a si mesmo as perguntas listadas nas Dicas Úteis no Capítulo 9 (p. 99) para construir pensamentos alternativos ou compensatórios. Escreva um pensamento alternativo ou compensatório. Avalie o quanto você acredita em cada pensamento alternativo ou compensatório (0-100%). | Copie os estados de humor da coluna 2. Reavalie a intensidade de cada estado de humor, além de qualquer estado de humor novo (0-100%). |

Copyright 1983 Christine A. Padesky. Reimpressa em *A mente vencendo o humor*, segunda edição. © 2016 Dennis Greenberger e Christine A. Padesky. Os compradores deste livro podem fazer cópias e/ou *download* de cópias adicionais desta folha de exercícios (ver quadro no final do Sumário). Todos os direitos reservados.

## FOLHA DE EXERCÍCIOS 9.2 Registro de Pensamentos

| 1. Situação | 2. Estados de humor | 3. Pensamentos automáticos (imagens) | 4. Evidências que apoiam o pensamento "quente" | 5. Evidências que não apoiam o pensamento "quente" | 6. Pensamentos alternativos/ compensatórios | 7. Avalie seus estados de humor |
|---|---|---|---|---|---|---|
| Com quem você estava?<br><br>O que você estava fazendo?<br><br>Quando aconteceu?<br><br>Onde você estava? | Descreva cada estado de humor em uma palavra.<br><br>Avalie a intensidade do estado de humor (0-100%).<br><br>Circule ou marque o estado de humor que você deseja examinar. | Responda a uma ou a ambas as perguntas abaixo e depois a algumas ou a todas as perguntas específicas (na p. 55) para o estado de humor que você circulou ou marcou:<br><br>O que estava passando por minha mente instantes antes de eu começar a me sentir assim?<br><br>Que imagens ou lembranças tenho nesta situação? | Circule o pensamento "quente" na coluna anterior para o qual você está procurando evidências.<br><br>Escreva as evidências factuais que apoiam esta conclusão.<br><br>(Procure escrever os fatos, não as interpretações, conforme você praticou na Folha de Exercícios 8.1 na página 74.) | Faça a si mesmo as perguntas contidas nas Dicas Úteis (p. 76 e 77) para descobrir evidências que não apoiam seu pensamento "quente". | Faça a si mesmo as perguntas listadas nas Dicas Úteis no Capítulo 9 (p. 99) para construir pensamentos alternativos ou compensatórios.<br><br>Escreva um pensamento alternativo ou compensatório.<br><br>Avalie o quanto você acredita em cada pensamento alternativo ou compensatório (0-100%). | Copie os estados de humor da coluna 2.<br><br>Reavalie a intensidade de cada estado de humor, além de qualquer estado de humor novo (0-100%). |

Copyright 1983 Christine A. Padesky. Reimpressa em *A mente vencendo o humor*, segunda edição. © 2016 Dennis Greenberger e Christine A. Padesky. Os compradores deste livro podem fazer cópias e/ou *download* de cópias adicionais desta folha de exercícios (ver quadro no final do Sumário). Todos os direitos reservados.

# FOLHA DE EXERCÍCIOS 9.2 Registro de Pensamentos

| 1. Situação | 2. Estados de humor | 3. Pensamentos automáticos (imagens) | 4. Evidências que apoiam o pensamento "quente" | 5. Evidências que não apoiam o pensamento "quente" | 6. Pensamentos alternativos/ compensatórios | 7. Avalie seus estados de humor |
|---|---|---|---|---|---|---|
| Com quem você estava?<br><br>O que você estava fazendo?<br><br>Quando aconteceu?<br><br>Onde você estava? | Descreva cada estado de humor em uma palavra.<br><br>Avalie a intensidade do estado de humor (0-100%).<br><br>Circule ou marque o estado de humor que você deseja examinar. | Responda a uma ou a ambas as perguntas abaixo e depois a algumas ou a todas as perguntas específicas (na p. 55) para o estado de humor que você circulou ou marcou:<br><br>O que estava passando por minha mente instantes antes de eu começar a me sentir assim?<br><br>Que imagens ou lembranças tenho nesta situação? | Circule o pensamento "quente" na coluna anterior para o qual você está procurando evidências.<br><br>Escreva as evidências factuais que apoiam esta conclusão.<br><br>(Procure escrever os fatos, não as interpretações, conforme você praticou na Folha de Exercícios 8.1 na página 74.) | Faça a si mesmo as perguntas contidas nas Dicas Úteis (p. 76 e 77) para descobrir evidências que não apoiam seu pensamento "quente". | Faça a si mesmo as perguntas listadas nas Dicas Úteis no Capítulo 9 (p. 99) para construir pensamentos alternativos ou compensatórios.<br><br>Escreva um pensamento alternativo ou compensatório.<br><br>Avalie o quanto você acredita em cada pensamento alternativo ou compensatório (0-100%). | Copie os estados de humor da coluna 2.<br><br>Reavalie a intensidade de cada estado de humor, além de qualquer estado de humor novo (0-100%). |

Copyright 1983 Christine A. Padesky. Reimpressa em *A mente vencendo o humor*, segunda edição. © 2016 Dennis Greenberger e Christine A. Padesky. Os compradores deste livro podem fazer cópias e/ou *download* de cópias adicionais desta folha de exercícios (ver quadro no final do Sumário). Todos os direitos reservados.

## FOLHA DE EXERCÍCIOS 9.2 Registro de Pensamentos

| 1. Situação | 2. Estados de humor | 3. Pensamentos automáticos (imagens) | 4. Evidências que apoiam o pensamento "quente" | 5. Evidências que não apoiam o pensamento "quente" | 6. Pensamentos alternativos/ compensatórios | 7. Avalie seus estados de humor |
|---|---|---|---|---|---|---|
| Com quem você estava?<br><br>O que você estava fazendo?<br><br>Quando aconteceu?<br><br>Onde você estava? | Descreva cada estado de humor em uma palavra.<br><br>Avalie a intensidade do estado de humor (0-100%).<br><br>Circule ou marque o estado de humor que você deseja examinar. | Responda a uma ou a ambas as perguntas abaixo e depois a algumas ou a todas as perguntas específicas (na p. 55) para o estado de humor que você circulou ou marcou:<br><br>O que estava passando por minha mente instantes antes de eu começar a me sentir assim?<br><br>Que imagens ou lembranças tenho nesta situação? | Circule o pensamento "quente" na coluna anterior para o qual você está procurando evidências.<br><br>Escreva as evidências factuais que apoiam esta conclusão.<br><br>(Procure escrever os fatos, não as interpretações, conforme você praticou na Folha de Exercícios 8.1 na página 74.) | Faça a si mesmo as perguntas contidas nas Dicas Úteis (p. 76 e 77) para descobrir evidências que não apoiam seu pensamento "quente". | Faça a si mesmo as perguntas listadas nas Dicas Úteis no Capítulo 9 (p. 99) para construir pensamentos alternativos ou compensatórios.<br><br>Escreva um pensamento alternativo ou compensatório.<br><br>Avalie o quanto você acredita em cada pensamento alternativo ou compensatório (0-100%). | Copie os estados de humor da coluna 2.<br><br>Reavalie a intensidade de cada estado de humor, além de qualquer estado de humor novo (0-100%). |

Copyright 1983 Christine A. Padesky. Reimpressa em *A mente vencendo o humor*, segunda edição. © 2016 Dennis Greenberger e Christine A. Padesky. Os compradores deste livro podem fazer cópias e/ou *download* de cópias adicionais desta folha de exercícios (ver quadro no final do Sumário). Todos os direitos reservados.

## FOLHA DE EXERCÍCIOS 9.2 Registro de Pensamentos

| 1. Situação | 2. Estados de humor | 3. Pensamentos automáticos (imagens) | 4. Evidências que apoiam o pensamento "quente" | 5. Evidências que não apoiam o pensamento "quente" | 6. Pensamentos alternativos/ compensatórios | 7. Avalie seus estados de humor |
|---|---|---|---|---|---|---|
| Com quem você estava?<br><br>O que você estava fazendo?<br><br>Quando aconteceu?<br><br>Onde você estava? | Descreva cada estado de humor em uma palavra.<br><br>Avalie a intensidade do estado de humor (0-100%).<br><br>Circule ou marque o estado de humor que você deseja examinar. | Responda a uma ou a ambas as perguntas abaixo e depois a algumas ou a todas as perguntas específicas (na p. 55) para o estado de humor que você circulou ou marcou:<br><br>O que estava passando por minha mente instantes antes de eu começar a me sentir assim?<br><br>Que imagens ou lembranças tenho nesta situação? | Circule o pensamento "quente" na coluna anterior para o qual você está procurando evidências.<br><br>Escreva as evidências factuais que apoiam esta conclusão.<br><br>(Procure escrever os fatos, não as interpretações, conforme você praticou na Folha de Exercícios 8.1 na página 74.) | Faça a si mesmo as perguntas contidas nas Dicas Úteis (p. 76 e 77) para descobrir evidências que não apoiam seu pensamento "quente". | Faça a si mesmo as perguntas listadas nas Dicas Úteis no Capítulo 9 (p. 99) para construir pensamentos alternativos ou compensatórios.<br><br>Escreva um pensamento alternativo ou compensatório.<br><br>Avalie o quanto você acredita em cada pensamento alternativo ou compensatório (0-100%). | Copie os estados de humor da coluna 2.<br><br>Reavalie a intensidade de cada estado de humor, além de qualquer estado de humor novo (0-100%). |

Copyright 1983 Christine A. Padesky. Reimpressa em *A mente vencendo o humor*, segunda edição. © 2016 Dennis Greenberger e Christine A. Padesky. Os compradores deste livro podem fazer cópias e/ou *download* de cópias adicionais desta folha de exercícios (ver quadro no final do Sumário). Todos os direitos reservados.

## FOLHA DE EXERCÍCIOS 9.2 Registro de Pensamentos

| 1. Situação | 2. Estados de humor | 3. Pensamentos automáticos (imagens) | 4. Evidências que apoiam o pensamento "quente" | 5. Evidências que não apoiam o pensamento "quente" | 6. Pensamentos alternativos/ compensatórios | 7. Avalie seus estados de humor |
|---|---|---|---|---|---|---|
| Com quem você estava? O que você estava fazendo? Quando aconteceu? Onde você estava? | Descreva cada estado de humor em uma palavra. Avalie a intensidade do estado de humor (0-100%). Circule ou marque o estado de humor que você deseja examinar. | Responda a uma ou a ambas as perguntas abaixo e depois a algumas ou a todas as perguntas específicas (na p. 55) para o estado de humor que você circulou ou marcou: O que estava passando por minha mente instantes antes de eu começar a me sentir assim? Que imagens ou lembranças tenho nesta situação? | Circule o pensamento "quente" na coluna anterior para o qual você está procurando evidências. Escreva as evidências factuais que apoiam esta conclusão. (Procure escrever os fatos, não as interpretações, conforme você praticou na Folha de Exercícios 8.1 na página 74.) | Faça a si mesmo as perguntas contidas nas Dicas Úteis (p. 76 e 77) para descobrir evidências que não apoiam seu pensamento "quente". | Faça a si mesmo as perguntas listadas no Capítulo 9 (p. 99) para construir pensamentos alternativos ou compensatórios. Escreva um pensamento alternativo ou compensatório. Avalie o quanto você acredita em cada pensamento alternativo ou compensatório (0-100%). | Copie os estados de humor da coluna 2. Reavalie a intensidade de cada estado de humor, além de qualquer estado de humor novo (0-100%). |

Copyright 1983 Christine A. Padesky. Reimpressa em *A mente vencendo o humor*, segunda edição. © 2016 Dennis Greenberger e Christine A. Padesky. Os compradores deste livro podem fazer cópias e/ou *download* de cópias adicionais desta folha de exercícios (ver quadro no final do Sumário). Todos os direitos reservados.

## FOLHA DE EXERCÍCIOS 9.2 Registro de Pensamentos

| 1. Situação | 2. Estados de humor | 3. Pensamentos automáticos (imagens) | 4. Evidências que apoiam o pensamento "quente" | 5. Evidências que não apoiam o pensamento "quente" | 6. Pensamentos alternativos/ compensatórios | 7. Avalie seus estados de humor |
|---|---|---|---|---|---|---|
| Com quem você estava?  O que você estava fazendo?  Quando aconteceu?  Onde você estava? | Descreva cada estado de humor em uma palavra.  Avalie a intensidade do estado de humor (0-100%).  Circule ou marque o estado de humor que você deseja examinar. | Responda a uma ou a ambas as perguntas abaixo e depois a algumas ou a todas as perguntas específicas (na p. 55) para o estado de humor que você circulou ou marcou:  O que estava passando por minha mente instantes antes de eu começar a me sentir assim?  Que imagens ou lembranças tenho nesta situação? | Circule o pensamento "quente" na coluna anterior para o qual você está procurando evidências.  Escreva as evidências factuais que apoiam esta conclusão.  (Procure escrever os fatos, não as interpretações, conforme você praticou na Folha de Exercícios 8.1 na página 74.) | Faça a si mesmo as perguntas contidas nas Dicas Úteis (p. 76 e 77) para descobrir evidências que não apoiam seu pensamento "quente". | Faça a si mesmo as perguntas listadas no Capítulo 9 (p. 99) para construir pensamentos alternativos ou compensatórios.  Escreva um pensamento alternativo ou compensatório.  Avalie o quanto você acredita em cada pensamento alternativo ou compensatório (0-100%). | Copie os estados de humor da coluna 2.  Reavalie a intensidade de cada estado de humor, além de qualquer estado de humor novo (0-100%). |

Copyright 1983 Christine A. Padesky. Reimpressa em *A mente vencendo o humor*, segunda edição. © 2016 Dennis Greenberger e Christine A. Padesky. Os compradores deste livro podem fazer cópias e/ou *download* de cópias adicionais desta folha de exercícios (ver quadro no final do Sumário). Todos os direitos reservados.

## FOLHA DE EXERCÍCIOS 9.2 Registro de Pensamentos

| 1. Situação | 2. Estados de humor | 3. Pensamentos automáticos (imagens) | 4. Evidências que apoiam o pensamento "quente" | 5. Evidências que não apoiam o pensamento "quente" | 6. Pensamentos alternativos/ compensatórios | 7. Avalie seus estados de humor |
|---|---|---|---|---|---|---|
| Com quem você estava?<br><br>O que você estava fazendo?<br><br>Quando aconteceu?<br><br>Onde você estava? | Descreva cada estado de humor em uma palavra.<br><br>Avalie a intensidade do estado de humor (0-100%).<br><br>Circule ou marque o estado de humor que você deseja examinar. | Responda a uma ou a ambas as perguntas abaixo e depois a algumas ou a todas as perguntas específicas (na p. 55) para o estado de humor que você circulou ou marcou:<br><br>O que estava passando por minha mente instantes antes de eu começar a me sentir assim?<br><br>Que imagens ou lembranças tenho nesta situação? | Circule o pensamento "quente" na coluna anterior para o qual você está procurando evidências.<br><br>Escreva as evidências factuais que apoiam esta conclusão.<br><br>(Procure escrever os fatos, não as interpretações, conforme você praticou na Folha de Exercícios 8.1 na página 74.) | Faça a si mesmo as perguntas contidas nas Dicas Úteis (p. 76 e 77) para descobrir evidências que não apoiam seu pensamento "quente". | Faça a si mesmo as perguntas listadas nas Dicas Úteis no Capítulo 9 (p. 99) para construir pensamentos alternativos ou compensatórios.<br><br>Escreva um pensamento alternativo ou compensatório.<br><br>Avalie o quanto você acredita em cada pensamento alternativo ou compensatório (0-100%). | Copie os estados de humor da coluna 2.<br><br>Reavalie a intensidade de cada estado de humor, além de qualquer estado de humor novo (0-100%). |

Copyright 1983 Christine A. Padesky. Reimpressa em *A mente vencendo o humor*, segunda edição. © 2016 Dennis Greenberger e Christine A. Padesky. Os compradores deste livro podem fazer cópias e/ou *download* de cópias adicionais desta folha de exercícios (ver quadro no final do Sumário). Todos os direitos reservados.

## FOLHA DE EXERCÍCIOS 9.2 Registro de Pensamentos

| 1. Situação | 2. Estados de humor | 3. Pensamentos automáticos (imagens) | 4. Evidências que apoiam o pensamento "quente" | 5. Evidências que não apoiam o pensamento "quente" | 6. Pensamentos alternativos/ compensatórios | 7. Avalie seus estados de humor |
|---|---|---|---|---|---|---|
| Com quem você estava?<br><br>O que você estava fazendo?<br><br>Quando aconteceu?<br><br>Onde você estava? | Descreva cada estado de humor em uma palavra.<br><br>Avalie a intensidade do estado de humor (0-100%).<br><br>Circule ou marque o estado de humor que você deseja examinar. | Responda a uma ou a ambas as perguntas abaixo e depois a algumas ou a todas as perguntas específicas (na p. 55) para o estado de humor que você circulou ou marcou:<br><br>O que estava passando por minha mente instantes antes de eu começar a me sentir assim?<br><br>Que imagens ou lembranças tenho nesta situação? | Circule o pensamento "quente" na coluna anterior para o qual você está procurando evidências.<br><br>Escreva as evidências factuais que apoiam esta conclusão.<br><br>(Procure escrever os fatos, não as interpretações, conforme você praticou na Folha de Exercícios 8.1 na página 74.) | Faça a si mesmo as perguntas contidas nas Dicas Úteis (p. 76 e 77) para descobrir evidências que não apoiam seu pensamento "quente". | Faça a si mesmo as perguntas listadas nas Dicas Úteis no Capítulo 9 (p. 99) para construir pensamentos alternativos ou compensatórios.<br><br>Escreva um pensamento alternativo ou compensatório.<br><br>Avalie o quanto você acredita em cada pensamento alternativo ou compensatório (0-100%). | Copie os estados de humor da coluna 2.<br><br>Reavalie a intensidade de cada estado de humor, além de qualquer estado de humor novo (0-100%). |

Copyright 1983 Christine A. Padesky. Reimpressa em *A mente vencendo o humor*, segunda edição. © 2016 Dennis Greenberger e Christine A. Padesky. Os compradores deste livro podem fazer cópias e/ou *download* de cópias adicionais desta folha de exercícios (ver quadro no final do Sumário). Todos os direitos reservados.

## FOLHA DE EXERCÍCIOS 9.2 Registro de Pensamentos

| 1. Situação | 2. Estados de humor | 3. Pensamentos automáticos (imagens) | 4. Evidências que apoiam o pensamento "quente" | 5. Evidências que não apoiam o pensamento "quente" | 6. Pensamentos alternativos/ compensatórios | 7. Avalie seus estados de humor |
|---|---|---|---|---|---|---|
| Com quem você estava?<br><br>O que você estava fazendo?<br><br>Quando aconteceu?<br><br>Onde você estava? | Descreva cada estado de humor em uma palavra.<br><br>Avalie a intensidade do estado de humor (0-100%).<br><br>Circule ou marque o estado de humor que você deseja examinar. | Responda a uma ou a ambas as perguntas abaixo e depois a algumas ou a todas as perguntas específicas (na p. 55) para o estado de humor que você circulou ou marcou:<br><br>O que estava passando por minha mente instantes antes de eu começar a me sentir assim?<br><br>Que imagens ou lembranças tenho nesta situação? | Circule o pensamento "quente" na coluna anterior para o qual você está procurando evidências.<br><br>Escreva as evidências factuais que apoiam esta conclusão.<br><br>(Procure escrever os fatos, não as interpretações, conforme você praticou na Folha de Exercícios 8.1 na página 74.) | Faça a si mesmo as perguntas contidas nas Dicas Úteis (p. 76 e 77) para descobrir evidências que não apoiam seu pensamento "quente". | Faça a si mesmo as perguntas listadas nas Dicas Úteis no Capítulo 9 (p. 99) para construir pensamentos alternativos ou compensatórios.<br><br>Escreva um pensamento alternativo ou compensatório.<br><br>Avalie o quanto você acredita em cada pensamento alternativo ou compensatório (0-100%). | Copie os estados de humor da coluna 2.<br><br>Reavalie a intensidade de cada estado de humor, além de qualquer estado de humor novo (0-100%). |

Copyright 1983 Christine A. Padesky. Reimpressa em *A mente vencendo o humor*, segunda edição. © 2016 Dennis Greenberger e Christine A. Padesky. Os compradores deste livro podem fazer cópias e/ou *download* de cópias adicionais desta folha de exercícios (ver quadro no final do Sumário). Todos os direitos reservados.

## FOLHA DE EXERCÍCIOS 9.2  Registro de Pensamentos

| 1. Situação | 2. Estados de humor | 3. Pensamentos automáticos (imagens) | 4. Evidências que apoiam o pensamento "quente" | 5. Evidências que não apoiam o pensamento "quente" | 6. Pensamentos alternativos/ compensatórios | 7. Avalie seus estados de humor |
|---|---|---|---|---|---|---|
| Com quem você estava?  O que você estava fazendo?  Quando aconteceu?  Onde você estava? | Descreva cada estado de humor em uma palavra.  Avalie a intensidade do estado de humor (0-100%).  Circule ou marque o estado de humor que você deseja examinar. | Responda a uma ou a ambas as perguntas abaixo e depois a algumas ou a todas as perguntas específicas (na p. 55) para o estado de humor que você circulou ou marcou:  O que estava passando por minha mente instantes antes de eu começar a me sentir assim?  Que imagens ou lembranças tenho nesta situação? | Circule o pensamento "quente" na coluna anterior para o qual você está procurando evidências.  Escreva as evidências factuais que apoiam esta conclusão  (Procure escrever os fatos, não as interpretações, conforme você praticou na Folha de Exercícios 8.1 na página 74.) | Faça a si mesmo as perguntas contidas nas Dicas Úteis (p. 76 e 77) para descobrir evidências que não apoiam seu pensamento "quente". | Faça a si mesmo as perguntas listadas nas Dicas Úteis no Capítulo 9 (p. 99) para construir pensamentos alternativos ou compensatórios.  Escreva um pensamento alternativo ou compensatório.  Avalie o quanto você acredita em cada pensamento alternativo ou compensatório (0-100%). | Copie os estados de humor da coluna 2.  Reavalie a intensidade de cada estado de humor, além de qualquer estado de humor novo (0-100%). |

Copyright 1983 Christine A. Padesky. Reimpressa em *A mente vencendo o humor*, segunda edição. © 2016 Dennis Greenberger e Christine A. Padesky. Os compradores deste livro podem fazer cópias e/ou *download* de cópias adicionais desta folha de exercícios (ver quadro no final do Sumário). Todos os direitos reservados.

> **EXERCÍCIO:** Fazendo um plano de ação
>
> Identifique um problema em sua vida que você gostaria de mudar e escreva seu objetivo na linha de cima da Folha de Exercícios 10.2. Complete o plano de ação, tornando-o o mais específico possível. Marque uma data para começar, identifique os problemas que podem interferir na realização de seu plano, desenvolva estratégias para lidar com os problemas, caso eles surjam, e mantenha um acompanhamento por escrito do progresso que fizer. Complete planos de ação adicionais para outras áreas problemáticas de sua vida que você gostaria de mudar.

## FOLHA DE EXERCÍCIOS 10.2 Plano de ação

OBJETIVO: _____

| Medidas a serem tomadas | Data para começar | Possíveis problemas | Estratégias para solucionar os problemas | Progresso |
|---|---|---|---|---|
|  |  |  |  |  |
|  |  |  |  |  |

*A mente vencendo o humor*, segunda edição. © 2016 Dennis Greenberger e Christine A. Padesky. Os compradores deste livro podem fazer cópias e/ou *download* de cópias adicionais desta folha de exercícios (ver quadro no final do Sumário).

## EXERCÍCIO: Fazendo um plano de ação

Identifique um problema em sua vida que você gostaria de mudar e escreva seu objetivo na linha de cima da Folha de Exercícios 10.2. Complete o plano de ação, tornando-o o mais específico possível. Marque uma data para começar, identifique os problemas que podem interferir na realização de seu plano, desenvolva estratégias para lidar com os problemas, caso eles surjam, e mantenha um acompanhamento por escrito do progresso que fizer. Complete planos de ação adicionais para outras áreas problemáticas de sua vida que você gostaria de mudar.

## FOLHA DE EXERCÍCIOS 10.2 Plano de ação

OBJETIVO: _____

| Medidas a serem tomadas | Data para começar | Possíveis problemas | Estratégias para solucionar os problemas | Progresso |
|---|---|---|---|---|
|  |  |  |  |  |
|  |  |  |  |  |

*A mente vencendo o humor*, segunda edição. © 2016 Dennis Greenberger e Christine A. Padesky. Os compradores deste livro podem fazer cópias e/ou *download* de cópias adicionais desta folha de exercícios (ver quadro no final do Sumário).

## FOLHA DE EXERCÍCIOS 11.2 — Experimentos para testar um pressuposto subjacente

| PRESSUPOSTO TESTADO | | | | | |
|---|---|---|---|---|---|
| Experimento | Previsões | Possíveis problemas | Estratégias para solucionar estes problemas | Resultado do experimento | O que aprendi com o experimento sobre este pressuposto? |
| | | | | O que aconteceu (comparado com suas previsões)?<br><br>Os resultados correspondem ao que você previu?<br><br>Aconteceu algo inesperado?<br><br>Se as coisas não aconteceram como você queria, como lidou com isso? | |
| **PRESSUPOSTO ALTERNATIVO QUE SE AJUSTA AO(S) RESULTADO(S) DE MEU(S) EXPERIMENTO(S)** | | | | | |

*A mente vencendo o humor*, segunda edição. © 2016 Dennis Greenberger e Christine A. Padesky. Os compradores deste livro podem fazer cópias e/ou *download* de cópias adicionais desta folha de exercícios (ver quadro no final do Sumário).

## FOLHA DE EXERCÍCIOS 11.2 Experimentos para testar um pressuposto subjacente

| PRESSUPOSTO TESTADO | | | | | |
|---|---|---|---|---|---|
| Experimento | Previsões | Possíveis problemas | Estratégias para solucionar estes problemas | Resultado do experimento | O que aprendi com o experimento sobre este pressuposto? |
| | | | | O que aconteceu (comparado com suas previsões)?<br><br>Os resultados correspondem ao que você previu?<br><br>Aconteceu algo inesperado?<br><br>Se as coisas não aconteceram como você queria, como lidou com isso? | |
| **PRESSUPOSTO ALTERNATIVO QUE SE AJUSTA AO(S) RESULTADO(S) DE MEU(S) EXPERIMENTO(S)** | | | | | |

*A mente vencendo o humor*, segunda edição. © 2016 Dennis Greenberger e Christine A. Padesky. Os compradores deste livro podem fazer cópias e/ou *download* de cópias adicionais desta folha de exercícios (ver quadro no final do Sumário).

**FOLHA DE EXERCÍCIOS 12.6** Registro de crença nuclear: registrando evidências que apoiam uma nova crença nuclear

Nova crença nuclear: _____

Evidências ou experiências que apoiam minha nova crença:

1. _____
2. _____
3. _____
4. _____
5. _____
6. _____
7. _____
8. _____
9. _____
10. _____
11. _____
12. _____
13. _____
14. _____
15. _____
16. _____
17. _____
18. _____
19. _____
20. _____
21. _____
22. _____
23. _____
24. _____
25. _____

*A mente vencendo o humor*, segunda edição. © 2016 Dennis Greenberger e Christine A. Padesky. Os compradores deste livro podem fazer cópias e/ou download de cópias adicionais desta folha de exercícios (ver quadro no final do Sumário).

Apêndice **307**

> EXERCÍCIO: Classificando a confiança em novas crenças nucleares ao longo do tempo
>
> Na primeira linha da Folha de Exercícios 12.7, escreva uma nova crença nuclear que você identificou na Folha de Exercícios 12.6 e foi fortalecida. Depois, coloque a data e classifique a nova crença nuclear colocando um "X" na escala, abaixo do número que mais combina com o quanto você acredita que essa nova crença se adapta às suas experiências atuais. Se não acredita nem um pouco na nova crença nuclear, marque o "X" abaixo do zero na escala. Se tiver total confiança em sua nova crença nuclear, coloque o "X" abaixo de 100 na escala. Para medir seu progresso no fortalecimento da nova crença nuclear, reavalie essa crença todas as semanas.

## FOLHA DE EXERCÍCIOS 12.7 Avaliando a confiança em minha nova crença nuclear

**Nova crença nuclear:** _____

**Avaliações da confiança em minha crença**

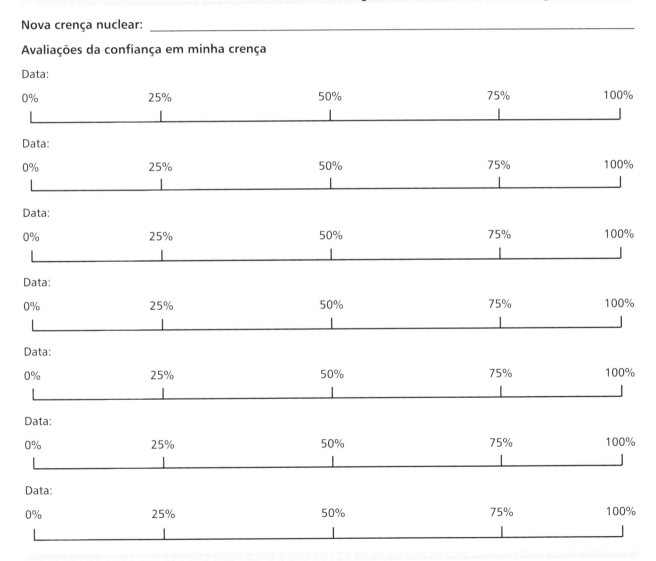

*A mente vencendo o humor*, segunda edição. © 2016 Dennis Greenberger e Christine A. Padesky. Os compradores deste livro podem fazer cópias e/ou *download* de cópias adicionais desta folha de exercícios (ver quadro no final do Sumário).

## EXERCÍCIO: Classificando comportamentos em uma escala em vez de em termos de "tudo ou nada"

Na Folha de Exercícios 12.8, identifique alguns de seus comportamentos relacionados à sua nova crença nuclear. Por exemplo, se está tentando desenvolver uma nova crença nuclear de que merece ser amado, você pode avaliar seu comportamento social ou coisas que faz e que acha que o tornariam merecedor de ser amado. Se está tentando desenvolver uma nova crença nuclear de que "Sou uma pessoa de valor", você pode se concentrar nos comportamentos que acha que demonstram seu valor. Escolha comportamentos que você tem a tendência a avaliar em termos de "tudo ou nada". Para cada escala, descreva a situação e escreva o comportamento que está avaliando. Observe como é classificar seu comportamento em uma escala em vez de se avaliar em termos de "tudo ou nada". Depois de ter classificado vários comportamentos nessas escalas, resuma o que aprendeu na parte inferior da Folha de Exercícios 12.8. Por exemplo, Vítor escreveu: "Sou aceitável mesmo quando tenho sucessos parciais, porque esses são passos na direção certa. Meus esforços para melhorar são um sinal de aceitabilidade, mesmo que eu não seja perfeito".

## FOLHA DE EXERCÍCIOS 12.8 Classificando comportamentos em uma escala

Situação:                                                                                   Comportamento que estou avaliando:
0%              25%              50%              75%              100%

Situação:                                                                                   Comportamento que estou avaliando:
0%              25%              50%              75%              100%

Situação:                                                                                   Comportamento que estou avaliando:
0%              25%              50%              75%              100%

Situação:                                                                                   Comportamento que estou avaliando:
0%              25%              50%              75%              100%

Situação:                                                                                   Comportamento que estou avaliando:
0%              25%              50%              75%              100%

Situação:                                                                                   Comportamento que estou avaliando:
0%              25%              50%              75%              100%

Resumo: _____
_____
_____
_____

*A mente vencendo o humor*, segunda edição. © 2016 Dennis Greenberger e Christine A. Padesky. Os compradores deste livro podem fazer cópias e/ou *download* de cópias adicionais desta folha de exercícios (ver quadro no final do Sumário).

**FOLHA DE EXERCÍCIOS 12.9** **Experimentos comportamentais para fortalecer novas crenças nucleares**

Escreva a(s) crença(s) central(is) que você quer fortalecer: _____

Liste dois ou três novos comportamentos que são adequados à sua nova crença nuclear. Podem ser comportamentos que você realizaria se tivesse confiança em sua nova crença nuclear. Podem ser comportamentos que você se sente relutante em executar, mas que fortaleceriam sua nova crença nuclear se os executasse: _____

_____

Faça previsões sobre o que irá acontecer, com base em suas crenças nucleares antigas e novas.

    Minha previsão baseada na antiga crença nuclear:

_____

_____

Minha previsão baseada na nova crença nuclear:

_____

_____

Resultados de meus experimentos com estranhos (escreva o que você fez, com quem fez e o que aconteceu):



Resultados de meus experimentos com pessoas que conheço (escreva o que você fez, com quem fez e o que aconteceu):



O que aprendi (os resultados apoiam minhas novas crenças nucleares, mesmo que parcialmente?):



Experimentos futuros que desejo realizar:



*A mente vencendo o humor,* segunda edição. © 2016 Dennis Greenberger e Christine A. Padesky. Os compradores deste livro podem fazer cópias e/ou *download* de cópias adicionais desta folha de exercícios (ver quadro no final do Sumário).

## FOLHA DE EXERCÍCIOS 13.1 Inventário de Depressão de *A mente vencendo o humor*

Circule ou marque um número para cada item que descreva de modo mais preciso o quanto você experimentou cada sintoma durante a última semana.

| | Nem um pouco | Às vezes | Frequentemente | A maior parte do tempo |
|---|---|---|---|---|
| 1. Humor triste ou deprimido | 0 | 1 | 2 | 3 |
| 2. Sentimentos de culpa | 0 | 1 | 2 | 3 |
| 3. Humor irritado | 0 | 1 | 2 | 3 |
| 4. Menos interesse ou prazer em atividades costumeiras | 0 | 1 | 2 | 3 |
| 5. Afastado ou evitando as pessoas | 0 | 1 | 2 | 3 |
| 6. Achando mais difícil fazer as coisas do que de costume | 0 | 1 | 2 | 3 |
| 7. Vendo a mim mesmo como inútil | 0 | 1 | 2 | 3 |
| 8. Dificuldade de concentração | 0 | 1 | 2 | 3 |
| 9. Dificuldade de tomar decisões | 0 | 1 | 2 | 3 |
| 10. Pensamentos suicidas | 0 | 1 | 2 | 3 |
| 11. Pensamentos recorrentes de morte | 0 | 1 | 2 | 3 |
| 12. Pensando em um plano suicida | 0 | 1 | 2 | 3 |
| 13. Baixa autoestima | 0 | 1 | 2 | 3 |
| 14. Vendo o futuro sem esperança | 0 | 1 | 2 | 3 |
| 15. Pensamentos de autocrítica | 0 | 1 | 2 | 3 |
| 16. Cansaço ou perda de energia | 0 | 1 | 2 | 3 |
| 17. Perda de peso significativa ou diminuição do apetite (não inclui perda de peso com um plano de dieta) | 0 | 1 | 2 | 3 |
| 18. Alteração no padrão de sono – dificuldade para dormir ou dormindo mais ou menos do que de costume | 0 | 1 | 2 | 3 |
| 19. Diminuição do desejo sexual | 0 | 1 | 2 | 3 |
| **Escore** (soma dos números circulados) | | | | |

*A mente vencendo o humor*, segunda edição. © 2016 Dennis Greenberger e Christine A. Padesky. Os compradores deste livro podem fazer cópias e/ou *download* de cópias adicionais desta folha de exercícios (ver quadro no final do Sumário).

## FOLHA DE EXERCÍCIOS 13.2 Escores do Inventário de Depressão de *A mente vencendo o humor*

| Escore | | | | | | | | | | | | | | | | | | |
|---|---|---|---|---|---|---|---|---|---|---|---|---|---|---|---|---|---|---|
| 57 | | | | | | | | | | | | | | | | | | |
| 54 | | | | | | | | | | | | | | | | | | |
| 51 | | | | | | | | | | | | | | | | | | |
| 48 | | | | | | | | | | | | | | | | | | |
| 45 | | | | | | | | | | | | | | | | | | |
| 42 | | | | | | | | | | | | | | | | | | |
| 39 | | | | | | | | | | | | | | | | | | |
| 36 | | | | | | | | | | | | | | | | | | |
| 33 | | | | | | | | | | | | | | | | | | |
| 30 | | | | | | | | | | | | | | | | | | |
| 27 | | | | | | | | | | | | | | | | | | |
| 24 | | | | | | | | | | | | | | | | | | |
| 21 | | | | | | | | | | | | | | | | | | |
| 18 | | | | | | | | | | | | | | | | | | |
| 15 | | | | | | | | | | | | | | | | | | |
| 12 | | | | | | | | | | | | | | | | | | |
| 9 | | | | | | | | | | | | | | | | | | |
| 6 | | | | | | | | | | | | | | | | | | |
| 3 | | | | | | | | | | | | | | | | | | |
| 0 | | | | | | | | | | | | | | | | | | |
| Data | | | | | | | | | | | | | | | | | | |

*A mente vencendo o humor*, segunda edição. © 2016 Dennis Greenberger e Christine A. Padesky. Os compradores deste livro podem fazer cópias e/ou *download* de cópias adicionais desta folha de exercícios (ver quadro no final do Sumário).

EXERCÍCIO: **Planejando atividades**

Antes de preencher a Folha de Exercícios 13.6, escreva pelo menos algumas atividades que você deseja planejar para cada dia. Se for útil, você poderá revisar a Folha de Exercícios 13.5, especialmente suas respostas às perguntas 3, 6 e 8. Será de grande valia pensar em várias atividades em cada categoria e distribuí-las durante a semana.

**Atividades prazerosas:** _____
_____
_____
_____
_____
_____

**Atividades que atingem um objetivo:** _____
_____
_____
_____
_____
_____

**O que posso fazer para começar a resolver as coisas que venho evitando:** _____
_____
_____
_____
_____
_____

**Atividades que vão ao encontro de meus valores:** _____
_____
_____
_____
_____
_____

Algumas atividades podem se enquadrar em diversas categorias. Por exemplo, fazer caminhadas e exercitar-se pode ser prazeroso para uma pessoa, pode ser uma realização para outra e pode se adequar a um valor de realizar atividades saudáveis para uma terceira pessoa. Se você vem evitando fazer exercícios há algum tempo, isso pode ser uma superação da esquiva. Coloque as atividades na categoria que fizer mais sentido para você. O importante é realizar atividades em cada uma das quatro áreas durante a semana.

## FOLHA DE EXERCÍCIOS 13.6 Cronograma de Atividades

Consultando o exercício "Planejando atividades" (p. 205), use esta Folha de Exercícios para programar algumas atividades. Escreva os horários e os dias da semana em que você planeja realizá-las. Caso surja alguma atividade mais prazerosa ou mais importante, você pode realizá-la durante esse período de tempo. Se fizer algo diferente durante algum período de tempo, risque o que você havia planejado e escreva o que realmente fez. Para cada período de tempo no qual planejou uma atividade, escreva: (1) Atividade. (2) Avaliações do humor (0-100).

(Humor que estou avaliando: _____)

| Hora | Segunda-feira | Terça-feira | Quarta-feira | Quinta-feira | Sexta-feira | Sábado | Domingo |
|---|---|---|---|---|---|---|---|
| 06-07 | | | | | | | |
| 07-08 | | | | | | | |
| 08-09 | | | | | | | |
| 09-10 | | | | | | | |
| 10-11 | | | | | | | |
| 11-12 | | | | | | | |
| 12-13 | | | | | | | |
| 13-14 | | | | | | | |
| 14-15 | | | | | | | |
| 15-16 | | | | | | | |
| 16-17 | | | | | | | |
| 17-18 | | | | | | | |
| 18-19 | | | | | | | |
| 19-20 | | | | | | | |
| 20-21 | | | | | | | |
| 21-22 | | | | | | | |
| 22-23 | | | | | | | |
| 23-24 | | | | | | | |
| 24-01 | | | | | | | |

*A mente vencendo o humor*, segunda edição. © 2016 Dennis Greenberger e Christine A. Padesky. Os compradores deste livro podem fazer cópias e/ou *download* de cópias adicionais desta folha de exercícios (ver quadro no final do Sumário).

## FOLHA DE EXERCÍCIOS 14.1 Inventário de Ansiedade de *A mente vencendo o humor*

Circule ou marque um número para cada item que descreva de modo mais adequado o quanto você experimentou cada sintoma na última semana.

|  | Nem um pouco | Às vezes | Frequentemente | A maior parte do tempo |
|---|---|---|---|---|
| 1. Nervosismo | 0 | 1 | 2 | 3 |
| 2. Preocupação | 0 | 1 | 2 | 3 |
| 3. Tremores, palpitação, espasmos musculares | 0 | 1 | 2 | 3 |
| 4. Tensão muscular, dores musculares, nevralgia | 0 | 1 | 2 | 3 |
| 5. Inquietação | 0 | 1 | 2 | 3 |
| 6. Cansaço fácil | 0 | 1 | 2 | 3 |
| 7. Falta de ar | 0 | 1 | 2 | 3 |
| 8. Batimento cardíaco acelerado | 0 | 1 | 2 | 3 |
| 9. Transpiração (não resultante de calor) | 0 | 1 | 2 | 3 |
| 10. Boca seca | 0 | 1 | 2 | 3 |
| 11. Tontura ou vertigem | 0 | 1 | 2 | 3 |
| 12. Náusea, diarreia ou problemas estomacais | 0 | 1 | 2 | 3 |
| 13. Aumento na urgência urinária | 0 | 1 | 2 | 3 |
| 14. Rubores (calores) ou calafrios | 0 | 1 | 2 | 3 |
| 15. Dificuldade para engolir ou "nó na garganta" | 0 | 1 | 2 | 3 |
| 16. Sentindo-se tenso ou excitado | 0 | 1 | 2 | 3 |
| 17. Facilmente assustado | 0 | 1 | 2 | 3 |
| 18. Dificuldade de concentração | 0 | 1 | 2 | 3 |
| 19. Dificuldade para adormecer ou dormir | 0 | 1 | 2 | 3 |
| 20. Irritabilidade | 0 | 1 | 2 | 3 |
| 21. Evitando lugares onde posso ficar ansioso | 0 | 1 | 2 | 3 |
| 22. Pensamentos de perigo | 0 | 1 | 2 | 3 |
| 23. Sentindo-me incapaz de lidar com as dificuldades | 0 | 1 | 2 | 3 |
| 24. Pensamentos de que algo terrível irá acontecer | 0 | 1 | 2 | 3 |
| **Escore** (soma dos números circulados) ||||

*A mente vencendo o humor*, segunda edição. © 2016 Dennis Greenberger e Christine A. Padesky. Os compradores deste livro podem fazer cópias e/ou *download* de cópias adicionais desta folha de exercícios (ver quadro no final do Sumário).

**FOLHA DE EXERCÍCIOS 14.2 Escores do Inventário de Ansiedade de *A mente vencendo o humor***

| Escore | | | | | | | | | | | | | | | | |
|---|---|---|---|---|---|---|---|---|---|---|---|---|---|---|---|---|
| 72 | | | | | | | | | | | | | | | | |
| 69 | | | | | | | | | | | | | | | | |
| 66 | | | | | | | | | | | | | | | | |
| 63 | | | | | | | | | | | | | | | | |
| 60 | | | | | | | | | | | | | | | | |
| 57 | | | | | | | | | | | | | | | | |
| 54 | | | | | | | | | | | | | | | | |
| 51 | | | | | | | | | | | | | | | | |
| 48 | | | | | | | | | | | | | | | | |
| 45 | | | | | | | | | | | | | | | | |
| 42 | | | | | | | | | | | | | | | | |
| 39 | | | | | | | | | | | | | | | | |
| 36 | | | | | | | | | | | | | | | | |
| 33 | | | | | | | | | | | | | | | | |
| 30 | | | | | | | | | | | | | | | | |
| 27 | | | | | | | | | | | | | | | | |
| 24 | | | | | | | | | | | | | | | | |
| 21 | | | | | | | | | | | | | | | | |
| 18 | | | | | | | | | | | | | | | | |
| 15 | | | | | | | | | | | | | | | | |
| 12 | | | | | | | | | | | | | | | | |
| 9 | | | | | | | | | | | | | | | | |
| 6 | | | | | | | | | | | | | | | | |
| 3 | | | | | | | | | | | | | | | | |
| 0 | | | | | | | | | | | | | | | | |
| Data | | | | | | | | | | | | | | | | |

*A mente vencendo o humor*, segunda edição. © 2016 Dennis Greenberger e Christine A. Padesky. Os compradores deste livro podem fazer cópias e/ou *download* de cópias adicionais desta folha de exercícios (ver quadro no final do Sumário).

> **EXERCÍCIO: Fazendo minha escada de medos**
>
> Faça sua escada de medos preenchendo as Folhas de Exercícios 14.4 e 14.5. A Folha de Exercícios 14.4 o ajuda a pensar e avaliar as situações que evita por causa da ansiedade. Depois de ter feito isso, coloque na Folha de Exercícios 14.5 o item que você classificou com a ansiedade mais alta no degrau mais alto, e o item que você classificou com a ansiedade mais baixa no degrau da base da escada. Preencha os outros degraus desde o mais alto até o mais baixo com base em suas classificações da ansiedade. Caso tenha avaliado alguns itens igualmente, coloque-os na ordem que faz mais sentido para você, de modo que os degraus de sua escada de medos se ergam desde a situação menos temida na base até as situações mais temidas no topo da escada. Não importa se alguns de seus degraus ficarem em branco.

## FOLHA DE EXERCÍCIOS 14.4 Fazendo uma escada de medos

1. Primeiro, faça mentalmente uma lista de situações, eventos ou pessoas que você evita por causa de sua ansiedade. Escreva-os na coluna da esquerda, em qualquer ordem.

2. Depois de completar a lista, avalie o quanto você se sente ansioso quando imagina cada uma das coisas listadas na primeira coluna. Classifique-as de 0 a 100, em que 0 corresponde a nenhuma ansiedade e 100 é a ansiedade mais intensa que você já sentiu. Escreva essas avaliações ao lado de cada item na coluna da direita.

| O que evito | Avaliação da ansiedade (0-100) |
|---|---|
|  |  |
|  |  |
|  |  |
|  |  |
|  |  |
|  |  |
|  |  |
|  |  |
|  |  |
|  |  |
|  |  |
|  |  |
|  |  |
|  |  |
|  |  |
|  |  |

*A mente vencendo o humor,* segunda edição. © 2016 Dennis Greenberger e Christine A. Padesky. Os compradores deste livro podem fazer cópias e/ou *download* de cópias adicionais desta folha de exercícios (ver quadro no final do Sumário).

## FOLHA DE EXERCÍCIOS 14.5 Minha escada de medos

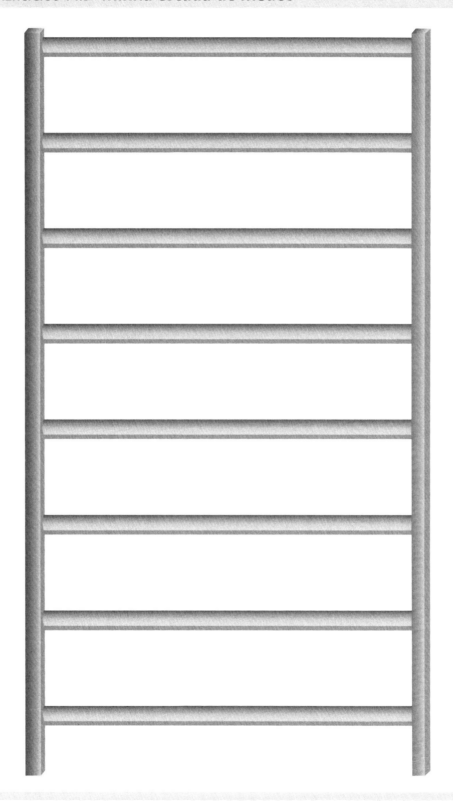

*A mente vencendo o humor*, segunda edição. © 2016 Dennis Greenberger e Christine A. Padesky. Os compradores deste livro podem fazer cópias e/ou *download* de cópias adicionais desta folha de exercícios (ver quadro no final do Sumário).

## FOLHA DE EXERCÍCIOS 15.1  Avaliando e acompanhando meus estados de humor

Use esta Folha de Exercícios para avaliar e acompanhar a frequência, a intensidade e a duração de um humor que você deseja melhorar. Esta Folha de Exercícios também pode ser usada para avaliar e acompanhar emoções positivas, incluindo felicidade.

Humor que estou avaliando: _____

### FREQUÊNCIA

Circule ou marque o número abaixo que descreve com maior precisão a frequência com que você experimentou esse humor durante esta semana:

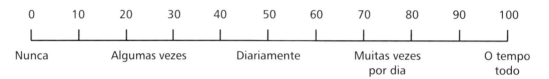

### INTENSIDADE

Circule ou marque abaixo a intensidade com que você sentiu esse humor durante esta semana. Avalie o momento em que seu humor foi mais forte, mesmo que a maior parte do tempo você não o tenha experimentado intensamente. Um escore de 0 significa que você não sentiu esse humor nesta semana. Um escore de 100 indica que esta foi a maior intensidade com que você sentiu esse humor em sua vida. Estados de humor sentidos com muita intensidade têm escore acima de 70. Se você sentiu o humor em nível médio de intensidade, atribua a ele um escore entre 30 e 70. Classifique um humor leve entre 1 e 30.

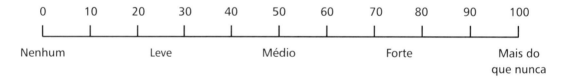

### DURAÇÃO

Circule ou marque o número abaixo que demonstra com maior precisão o tempo que seu humor durou. Mais uma vez, faça esta classificação para o momento durante a semana em que você sentiu esse humor mais intensamente (pense na classificação que atribuiu a esse humor na escala de intensidade). Caso você não tenha experimentado o humor nesta semana, circule 0.

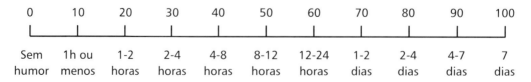

*A mente vencendo o humor*, segunda edição. © 2016 Dennis Greenberger e Christine A. Padesky. Os compradores deste livro podem fazer cópias e/ou *download* de cópias adicionais desta folha de exercícios (ver quadro no final do Sumário).

> **EXERCÍCIO: Escores do humor**
>
> Use a Folha de Exercícios 15.2 para registrar seus escores sobre a frequência, a intensidade e a duração do(s) estado(s) de humor que você classificou na Folha de Exercícios 15.1. Você pode rotulá-los como F (frequência), I (intensidade) e D (duração) na Folha de Exercícios 15.2 ou pode usar cores diferentes para cada um. Acompanhando todos os três tipos de classificações do estado de humor no mesmo quadro, você pode ver seu progresso conforme aprende as habilidades ensinadas em *A mente vencendo o humor*. Use uma cópia diferente da Folha de Exercícios 15.2 para cada humor que está avaliando. Por exemplo, você pode estar avaliando vergonha e felicidade, e quer acompanhar cada um em uma Folha de Exercícios 15.2 diferente.

## FOLHA DE EXERCÍCIOS 15.2 Quadro de escores do humor

Humor que estou avaliando:

| 100 | | | | | | | | | | | | | |
|---|---|---|---|---|---|---|---|---|---|---|---|---|---|
| 90 | | | | | | | | | | | | | |
| 80 | | | | | | | | | | | | | |
| 70 | | | | | | | | | | | | | |
| 60 | | | | | | | | | | | | | |
| 50 | | | | | | | | | | | | | |
| 40 | | | | | | | | | | | | | |
| 30 | | | | | | | | | | | | | |
| 20 | | | | | | | | | | | | | |
| 10 | | | | | | | | | | | | | |
| 0 | | | | | | | | | | | | | |
| Data | | | | | | | | | | | | | |

*A mente vencendo o humor*, segunda edição. © 2016 Dennis Greenberger e Christine A. Padesky. Os compradores deste livro podem fazer cópias e/ou *download* de cópias adicionais desta folha de exercícios (ver quadro no final do Sumário).

## FOLHA DE EXERCÍCIOS 15.4 Escrevendo uma carta de perdão

1. Isto é o que você fez para mim:


2. Este é o impacto que isso teve em minha vida:


3. É assim que isso continua a me afetar:


4. É assim que imagino que minha vida será melhor se eu conseguir perdoar você:


5. (O perdão está relacionado a uma compreensão compassiva das pessoas que o magoaram. Escreva sobre experiências na vida que a outra pessoa teve ou as outras pessoas tiveram que poderiam ter contribuído para a forma como o magoaram ou maltrataram.) É assim que consigo compreender o que você fez:


6. (Todas as pessoas magoam alguém em algum momento. Quando você magoa outra pessoa, como gostaria que essa pessoa pensasse a seu respeito?) É assim que eu gostaria de ser visto se eu magoasse alguém:


7. (Perdoar não significa aprovar, esquecer ou negar o que foi feito e a dor que você vivenciou. Ao contrário, perdoar significa encontrar uma forma de abandonar sua raiva e compreender os eventos segundo uma perspectiva diferente.) É assim que posso perdoar o que você fez:


8. Estas são as qualidades que tenho que permitirão que eu siga em frente:


*A mente vencendo o humor,* segunda edição. © 2016 Dennis Greenberger e Christine A. Padesky. Os compradores deste livro podem fazer cópias e/ou *download* de cópias adicionais desta folha de exercícios (ver quadro no final do Sumário).

> EXERCÍCIO: **Perdoando a mim mesmo**
>
> Algumas pessoas têm muita dificuldade em perdoar a si mesmas; elas têm vozes internas rigorosas e críticas. Se você é capaz de perdoar outras pessoas por suas faltas, mas tem dificuldade em perdoar a si mesmo, você pode se beneficiar da prática do autoperdão. Isso envolve aprender a olhar para si mesmo com a mesma generosidade ou compaixão com a qual olha para os outros. A Folha de Exercícios 15.9 guia você nesse processo.

## FOLHA DE EXERCÍCIOS 15.9  Perdoando a mim mesmo

1. Isto é o que preciso para me perdoar:

2. Este é o impacto que o que fiz teve sobre mim e sobre outras pessoas em minha vida:

3. É assim que isso continua a afetar a mim e aos outros:

4. É assim que imagino que minha vida será melhor se eu conseguir me perdoar:

5. O perdão frequentemente começa pela compreensão. Que experiências tive na vida que podem ter contribuído para o que fiz?

6. O que eu pensaria de outra pessoa que tivesse feito isso?

7. Que aspectos positivos de mim mesmo e de minha vida costumo ignorar quando estou sentindo culpa ou vergonha?

8. Perdoar não significa aceitar, esquecer ou negar o que foi feito e a dor que você sentiu. Ao contrário, perdoar significa encontrar uma forma de abandonar sua culpa e vergonha, e compreender suas ações segundo uma perspectiva diferente. Escreva em um tom gentil e compassivo sobre como você pode perdoar a si mesmo pelo que fez:

9. Estas são as qualidades que tenho que permitirão que eu siga em frente:

*A mente vencendo o humor*, segunda edição. © 2016 Dennis Greenberger e Christine A. Padesky. Os compradores deste livro podem fazer cópias e/ou *download* de cópias adicionais desta folha de exercícios (ver quadro no final do Sumário).

## FOLHA DE EXERCÍCIOS 16.2  Meu plano para reduzir o risco de recaída

1. Minhas situações de alto risco:

___

2. Meus primeiros sinais de alerta:

___

*Avaliar meus estados de humor regularmente (p. ex., uma vez por mês). Meu escore de alerta é* _____

3. Meu plano de ação (revisar a Folha de Exercícios 16.1 para ideias):

___

*A mente vencendo o humor*, segunda edição. © 2016 Dennis Greenberger e Christine A. Padesky. Os compradores deste livro podem fazer cópias e/ou *download* de cópias adicionais desta folha de exercícios (ver quadro no final do Sumário).

# Índice

**A**

Aceitação
　ansiedade e, 233-234, 237-238
　caminhos para, 125, 127
　crenças nucleares e, 159, 273-274
　sem mudanças no humor depois de completar um Registro de Pensamentos e, 103, 105
　visão geral, 122-126, 127, 147, 149, 280
Afirmações do tipo "Eu", 255-256
Agradecimento. *Ver* Gratidão
Ajuda profissional, 281
Ambiente, 24. *Ver também* Conexão entre pensamento e ambiente
Ansiedade. *Ver também* Estados de humor; Márcia (exemplo de caso); Vítor (exemplo de caso)
　aceitação da, 123-124
　comportamentos, 217-220
　definição de objetivos e, 36
　Escada de medos e, 227-233
　pensamentos e, 24, 56-57, 62-64, 221-226, 239-240
　pressupostos subjacentes e, 131
　sintomas de, 212-215
　superando, 225-241
　uso de medicamentos e, 240-241
　vários estados de humor e, 33
　visão geral, 1, 4, 211-217, 241-243
Ansiedade social, 217-220, 226-228. *Ver também* Ansiedade
Assertividade, 254-256
Ataques de pânico, 133, 226, 228. *Ver também* Márcia (exemplo de caso)
Atenção plena, 233-234, 237-238, 243, 274-275, 280
Ativação comportamental, 192-193, 195-208, 280
Atividades prazerosas, 202-209. *Ver também* Ativação comportamental; Planejamento de atividades
Autocrítica, 189. *Ver também* Marisa (exemplo de caso); Paulo (exemplo de caso); Pensamentos; Vítor (exemplo de caso)
Autoestima, 1, 3-4. *Ver também* Vítor (exemplo de caso)
Autoperdão, 268-269. *Ver também* Perdão

**B**

Bannister, Roger, 19
Beck, Aaron T., vii-xii, 189

**C**

Ciúme, 1
Comer em excesso, 3
Comportamento. *Ver também* Conexão entre pensamento e comportamento
　ansiedade e, 216-220, 243
　conexão entre pensamento e comportamento, 19-20
　depressão e, 188
　identificação do humor e, 29
　pressupostos subjacentes e, 131
　raiva e, 248
Comportamentos de segurança, 218-220
Comportamentos no modelo de cinco partes, 6-15
Compulsões, 3
Comunicação, 254-257
Conexão entre pensamento e ambiente, 22-23. *Ver também* Ambiente; Pensamentos
Conexão entre pensamento e comportamento, 19-20, 23. *Ver também* Comportamento; Pensamentos
Conexão entre pensamento e humor, 17-19, 22-23. *Ver também* Estados de humor; Pensamentos
Conexão entre pensamento e reações físicas, 20-23. *Ver também* Pensamentos; Reações físicas
Confiança, 1, 113-114, 164
Crenças. *Ver* Crenças nucleares; Pensamentos; Pressupostos subjacentes
　ativação comportamental, 195-203
　classificando a intensidade dos estados de humor, 31
　compreendendo os problemas de Paulo, 6-8
　conexão entre pensamento e comportamento, 19-20
　depressão e, 183, 195, 203
　evidências a favor ou contra um pensamento, 76-78
　fortalecendo novos pensamentos e, 114
　identificação do humor e, 29-30
　manejo de recaída e, 276-277
　pensamentos alternativos/compensatórios, 100-101

primeiras três colunas do Registro de Pensamentos, 47
visão geral, 5-6, 283-284
Crenças nucleares. *Ver também* Pensamentos automáticos; Pressupostos subjacentes; Técnica da seta descendente
atos de gentileza e, 179-181
experimentos comportamentais e, 167-169
fortalecendo novas crenças nucleares, 160-169
gratidão e, 170-178
sem mudanças depois de completar um Registro de Pensamentos e, 103-104
testando, 158
visão geral, 147-150, 153, 159, 181-182
Criação de imagens, 236-237, 260-261
Cronograma de atividades, 202-206, 209, 314-316
Culpa. *Ver também* Estados de humor
pensamentos automáticos e, 57
vários estados de humor e, 33
visão geral, 1, 245, 259-269, 270

## D

Dar um tempo, 254. *Ver também* Raiva
Definindo objetivos, 35-40
Depressão. *Ver também* Estados de humor; Marisa (exemplo de caso); Paulo (exemplo de caso); Vítor (exemplo de caso)
pensamentos automáticos e, 56
pensamentos e, 189-192
programação de atividades, 202-208
tratamento para, 192-208
uso de medicamentos e, 193-194
vários estados de humor e, 33
visão geral, 1, 4, 183-189, 209
Desencadeantes, 135-137, 211, 253
Desesperança, 189. *Ver também* Pensamentos
Diário de gratidão, 171, 182, 277

## E

Emoções. *Ver* Estados de humor
Enfrentamento
ansiedade e, 219-220, 240, 243
pensamentos e, 221
prevenção de recaída e, 279
Escada de medos, 227-233, 243
Esquiva
ansiedade e, 217-218, 243
Escada de medos e, 232-233
mudando a forma como você pensa e, 24
superando, 226-227
Estados de humor. *Ver também* Ansiedade; Conexão entre pensamento e humor; Culpa; Depressão; Estados de humor no modelo de cinco partes; Felicidade; Raiva; Registro de Pensamentos; Vergonha
aceitação e, 122-127

classificando a intensidade ou a força dos, 31-33, 43-44, 245-247
identificando, 27-31
lista de estados de humor, 27
pensamentos e, 17-19, 56-57, 62-69
perfil da ansiedade e, 236, 243
perfil da depressão e, 188
perfil da raiva e, 248
Registro de Pensamentos, 41-47, 103-108
vários estados de humor, 33-34
Estados de humor no modelo de cinco partes, 6-15. *Ver também* Estados de humor
Estados de humor positivos, 3. *Ver também* Felicidade
Estratégias respiratórias, 235
Evidências a favor ou contra um pensamento. *Ver também* Pensamentos; Registro de Pensamentos; Reunindo novas evidências
apoio para pensamentos "quentes" e, 108-109
crenças nucleares e, 158, 160-162
interpretações e, 96-98
sem mudanças no humor depois de completar um Registro de Pensamentos, 103-108
visão geral, 71-86, 93
Exemplos de casos. *Ver* Márcia (exemplo de caso); Marisa (exemplo de caso); Paulo (exemplo de caso); Vítor (exemplo de caso)
Experimentos comportamentais. *Ver também* Pressupostos subjacentes
experimento: "então..." sempre vem depois de "se..."?
experimento: faça o oposto e veja o que acontece, 140-143
fortalecendo novas crenças nucleares com, 167-169
planejando, 134-135
Exposição, 226-227, 243

## F

Fatores situacionais. *Ver também* Registro de Pensamentos
identificação do humor e, 29
pensamentos e, 52-55, 62-68
Registro de Pensamentos, 41-47
visão geral, 41
Fatos, 74-76
Felicidade. *Ver também* Estados de humor
gratidão e, 170
vários estados de humor e, 33
visão geral, 3, 271-276, 279-281
Fobias, 211, 226. *Ver também* Ansiedade
Folhas de Exercícios, xix-xx
2.1 Compreendendo meus problemas, 13
3.1 As relações com o pensamento, 23
4.1 Identificando estados de humor, 30
4.2 Identificando e avaliando estados de humor, 32
5.1 Definindo objetivos, 36

5.2 Vantagens e desvantagens de atingir ou não meus objetivos, 37
5.3 O que pode me ajudar a atingir meus objetivos? 38
5.4 Sinais de melhora, 39
6.1 Distinguindo situações, estados de humor e pensamentos, 48
7.1 Associando pensamentos e estados de humor, 58
7.2 Separando situações, estados de humor e pensamentos, 59
7.3 Identificando pensamentos automáticos, 61
7.4 Identificando pensamentos "quentes", 64
8.1 Fatos *versus* interpretações, 74
8.2 Onde estão as evidências, 88
9.1 Completando o Registro de Pensamentos de Márcia, 106
9.2 Registro de Pensamentos, 110
10.1 Fortalecendo novos pensamentos, 115
10.2 Plano de ação, 121
10.3 Aceitação, 125
11.1 Identificando pressupostos subjacentes, 137
11.2 Experimentos para testar um pressuposto subjacente, 144
12.1 Identificando crenças nucleares, 154
12.2 Técnica da seta descendente: identificando crenças nucleares sobre si mesmo, 155
12.3 Técnica da seta descendente: identificando crenças nucleares sobre outras pessoas, 156
12.4 Técnica da seta descendente: identificando crenças nucleares sobre o mundo (ou minha vida), 157
12.5 Identificando uma nova crença nuclear, 160
12.6 Registro de crença nuclear: registrando evidências que apoiam uma nova crença nuclear, 161
12.7 Classificando a confiança em minha nova crença nuclear, 163
12.8 Classificando comportamentos em uma escala, 166
12.9 Experimentos comportamentais para fortalecer novas crenças nucleares, 169
12.10 Gratidão sobre o mundo e minha vida, 172
12.11 Gratidão sobre os outros, 173
12.12 Gratidão sobre mim mesmo, 174
12.13 Aprendendo com meu diário de gratidão, 175
12.14 Expressando gratidão, 178
12.15 Atos de gentileza, 180
13.1 Inventário de Depressão de *A mente vencendo o humor*, 186
13.2 Escores do Inventário de Depressão de *A mente vencendo o humor*, 187
13.3 Identificando aspectos cognitivos da depressão, 191
13.4 Registro de Atividades, 199
13.5 Aprendendo com meu Registro de Atividades, 200
13.6 Cronograma de atividades, 206

14.1 Inventário de Ansiedade de *A mente vencendo o humor*, 213
14.2 Escores do Inventário de Ansiedade de *A mente vencendo o humor*, 214
14.3 Identificando pensamentos associados à ansiedade, 224
14.4 Fazendo uma escada de medos, 230
14.5 Minha escada de medos, 231
14.6 Avaliação de meus métodos de relaxamento, 238
15.1 Avaliando e acompanhando meus estados de humor, 246
15.2 Quadro de escores de humor, 247
15.3 Compreendendo a raiva, a culpa e a vergonha, 250
15.4 Escrevendo uma carta de perdão, 257
15.5 Avaliação de minhas estratégias de manejo da raiva, 258
15.6 Avaliando a gravidade de minhas ações, 262
15.7 Usando uma torta de responsabilidades para culpa ou vergonha, 265
15.8 Fazendo reparações por ter prejudicado alguém, 266
15.9 Perdoando a mim mesmo, 269
16.1 *Checklist* de habilidades de *A mente vencendo o humor*, 273
16.2 Meu plano para reduzir o risco de recaída, 278
Folhas de exercícios, cópias de, 289-322
visão geral das, 3-4
Fortalecendo novos pensamentos, 113-121. *Ver também* Pensamentos; Pensamentos alternativos/compensatórios
Futuro, pensamento sobre o, 190-190

## G

Gentileza, atos de, 179-182
Gratidão, 170-178, 182

## H

Hierarquia, 227-233, 243

## I

Identificação de pensamentos automáticos. *Ver* Pensamentos automáticos
Identificação dos estados de humor. *Ver* Estados de humor
Imagens, 19, 24, 41-42, 44, 53, 55-56, 63, 69, 215, 221-223, 226, 239-240, 243, 249, 253-254, 258, 270, 273-275, 280, 286. *Ver também* Pensamentos automáticos
Intensidade dos estados de humor, 31-33, 43-44. *Ver também* Estados de humor
Interpretações, 74-76, 95-99
Intervenções de tratamento
para ansiedade, 225-241
para culpa, 259-269

para depressão, 192-209
para raiva, 251-259

## L

Luta, fuga e respostas congeladas, 215-216. *Ver também* Ansiedade

## M

Manejo de recaídas, 272, 276-279. *Ver também* Mantendo os ganhos
Manejo do estresse, 1, 4, 24
Mantendo os ganhos, 271-276, 279-281. *Ver também* Manejo de recaídas
Márcia (exemplo de caso)
  ansiedade e, 223
  compreendendo os problemas de, 9-10
  conexão entre pensamentos e reações físicas, 20-22
  desvantagens do pensamento positivo e, 23
  evidências a favor ou contra um pensamento, 83-85
  manejo de recaídas e, 276
  pensamentos alternativos/compensatórios, 105-107
  pressupostos subjacentes e experimentos comportamentais e, 131-134
  primeiras três colunas do Registro de Pensamentos, 47
  visão geral, 6-8, 211, 285-286
Marisa (exemplo de caso)
  compreendendo os problemas de, 10-11
  conexão entre pensamento e ambiente, 22
  conexão entre pensamento e humor, 18-19
  crenças nucleares, 150, 158-159, 162
  culpa e vergonha e, 245, 263-264
  depressão, 183-184, 189
  evidências a favor e contra um pensamento, 78-82
  manejo de recaídas e, 276
  pensamentos alternativos/compensatórios, 100-104
  pensamentos automáticos, 51-52
  Plano de ação e, 115-118
  técnica da seta descendente e, 151-153
  três primeiras colunas do Registro de Pensamentos, 41-46
  visão geral, 9-10, 284-285
Melhora, notando, 39-40
Métodos de relaxamento, 233-238
Modelo de cinco partes, 6-15
Mudanças ambientais/situações de vida no modelo de cinco partes, 6-10, 12-15. *Ver também* Modelo de cinco partes

## P

Pânico, 1, 21, 36, 38, 43-44, 56, 222, 226, 228, 243
Pensamento "E se...?", 221-222, 243. *Ver também* Ansiedade

Pensamento positivo, desvantagens do, 24
Pensamentos. *Ver também* Conexão entre pensamento e comportamento; Conexão entre pensamento e humor; Conexões entre pensamento e reações físicas; Evidências a favor e contra um pensamento; Fortalecendo novos pensamentos; Pensamentos alternativos/compensatórios; Pensamentos automáticos; Pensamentos no modelo de cinco partes; Percepção dos acontecimentos
  aceitação dos, 122-127
  ansiedade e, 216, 221-226, 239-240, 243
  conexão entre pensamento e ambiente, 22-23
  conexão entre pensamento e comportamento, 19-20
  conexão entre pensamento e humor, 17-19
  conexão entre pensamento e reações físicas, 20-22
  culpa e, 259
  depressão e, 188-192
  desvantagens do pensamento positivo e, 24
  mudando a forma como você pensa, 24
  pensamentos "quentes", 62-68
  Plano de ação e, 126
  raiva e, 248, 250-253
  Registro de Pensamentos, 41-47
  testando pensamentos de raiva, 252-253
  vergonha e, 259
  visão geral, 2
Pensamentos alternativos/compensatórios. *Ver também* Fortalecendo novos pensamentos; Pensamentos; Registro de Pensamentos
  apoio para pensamentos "quentes" e, 108-109
  Plano de ação e, 115-121
  reunindo novas evidências e, 95-99
  sem mudanças no humor depois de completar um Registro de Pensamentos, 103-108
Pensamentos automáticos. *Ver também* Crenças nucleares; Evidências a favor e contra um pensamento; Pensamentos; Pressupostos subjacentes; Registro de Pensamentos;
  comportamento e, 19-20
  identificando, 53-61, 65-68
  pensamentos "quentes", 62-68
  Registro de Pensamentos, 41-47
  técnica da seta descendente e, 151-158
  visão geral, 51-53, 69, 148, 182
Pensamentos automáticos negativos. *Ver* Pensamentos automáticos
Pensamentos compensatórios. *Ver* Pensamentos alternativos/compensatórios
Pensamentos negativos. *Ver* Pensamentos
Pensamentos no modelo de cinco partes, 6-15. *Ver também* Modelo de cinco partes; Pensamentos
Pensamentos "quentes". *Ver também* Pensamentos automáticos
  apoio para, 108-109

evidências a favor ou contra um pensamento e, 86, 108-109
identificando, 62-68
interpretações e, 96-98
pensamentos alternativos/compensatórios, 100-103, 105-107
pensamentos automáticos e, 69
reunindo novas evidências e, 98-99
sem mudanças no humor depois de completar um Registro de Pensamentos, 103-108
Percepção dos acontecimentos, 2, 221-222, 239, 250, 270. *Ver também* Pensamentos
Perdão, 256-257, 268-269
Perguntas para ajudar
aceitação e, 125
evidências a favor e contra um pensamento, 76-77, 86
identificando pensamentos automáticos, 55-57, 65-78. *Ver também* Pensamentos automáticos
reunindo novas evidências e, 96-99
sem mudanças no humor depois de completar um Registro de Pensamentos e, 105
Perspectiva, 103-104, 108, 126, 159, 170, 252, 256
Planejamento de atividades, 202-209. *Ver também* Ativação comportamental
Plano de ação
prevenção de recaída e, 277-278
sem mudanças no humor depois de completar um Registro de Pensamentos e, 103
visão geral, 115-121, 126-127, 280
Praticando as habilidades, 3-4, 271-277, 279-281
Preocupações com a saúde, 226. *Ver também* Ansiedade
Pressupostos alternativos, 145. *Ver também* Pressupostos subjacentes
Pressupostos subjacentes. *Ver também* Crenças nucleares; Experimentos comportamentais
identificando, 135-138, 146
técnica da seta descendente, e 151-158
visão geral, 130-134, 145-147, 182
Previsões, 56, 134, 138-146
Problemas com a alimentação, 3-4
Problemas de relacionamento. *Ver também* Vítor (exemplo de caso)
ansiedade e, 222
depressão e, 194-195
pressupostos subjacentes e, 131
raiva e, 248-253, 255-257
visão geral, 1, 3
Purgação, 3

## R

Raiva. *Ver também* Estados de humor; Vítor (exemplo de caso)
estratégias de manejo, 251-256
perdão e, 256-257

pensamentos automáticos e, 57, 250-251
respostas assertivas e, 254-256
sinais de alerta, 253-254
testando pensamentos de raiva, 250-253
vários estados de humor e, 33
visão geral, 1, 4, 245, 248-259, 270
Reações físicas. *Ver também* Conexão entre pensamento e reações físicas
ansiedade e, 216, 243
depressão e, 188
identificação do estado de humor e, 28
raiva e, 248
Registro de Pensamentos, 45
Reações físicas no modelo de cinco partes, 6-15. *Ver também* Modelo de cinco partes
Registro de Pensamentos. *Ver também* Estados de humor; Fatores situacionais; Evidências a favor e contra um pensamento; Pensamentos alternativos/compensatórios; Pensamentos automáticos
ansiedade e, 223, 240
evidências a favor ou contra um pensamento, 71-86
pensamentos "quentes" e, 62-69
pensamentos alternativos/compensatórios, 100-101, 111
pressupostos subjacentes e, 131
prevenção de recaída e, 277
raiva e, 252-253
reunindo novas evidências e, 95-99
sem mudanças no humor e, 103-108
visão geral, 41-47, 50, 108
Relaxamento muscular progressivo, 235-236
Reunindo novas evidências. *Ver também* Evidências a favor ou contra um pensamento
crenças nucleares e, 158
fortalecendo novos pensamentos e, 114-115
visão geral, 95-99, 127

## S

Segredo, 267-268
Sentimentos. *Ver* Estados de humor
Sinais de alerta, manejo de recaída e, 276-277
Situações na vida
aceitação e, 122-127
ansiedade e, 215
depressão e, 189-190
mudando a forma como você pensa e, 24
prevenção de recaída e, 276
Solução de problemas, 135

## T

Técnica da seta descendente, 151-158. *Ver também* Crenças nucleares
Terapia de casal, 259
Terapia de família, 259
Torta de responsabilidades, 263-265

Transtorno de ansiedade generalizada, 226. *Ver também* Ansiedade
Transtorno de estresse pós-traumático, 226. *Ver também* Ansiedade
Transtorno de pânico, 226. *Ver também* Ansiedade
Trauma, 215

## U

Uso de álcool, 1, 3-4. *Ver também* Vítor (exemplo de caso)
   visão geral, 95, 98-109, 111-114, 127
Uso de drogas, 1, 3-4
Uso de medicamento
   ansiedade e, 240-241, 243
   depressão e, 193-194

## V

Vários estados de humor, 33-34. *Ver também* Estados de humor
Vergonha, 1, 57, 245, 259-270. *Ver também* Estados de humor; Marisa (exemplo de caso); Vítor (exemplo de caso)
Visão geral da TCC, 1-2, 4
   ansiedade e, 241
   depressão e, 193, 209
   recursos para, 281
Vítor (exemplo de caso)
   compreendendo os problemas de Vítor, 12
   conexão entre pensamento e ambiente, 22-23
   crenças nucleares, 150, 158, 164-165
   culpa ou vergonha e, 264
   depressão, 183, 195
   evidências a favor e contra um pensamento, 71-76
   identificação do humor e, 28, 30
   manejo de recaídas e, 276
   pensamentos automáticos, 52-53
   pensamentos "quentes", 62-64
   Plano de ação e, 117, 119-120
   raiva e, 245
   reunindo novas evidências e, 95-99
   técnica da seta descendente e, 152-153
   três primeiras colunas do Registro de Pensamentos, 46
   visão geral, 11-12, 286